老挝

药用植物图鉴

宋云 —— 主编

中国林业出版社

②

ອັດຈະນານຸກົມ
ປະກອບພາບ
ກ່ຽວກັບ
ພືດເປັນຢາ
ລາວ

《老挝药用植物图鉴②》编委会

主　　编　宋　云

副 主 编　赵文军　李干鹏　钱均祥　张永江　翟俊峰
　　　　　熊　勇　张　君　陈杰熹　周雅娟

编　　委　袁庆军　许　瑾　李明福　吕继洲　陈　浩
　　　　　张明哲　杨新全　于文涛　何佳瑶　孙静贤
　　　　　刘光华　何志强　方艺洁　张罗越宁　袁　洁
　　　　　景小艳　牛一迪　池秀莲　陈　克

图书在版编目（CIP）数据

老挝药用植物图鉴. ②／宋云主编. -- 北京：中国林业出版社, 2024.10. -- ISBN 978-7-5219-2986-7

Ⅰ. S567-64

中国国家版本馆 CIP 数据核字第 2024UC0765 号

责任编辑：印芳

出版发行：中国林业出版社
（100009 北京市西城区刘海胡同 7 号）
电话：010-83143565
印刷：北京博海升彩色印刷有限公司
版次：2024 年 11 月第 1 版
印次：2024 年 11 月第 1 次
开本：185mm × 260mm 1/16
印张：26
字数：210 千字
定价：238 元

前言

老挝是一个极其贫困的国家，该国的苗族、壮族同中国的苗族、壮簇生活模式相似，中草药的应用也有很多相似之处，老龙族、泰族与国内的泰族、拉祜族、佤族相似。因其主要生活在澜沧江大平原热带地区，与中国相邻，很多同中国一样的物种在其民族间也有使用。

本书是经过考察、了解老挝的植物资源分布并做详细形态学鉴定核查后编纂而成。我们在考察过程中了解并总结老挝各民族的耕种、生活模式、生活环境、饮食习惯及容易患有的疾病。由于语言沟通的信息差，只能先总结和分享当地常用的植物。其医理运用和医药体系理论还需更多的学者及研究人员共同反复考证。在考察过程中，很多中草药没有开花，不能准确辨认，无法编入书中，是比较遗憾的事。

老挝其湄公河岸上游是中国的澜沧江，下游属于干热河谷的平原地区。老挝的琅南塔省、丰沙里同云南省的普洱市和西双版纳州相邻。在老挝的10000多个物种中，预计4000多种物种同中国云南省的西双版纳洲、德宏洲、普洱市、红河洲及文山州物种雷同，4000多种同国内的广东、广西海南区域相同。1000多种为东南亚特有物种，50多种为未发表的新物种。

在中老共有的物种中，草珊瑚、蜜花豆、射干、无根藤、积雪草、巴豆、栀子、绞股蓝、两面针、朱砂根等有40多个品种中国药典有明确记录。其余800多种类似霸王鞭、云树、鱼子兰、仔榄树、鹧鸪花、红瓜、海芋、百足藤、火烧花等在中国的瑶药、傣药、苗药、壮药的药用典籍中有记载，并且200多种老挝本地也有运用或食用。

随着调查的深入，我们在老挝境内会芬高原、川圹高原、波罗芬高原、甘蒙高原的一些进化带上遇到许许多多的奇特物种。当地人们在长期生活的过程中也根据生存发展的需求很有智慧地开发运用着一些物种。例如：具疣五层龙的果实食用，藤茎用来泡酒治疗阴湿天气带来的疼痛；尖蕾狗牙花的树皮和其他草药混合用来治疗发烧；越南牡荆配着龙脑香叶子、滇南艾叶子等混成条状物点燃驱蚊。

通过几次老挝的联合考察，我们共同交流整理《老挝药用植物图鉴》三册。书中物种避免重复，且逐一鉴定比对整理信息，最后汇总出来同各位生物医药科研道路上的同仁一块分享交流。也期望各位同仁共同不断深入研究讨论，随着中老合作的深入，在中老生物医药的产业发展中大放异彩。感谢考察中给予帮助的朋友，确保我们工作人员的安全。同时也感谢各位帮忙标本运输、鉴定核查的朋友们，得以让工作顺利完成，十分感谢。

编者

2024年12月

目录

1　蕨类植物

2	狗脊
3	金毛狗
4	大叶骨碎补
5	弯柄假复叶耳蕨
6	鱼鳞蕨
7	乌蕨
8	扁枝石松
9	石松
10	藤石松
11	垂穗石松
12	海金沙
13	肾蕨
14	紫萁
15	槲蕨
16	泽泻蕨
17	剑叶凤尾蕨
18	蜈蚣凤尾蕨
19	长芒卷柏

20　裸子植物　被子植物

22	侧柏
23	买麻藤
24	穿心莲
25	小花十万错
26	枪刀药
27	黑叶小驳骨
28	观音草
29	拟花蔺
30	青葙
31	红花文殊兰
32	文殊兰
33	水鬼蕉
34	菖蒲
35	南酸枣
36	盐肤木
37	清香木
38	印度钩枝藤
39	鹰爪花
40	*Polyalthia corticosa*
41	紫玉盘
42	积雪草
43	水芹
44	糖胶树
45	马利筋
46	闷奶果
47	奶子藤
48	牛角瓜
49	圆果牛角瓜
50	古钩藤
51	苦绳
52	南山藤
53	格兰可球兰
54	五脉球兰
55	仔榄树
56	牛奶菜
57	黑龙骨
58	鸡蛋花
59	马莲鞍
60	伞房狗牙花
61	大藻
62	石柑子
63	百足藤
64	单穗鱼尾葵
65	长叶竹根七
66	长花龙血树
67	柬埔寨龙血树
68	剑叶龙血树
69	香龙血树
70	山菅兰
71	爪哇山菅
72	折苞尖鸠菊
73	美形金钮扣
74	下田菊
75	紫茎泽兰
76	熊耳草
77	白苞蒿
78	白花鬼针草
79	馥芳艾纳香
80	艾纳香
81	东风草
82	天名精
83	飞机草

84	藤菊	121	菰腺忍冬	158	土瓜狼毒
85	蓝花野茼蒿	122	番木瓜	159	霸王鞭
86	大丽花	123	鹅肠菜	160	千根草
87	羊耳菊	124	大芽南蛇藤	161	棉叶珊瑚花
88	鳢肠	125	独子藤	162	毛桐
89	地胆草	126	鱼子兰	163	小果野桐
90	牛膝菊	127	草珊瑚	164	粗糠柴
91	苦荬菜	128	黄花草	165	野桐
92	六棱菊	129	皱子鸟足菜	166	木薯
93	微甘菊	130	万寿竹	167	顶花木巴戟
94	鼠曲草	131	使君子	168	白木乌桕
95	风毛菊	132	石风车子	169	叶轮木
96	豨莶	133	萼翅藤	170	蓖麻
97	苦苣菜	134	蛛丝毛蓝耳草	171	宿萼木
98	蟛蜞菊	135	云南聚花草	172	山乌桕
99	斑鸠菊	136	菟丝子	173	异叶三宝木
100	茄叶斑鸠菊	137	猪菜藤	174	*Trigonostemon reidioides*
101	金腰箭	138	盒果藤	175	油桐
102	万寿菊	139	隐翼木	176	木油桐
103	蒲公英	140	红瓜	177	苏木
104	肿柄菊	141	毒瓜	178	二歧山蚂蝗
105	毒根斑鸠菊	142	苦瓜	179	距瓣豆
106	滇缅斑鸠菊	143	茅瓜	180	铺地蝙蝠草
107	红冬蛇菰	144	红花栝楼	181	巴豆藤
108	绿萼凤仙花	145	白薯莨	182	四棱猪屎豆
109	火烧花	146	箭根薯	183	长圆叶山蚂蝗
110	大尾摇	147	钝叶龙脑香	184	鸡头薯
111	三品一枝花	148	匙叶茅膏菜	185	宽叶千斤拔
112	阔柱黄杨	149	金叶子	186	大叶千斤拔
113	锈毛红厚壳	150	滇南杜鹃	187	乳豆
114	党参	151	白桐树	188	皂荚
115	铜锤玉带草	152	波氏巴豆	189	喙荚云实
116	啤酒花	153	鸡骨香	190	肾叶山蚂蝗
117	葎草	154	硬毛巴豆	191	小叶细蚂蝗
118	野香橼花	155	越南巴豆	192	紫花大翼豆
119	苦子马槟榔	156	光叶巴豆	193	大翼豆
120	树头菜	157	黄桐	194	草葛

195	苞护豆	232	山香	269	辣木
196	排钱树	233	罗勒	270	红千层
197	紫檀	234	网萼木	271	桉
198	葛	235	四叶水蜡烛	272	番石榴
199	粉葛	236	云南石梓	273	蒲桃
200	翅荚决明	237	爪楔翅藤	274	莲
201	决明	238	杜荆	275	印度猪笼草
202	坡油甘	239	无根藤	276	黄细心
203	光叶密花豆	240	小叶乌药	277	紫茉莉
204	酸豆	241	香叶树	278	柔毛齿叶睡莲
205	滇南狸尾豆	242	剑叶木姜子	279	喜树
206	狸尾豆	243	木姜子	280	赛金莲木
207	美花狸尾豆	244	大果木莲	281	金莲木
208	丁癸草	245	风筝果	282	铁青树
209	钩吻	246	刚毛黄蜀葵	283	白蜡树
210	华南龙胆	247	榴梿	284	扭肚藤
211	青荚叶	248	广西火桐	285	清香藤
212	红花青藤	249	山芝麻	286	假柳叶菜
213	云南常山	250	长序山芝麻	287	台湾银线兰
214	黄牛木	251	雁婆麻	288	筒瓣兰
215	地耳草	252	倒卵叶黄花稔	289	竹叶兰
216	射干	253	心叶黄花稔	290	狮子石斛兰
217	雄黄兰	254	拔毒散	291	报春石斛
218	灯芯草	255	地桃花	292	剑叶石斛
219	紫珠	256	波叶梵天花	293	见血青
220	大叶紫珠	257	大叶山楝	294	大花胡麻草
221	杜虹花	258	印楝	295	罂粟
222	大青	259	浆果楝	296	泰北五月茶
223	广东大青	260	非洲楝	297	黑面神
224	圆锥大青	261	楝	298	冬花黑面神
225	三台花	262	细圆藤	299	垂枝闭花木
226	绒苞藤	263	金银莲花	300	算盘子
227	云南石梓	264	粗叶榕	301	西印度醋栗
228	吊球草	265	对叶榕	302	余甘子
229	毛萼香茶菜	266	柘	303	纤梗叶下珠
230	溪黄草	267	鹊肾树	304	蜜甘草
231	益母草	268	刺桑	305	商陆

306	石蝉草	343	丰花草	380	假烟叶树
307	荜拔	344	白花苦灯笼	381	水茄
308	石南藤	345	毛钩藤	382	刺天茄
309	球花毛麝香	346	倒挂金钩	383	大百部
310	鞭打绣球	347	大叶钩藤	384	大花野茉莉
311	野甘草	348	山油柑	385	土人参
312	白花丹	349	柚	386	土沉香
313	黄花倒水莲	350	光滑黄皮	387	糯米团
314	泰国黄叶树	351	云南黄皮	388	假连翘
315	火炭母	352	牛筋果	389	马缨丹
316	何首乌	353	蜜茱萸	390	白花假马鞭
317	窄叶鸭舌草	354	三桠苦	391	接骨草
318	弗氏紫金牛	355	三叶蜜茱萸	392	乌蔹莓
319	散花报春	356	单叶蜜茱萸	393	翅茎白粉藤
320	斑果藤	357	小芸木	394	*Leea rubra*
321	毛果翼核果	358	豆叶九里香	395	葱草
322	小果枣	359	九里香	396	长柄山姜
323	蛇莓	360	调料九里香	397	黑果山姜
324	路边青	361	吴茱萸	398	卵果山姜
325	大乌蔗	362	牛斜吴萸	399	砂仁
326	山石榴	363	飞龙掌血	400	姜荷花
327	大粒咖啡	364	柠檬清风藤	401	郁金
328	栀子	365	栀子皮	402	顶花莪术
329	心叶木	366	硬核		
330	南岭耳草	367	倒地铃		
331	变黑龙船花	368	赤才		
332	海滨木巴戟	369	蛋黄果		
333	巴戟天	370	三白草		
334	玉叶金花	371	短柱八角		
335	大叶白纸扇	372	滇五味子		
336	密脉木	373	白背枫		
337	乌檀	374	柔毛鸦胆子		
338	鸡屎藤	375	马来参		
339	线叶鸡屎藤	376	木本曼陀罗		
340	白毛鸡屎藤	377	大花木曼陀罗		
341	白花蛇舌草	378	假酸浆		
342	松叶耳草	379	苦蘵		

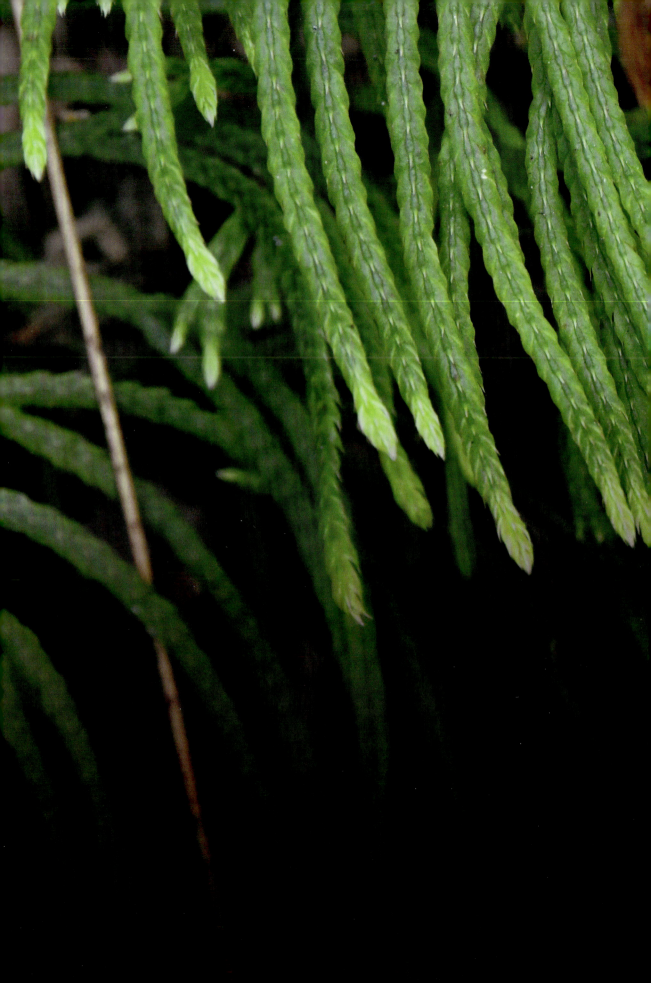

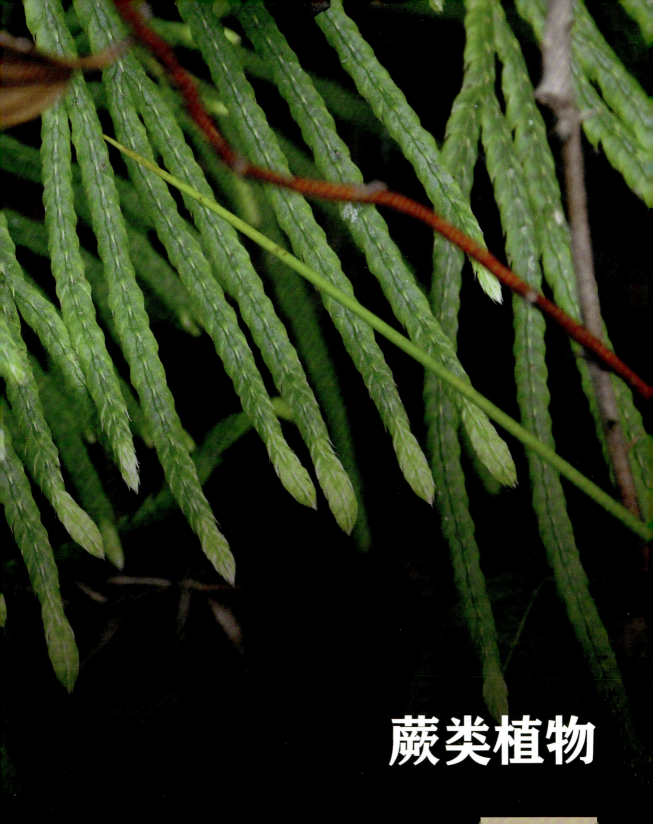

蕨类植物

狗脊

Woodwardia japonica

乌毛蕨科 狗脊属

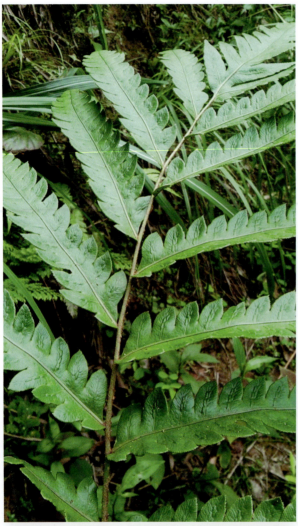

【特征】 高约0.5～1.2m。根茎粗壮,横卧,暗褐色,与叶柄基部密被全缘深棕色披针形或线状披针形鳞片。叶近生,叶柄暗棕色,坚硬,叶片长卵形,二回羽裂,顶生羽片卵状披针形或长三角状披针形;叶干后棕色或棕绿色,近革质。孢子囊群线形,着生主脉两侧窄长网眼,不连续,单行排列;囊群盖同形,开向主脉或羽轴,宿存。

【药用信息】 有镇痛、利尿及强壮之效。

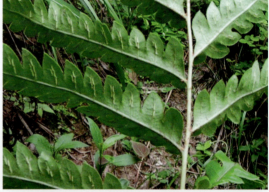

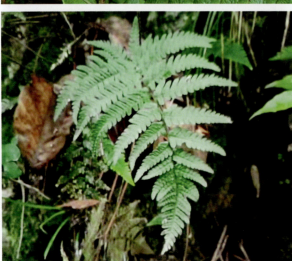

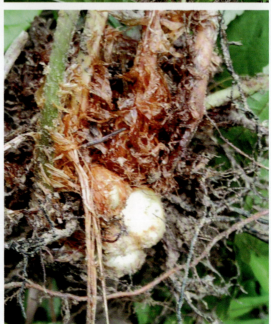

Cibotium barometz

蚌壳蕨科 金毛狗属

金毛狗

【特征】根茎卧生,粗大,顶端生一丛大叶。叶柄棕褐色,基部被大丛垫状金黄色茸毛,有光泽,上部光滑;叶片宽卵状三角形,三回羽状分裂;下部羽片长圆形,互生,远离;一回小羽片线状披针形,羽状深裂几达小羽轴;末回裂片线形略镰刀状,有浅锯齿;中脉两面突出,侧脉两面隆起,斜出,单一,不育羽片上分叉;叶几革质或厚纸质,干后上面褐色,有光泽,下面灰白或灰蓝色,两面光滑。孢子囊群在每末回裂片1~5对,生于下部小脉顶端,囊群盖坚硬,棕褐色,横长圆形,2瓣状,内瓣较外瓣小,成熟时开裂如蚌壳,露出孢子囊群;孢子三角状四面体形,透明。

【药用信息】根状茎顶端的长软毛可作止血剂。

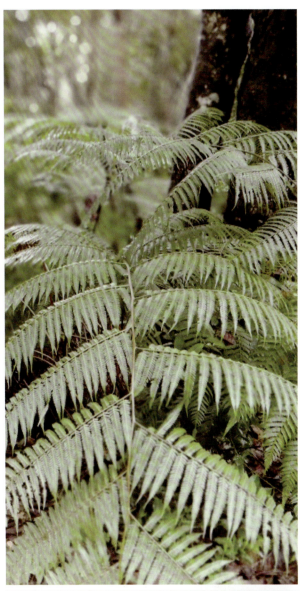

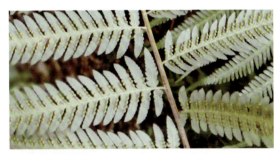

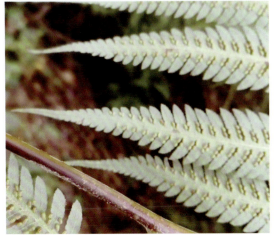

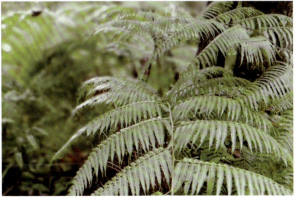

大叶骨碎补

Davallia divaricata

骨碎补科 骨碎补属

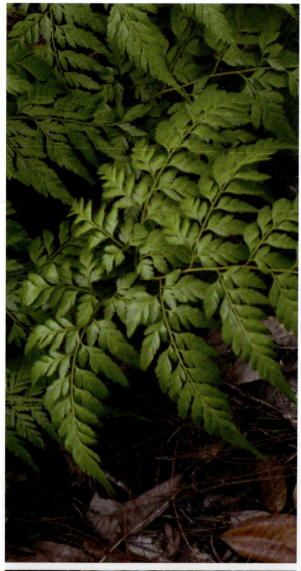

【特征】附生蕨类，高达1m。根茎粗壮，长而横走，密被蓬松鳞片，鳞片宽披针形，有睫毛，红棕色。叶疏生；连同羽轴均亮棕或褐棕色，上面有纵沟；叶片三角形或卵状三角形，四回羽状或五回羽裂，羽片约10对，互生，基部1对有柄，长三角形，一回小羽片约10对，互生，基部上侧1片有柄，三角形，二回小羽片7～10对，互生，有短柄，基部上侧1片长卵形，基部下延；末回小羽片椭圆形，基部下延，深羽裂，裂片斜三角形，常二裂为不等长尖齿；中部羽片宽披针形，向上的渐小，披针形。孢子囊群生于裂片上近叶缘处，每裂片有1～6枚；囊群盖杯形，长宽几相等或长稍过于宽，长约1mm，先端截形，不达叶边，其顶部叶边外侧有时具突出的小钝角，棕褐色，稍有光泽，厚膜质。

【药用信息】全草入药，可祛风止痛，补肾坚骨，止血。

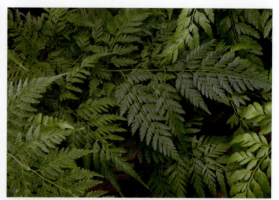

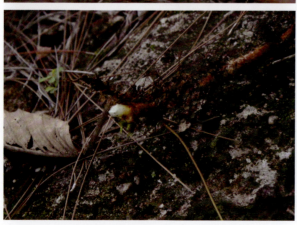

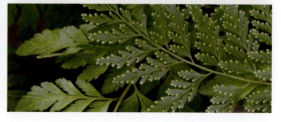

Dryopteris diffracta

鳞毛蕨科　鳞毛蕨属

弯柄假复叶耳蕨

【特征】植株高 58～100cm 及以上。根状茎直立，先端连同叶柄基部密被棕色、披针形鳞片。叶簇生；柄禾秆色，向上近光滑；叶片阔卵形，短渐尖头，基部不变狭，四回羽状；羽片 7～8 对，互生，有柄，斜展。孢子囊群小，圆形，生小脉顶部，每裂片基部 1 枚；囊群盖棕色，圆肾形，纸质，脱落。

【药用信息】根状茎及叶柄残基入药，可清热解毒、活血散瘀。

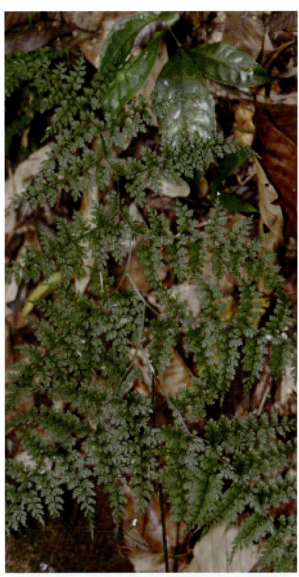

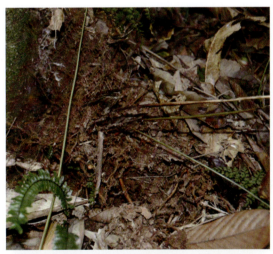

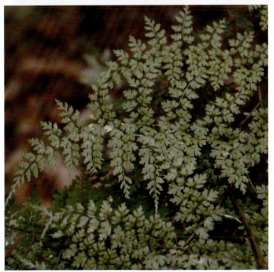

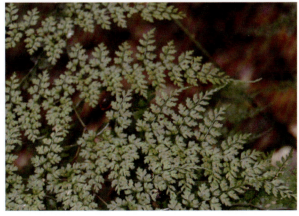

鱼鳞蕨

Dryopteris paleolata

鳞毛蕨科 鳞毛蕨属

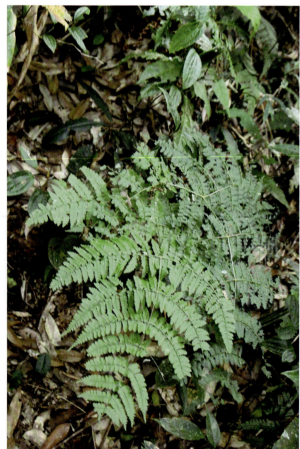

【特征】中大型蕨类，高 0.8～1.5m。根状茎直立或上升，短，直径约 2cm。茎直立，顶端密被深棕色卵状披针形鳞片。叶顶生在细脉上，每个叶上 3～5 个羽毛；毛被棕色，半圆形或卵形、圆形，膜质，附着在基部，密被鳞片，干燥时的叶片棕绿色，卵形，总是四羽状半裂，纸质，沿中脉背面无毛或具少量结节状毛，正面稀疏被短结节状毛覆盖，先端渐尖；羽片 9～12 对，对生。轴麻花状，正面具狭窄的纵向槽，基部密被具节的毛，具 1 心形棕色鳞片。孢子囊群圆形，着生于小脉顶端，每裂片 3～5 枚；囊群盖半球形或卵形，基部着生，宿存。

【药用信息】同鳞毛蕨属植物。

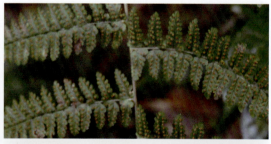

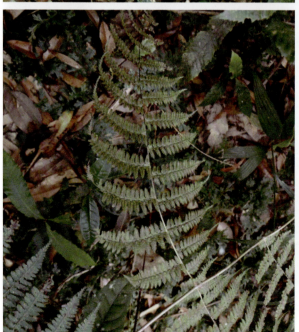

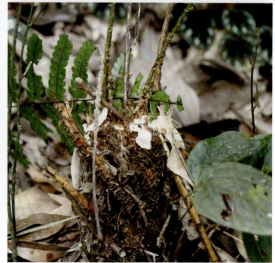

Odontosoria chinensis

陵齿蕨科　乌蕨属

乌蕨

【特征】蕨类,高达65cm。根状茎短而横走,粗壮,密被赤褐色的钻状鳞片。叶近生,叶柄禾秆色至褐禾秆色,有光泽;叶片披针形,先端渐尖,基部不变狭,四回羽状;叶坚草质,干后棕褐色,通体光滑。孢子囊群边缘着生,每裂片上一枚或二枚,顶生在1~2条细脉上;囊群盖灰棕色,革质,半杯形,宽,与叶缘等长,近全缘或多少啮蚀,宿存。

【药用信息】具有清热解毒,利湿,止血的功效。现代研究表明乌蕨含有黄酮、酚类、挥发油、甾体和多糖等成分,其提取物或单体化合物具有较强的抗菌、抗氧化、抗炎、保肝、止血、解毒等作用。

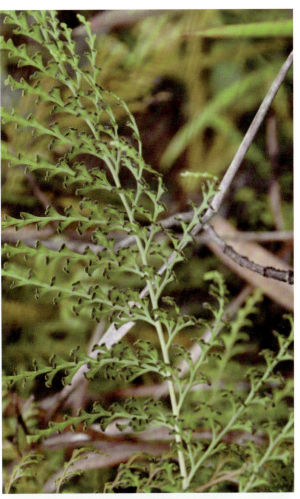

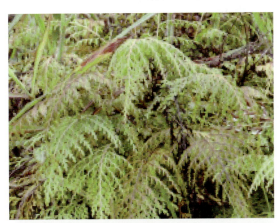

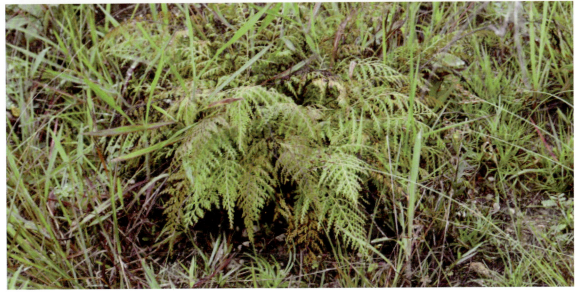

扁枝石松

Diphasiastrum complanatum

石松科 扁枝石松属

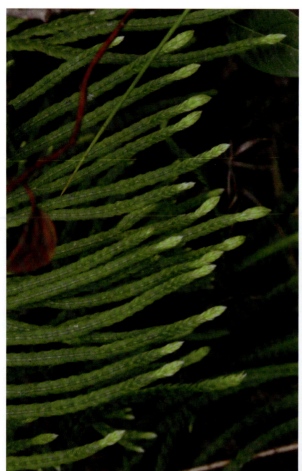

【特征】小型至中型土生蕨类。茎匍匐状。侧枝近直立，多回不等位二叉分枝，小枝扁平状，灰绿或绿色。叶4行排列，密集，三角形，基部贴生枝上，无柄，先端尖锐，略内弯，边缘全缘，中脉不明显，草质。孢子囊穗(1)2~5(6)个生于长10~20cm的孢子枝顶端，圆柱形，淡黄色；孢子叶宽卵形，覆瓦状排列，先端骤尖，尾状，边缘膜质，具不规则锯齿；孢子囊生于孢子叶腋，内藏，圆肾形，黄色。

【药用信息】全草入药，祛风除湿，舒筋活络，有强腰功效。用于风寒湿痹，皮肤麻木，四肢软弱，跌打损伤。

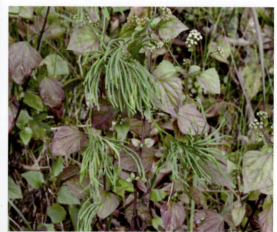

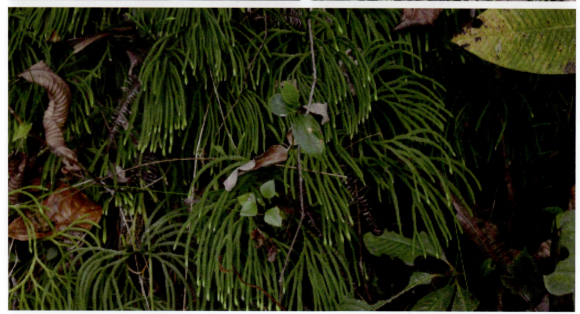

Lycopodium japonicum

石松科 石松属

石松

【特征】高达40cm,多回二叉分枝,稀疏,压扁状(幼枝圆柱状)。生活型:匍匐茎地上生,细长横走,2~3回分叉,绿色,被稀疏的叶;侧枝直立。叶螺旋状排列,密集,上斜,披针形或线状披针形,基部楔形,下延,无柄,先端渐尖,具透明发丝,边缘全缘,草质,中脉不明显。孢子囊穗(3)4~8个集生于总柄,总柄上苞片螺旋状稀疏着生,薄草质,形状如叶片;孢子囊穗不等位着生(即小柄不等长),直立,圆柱形,具长小柄;孢子叶阔卵形,先端急尖,具芒状长尖头,边缘膜质,啮蚀状,纸质;孢子囊生于孢子叶腋,略外露,圆肾形,黄色。

【药用信息】全草入药,祛风除湿,舒筋活络,有强腰功效。用于风寒湿痹,皮肤麻木,四肢软弱,跌打损伤。

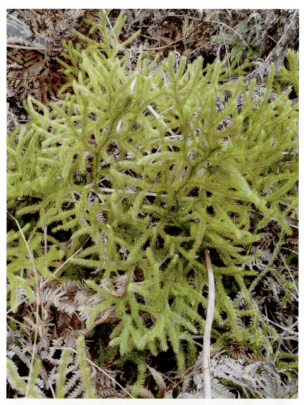

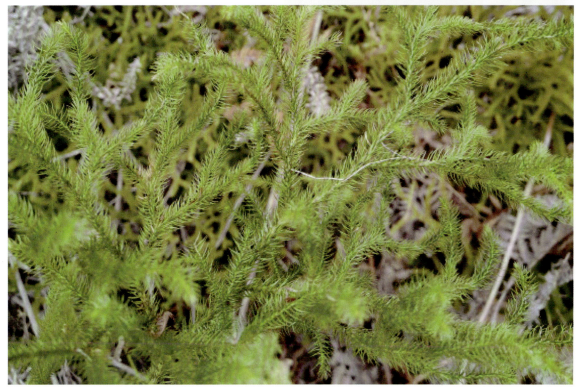

藤石松

Lycopodiastrum casuarinoides

石松科 石松属

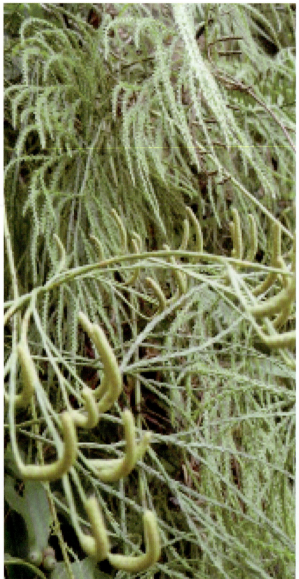

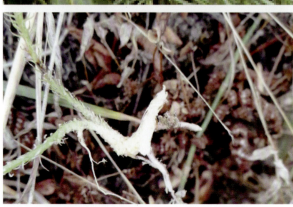

【特征】大型土生蕨类。地下茎长而匍匐,地上主茎木质藤状。不育枝柔软,黄绿色,圆柱状,小枝扁平状,密生,能育枝柔软,红棕色,小枝扁平,多回二叉分枝。叶疏生,螺旋状排列,贴生,卵状披针形或钻形,基部突出,弧形,无柄,先端渐尖,具膜质长芒,或芒脱落;叶螺旋状排列,稀疏,贴生,鳞片状,基部下延,无柄,先端渐尖,具芒,全缘。孢子囊穗每6～26个一组生于多回二叉分枝的孢子枝顶端,红棕色;孢子叶宽卵形,覆瓦状排列;孢子囊生于孢子叶腋,内藏,圆肾形,黄色。

【药用信息】全株入药,舒筋活络,消炎除湿。

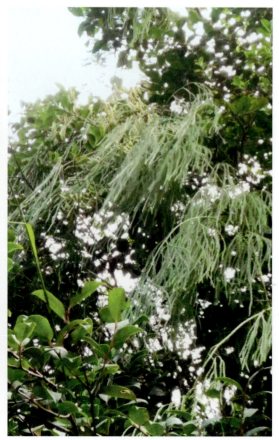

Palhinhaea cernua

石松属 垂穗石松属

垂穗石松

【特征】中型至大型土生蕨类,高达60cm。主茎直立,圆柱形,无毛,多回不等位二叉分枝。主茎上的叶螺旋状排列,稀疏,钻形或线形,通直或略内弯,基部圆,下延,无柄,先端渐尖,边缘全缘,中脉不明显,纸质。侧枝上斜,多回不等位二叉分枝,无毛;侧枝及小枝上的叶螺旋状排列,密集,略上弯,钻形或线形,基部下延,无柄,先端渐尖,边缘全缘,表面有纵沟,光滑,中脉不明显,纸质。孢子囊穗单生于小枝顶端,短圆柱形,成熟时通常下垂,淡黄色,无柄;孢子叶卵状菱形,覆瓦状排列,先端急尖,尾状,边缘膜质,具不规则锯齿;孢子囊生于孢子叶腋,内藏,圆肾形,黄色。

【药用信息】全草入药,祛风解毒、收敛止血。治关节炎、盗汗、夜盲、烧烫伤、老鼠疮、急性肝炎、目赤肿痛等。

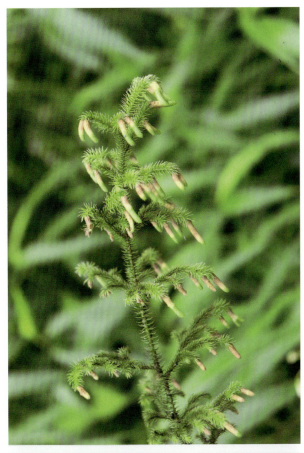

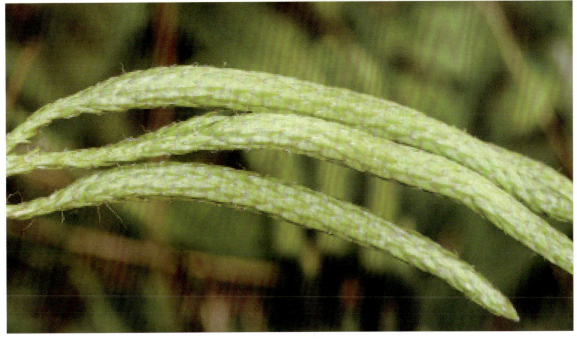

海金沙

Lygodium japonicum

海金沙科 海金沙属

【特征】攀缘植株,高达 1～4m。叶轴具窄边,羽片多数,对生于叶轴短距两侧;不育羽片尖三角形,两侧有窄边,二回羽状,叶干后褐色,纸质。孢子囊穗长度过小羽片中央不育部分,排列稀疏,暗褐色;无毛。

【药用信息】全草入药,主治通利小肠,疗伤寒热狂,治湿热肿毒,小便热淋、膏淋、血淋、石淋、经痛,解热毒。

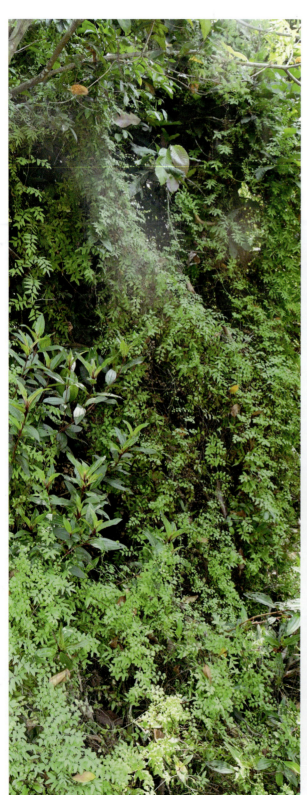

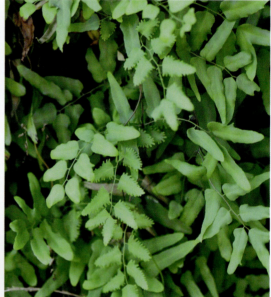

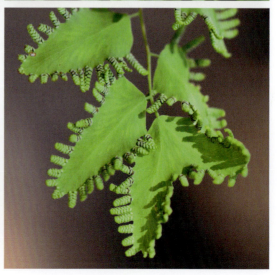

Nephrolepis cordifolia

肾蕨科 肾蕨属

肾蕨

【特征】根状茎直立,被淡棕色长钻形鳞片,下部有粗铁丝状的匍匐茎,棕褐色,不分枝,疏被鳞片,有纤细的褐棕色须根;匍匐茎上生有近圆形的块茎,密被与根状茎上同样的鳞片。叶簇生,暗褐色,略有光泽,上面有纵沟,下面圆形,密被淡棕色线形鳞片;叶片线状披针形或狭披针形,先端短尖,叶轴两侧被纤维状鳞片,一回羽状,羽状多数,互生,常密集而呈覆瓦状排列,披针形,先端钝圆或有时为急尖头,基部心脏形,通常不对称,下侧为圆楔形或圆形,上侧为三角状耳形,几无柄,以关节着生于叶轴,叶缘有疏浅的钝锯齿,向基部的羽片渐短,常变为卵状三角形。叶脉明显,侧脉纤细,顶端具纺锤形水囊。叶坚草质或草质,干后棕绿色或褐棕色,光滑。孢子囊群成1行位于主脉两侧,肾形,少有为圆肾形或近圆形,生于每组侧脉的上侧小脉顶端,位于从叶边至主脉的1/3处;囊群盖肾形,褐棕色,边缘色较淡,无毛。

【药用信息】全草和块茎入药,全年均可采收,有清热利湿、宁肺止咳、软坚消积之效。

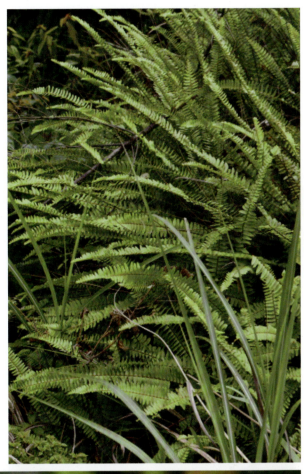

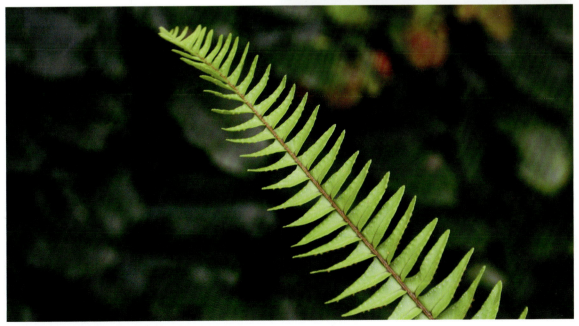

紫萁

Osmunda japonica

紫萁科 紫萁属

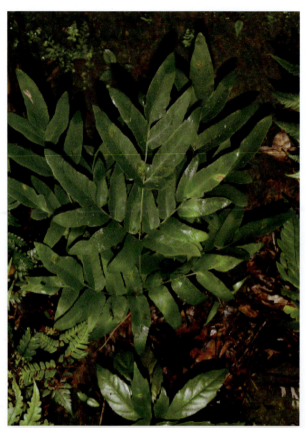

【特征】根状茎短粗,或成短树干状而稍弯。叶簇生,直立,禾秆色,幼时被密茸毛,不久脱落;叶片为三角广卵形,顶部一回羽状,其下为二回羽状;羽片3～5对,对生,长圆形,基部一对稍大,斜向上,奇数羽状;小羽片5～9对,对生或近对生,无柄,分离,长圆形或长圆披针形,先端稍钝或急尖,向基部稍宽,圆形,或近截形,向上部稍小,顶生的同形,有柄,基部往往有1～2片的合生圆裂片,或阔披形的短裂片,边缘有均匀的细锯齿。叶脉两面明显,自中肋斜向上,二回分歧,小脉平行,达于锯齿。叶为纸质,成长后光滑无毛,干后为棕绿色。孢子叶(能育叶)同营养叶等高,或经常稍高,羽片和小羽片均短缩,小羽片变成线形,沿中肋两侧背面密生孢子囊。

【药用信息】嫩苗或幼叶柄上的绵毛入药,主治外伤出血;根茎及叶柄残基主治流感,流脑,乙脑,腮腺炎等病。

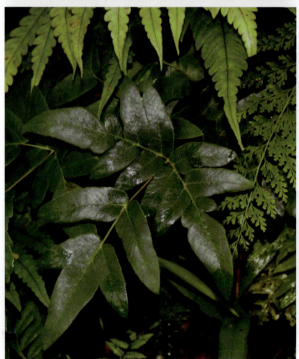

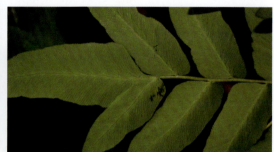

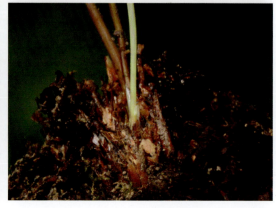

Drynaria roosii

槲蕨

槲蕨科 槲蕨属

【特征】附生岩石上,匍匐生长,或附生树干上,螺旋状攀缘。根状茎密被鳞片,鳞片斜升,盾状着生,边缘有齿。叶二型,基生不育叶圆形,基部心形,浅裂至叶片宽度的1/3,边缘全缘,黄绿色或枯棕色,厚干膜质,下面有疏短毛。正常能育叶叶柄具明显的狭翅;叶片裂片7~13对,互生,稍斜向上,披针形,边缘有不明显的疏钝齿,顶端急尖或钝;叶脉两面均明显;叶干后纸质,仅上面中肋略有短毛。孢子囊群圆形或椭圆形,在叶片下面沿裂片中脉两侧各排成2~4行,成熟时相邻两侧脉间有圆形孢子囊群1行,或幼时成1行长形孢子囊群,混生腺毛。

【药用信息】根状茎入药,补肾坚骨,活血止痛,治跌打损伤、腰膝酸痛。

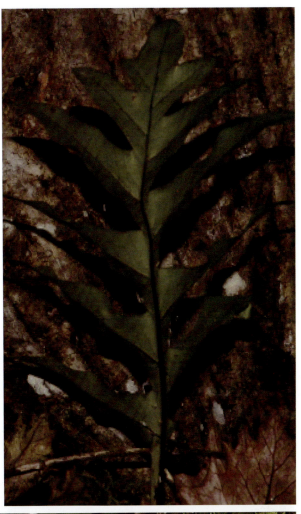

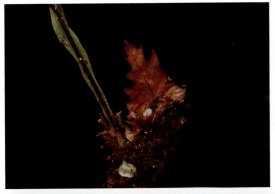

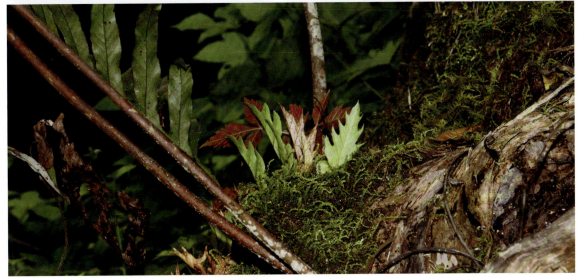

泽泻蕨

Mickelopteris cordata

凤尾蕨科 泽泻蕨属

【特征】株高 10～25cm。根茎短,直立或斜升,有网状中柱,被棕色钻状披针形鳞片和细长节状毛。叶簇生,近二型;叶柄栗色或紫黑色,能育叶柄较不育叶柄长 1～3 倍,密被和根茎同样鳞片和毛;叶片卵形、长卵形或戟形,先端钝或圆,基部深心形或戟形,不裂,掌状或羽状分裂,无锯齿;叶脉网状,网眼小而密,长六角形,斜上,无内藏小脉,两面不明显;叶干后草质,上面淡褐绿色,无毛,下面疏被棕色钻状小鳞片,叶缘疏生红棕色节状毛。孢子囊群沿网脉着生,棕色,无盖;成熟时密被叶下面,无隔丝;孢子球状四面型,有小刺头。

【药用信息】全草入药,有止痢的功效。

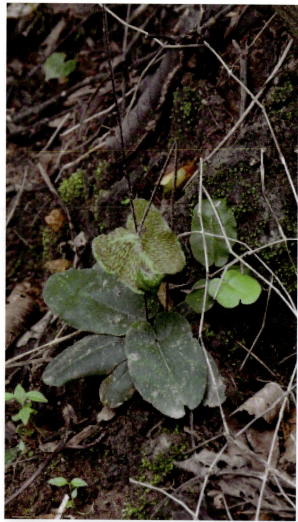
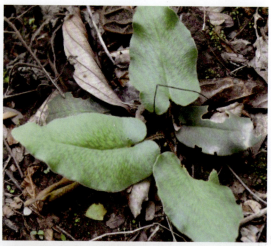
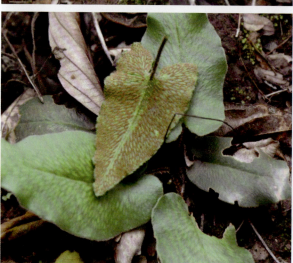
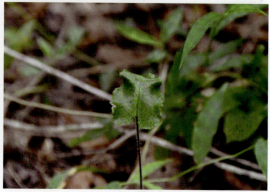

Pteris ensiformis

剑叶凤尾蕨

凤尾蕨科 凤尾蕨属

【特征】株高24～94cm。根茎短,斜升或横卧,被黑褐色鳞片。叶密生,二型;不育叶柄与叶轴均禾秆色;叶片长圆状卵形,奇数二回羽状;羽片2～4对,下部的有短柄,卵形或卵状三角形,羽状,小羽片1～4对,对生,斜展,无柄,长尾状倒卵形或披针形,圆钝头,基部常下延,不育具锯齿;能育叶羽片及小羽片较窄,顶生羽片基部不下延,下部两对羽片有时为羽状,小羽片2～3对,线形,渐尖头,基部下侧下延,先端不育,边缘有锯齿;主脉禾秆色,下面隆起,侧脉密接,通常二叉;叶干后草质,灰绿或暗褐色。

【药用信息】同凤尾蕨属植物。

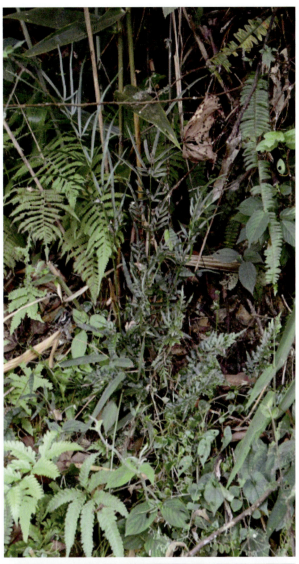

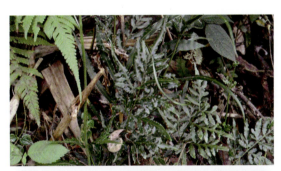

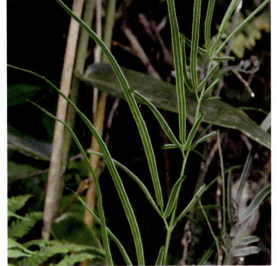

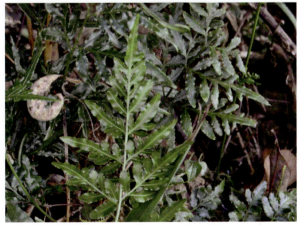

蜈蚣凤尾蕨

Pteris vittata

凤尾蕨科 凤尾蕨属

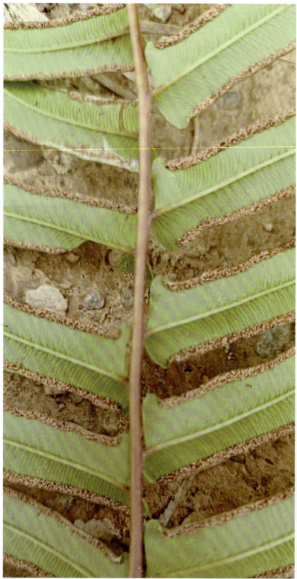

【特征】株高 0.2～1.5 米。根茎短而直立，密被疏散黄褐色鳞片。叶：叶簇生，一型；叶柄深禾秆色或浅褐色，幼时密被鳞片；叶片倒披针状长圆形，长尾头，基部渐窄，奇数一回羽状；不育的叶缘有细锯齿；叶干后纸质或薄革质，绿色；侧生羽片向顶部为多回二叉分枝，成为密集的鸡冠形。孢子囊群线形，着生羽片边缘的边脉；囊群盖同形，全缘，膜质，灰白色。

【药用信息】全草都可以供药用，具有清热利湿、凉血解毒、止泻、强筋活络等功效，民间多用于治痢疾和止泻。

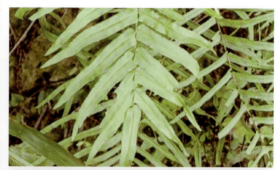

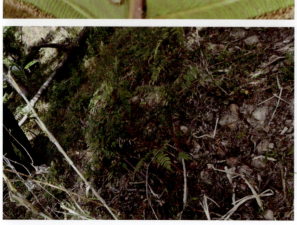

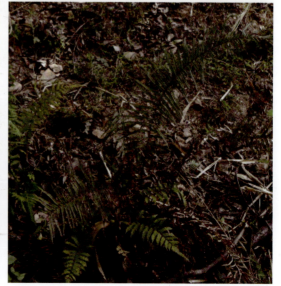

Selaginella commutata

卷柏科 卷柏属

长芒卷柏

【特征】土生,直立或近直立,或基部横卧。无匍匐茎。根托只生于主茎的中下部,通常由茎上分枝的腋处下面生出,偶有同时生2个根托,1个由上面生出,根多分叉,被毛。分枝上的腋叶对称,卵形,边缘具较密的规则排列的细齿。叶自主茎中部以下开始不是很规则的羽状分枝,不呈之字形,无关节,禾秆色,茎扁平或圆柱状,具沟槽,无毛,维管束一根,侧枝3~5对,1~2回羽状分枝,分枝无毛,背腹压扁;叶全部交互排列,二形,革质(有光泽),表面光滑,边缘不为全缘,不具白边,不分枝主茎上的叶排列紧密,二形,绿色或棕色,边缘具细齿。大孢子白色;小孢子淡黄色。

【药用信息】全草入药,疏风清肺止咳、解毒止痛、消肿抗癌、利湿。

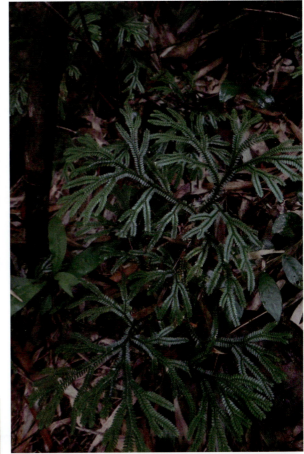

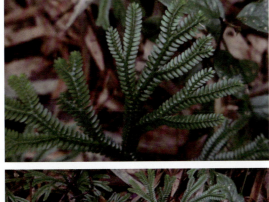

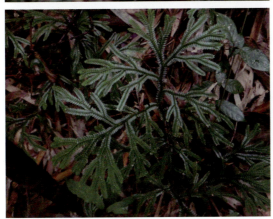

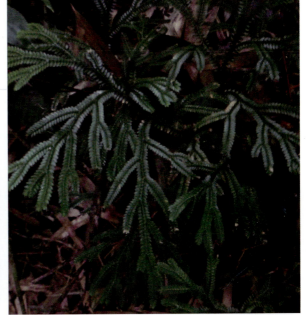

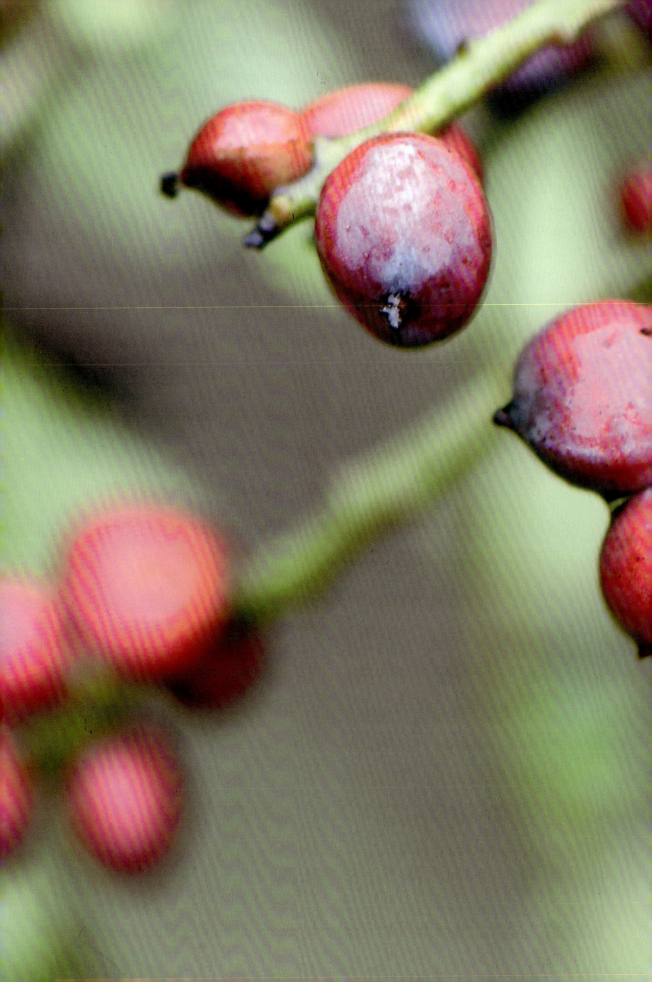

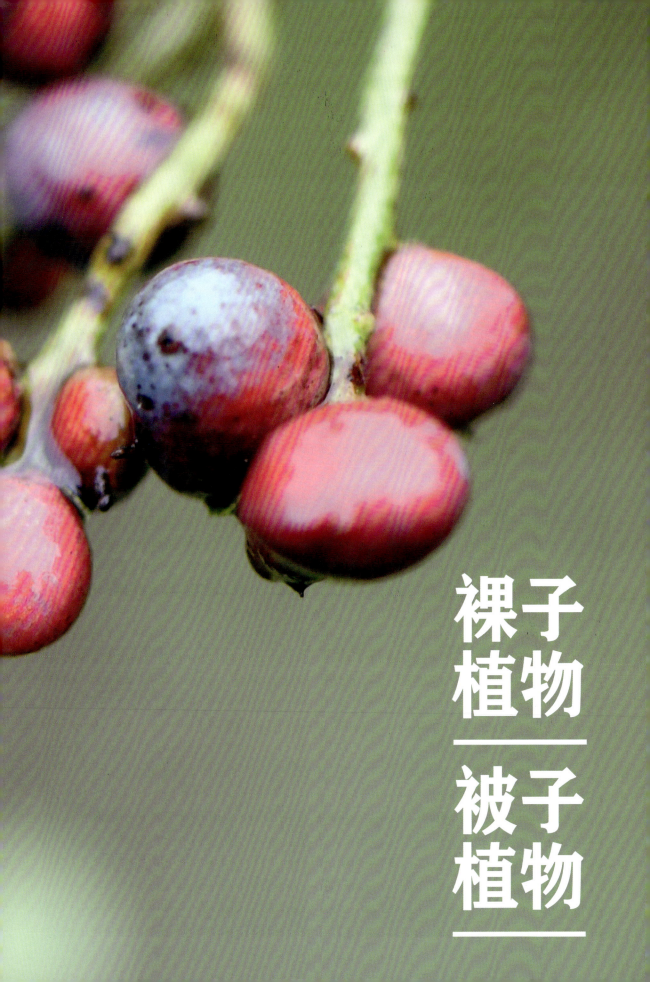

裸子植物
被子植物

侧柏

Platycladus orientalis

柏科 侧柏亚科 侧柏属

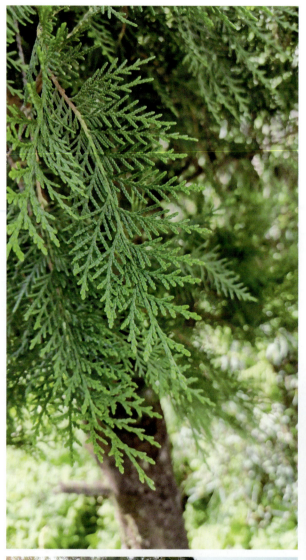

【特征】乔木,株高达20m。树皮淡灰褐色。生鳞叶的小枝直展,扁平,排成一平面,两面同形;鳞叶二型,交互对生,背面有腺点。雌雄同株,球花单生枝顶;雄球花具6对雄蕊,花药2~4;雌球花具4对珠鳞,仅中部2对珠鳞,各具1~2胚珠。球果当年成熟,卵状椭圆形,成熟时褐色;种鳞木质,扁平,厚,背部顶端下方有一弯曲的钩状尖头,最下部1对很小,不发育,中部2对发育,各具1~2粒种子。种子椭圆形或卵圆形,灰褐或紫褐色,无翅,或顶端有短膜,种脐大而明显;子叶2,发芽时出土。

【药用信息】种子与生鳞叶的小枝,为强壮滋补药,后者又为健胃药,又为清凉收敛药及淋疾的利尿药。

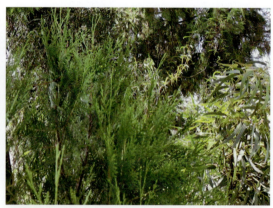

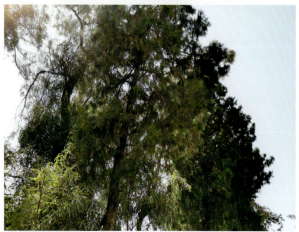

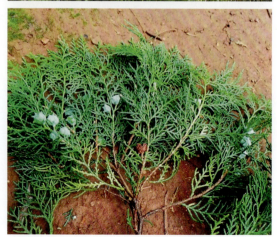

Gnetum montanum

买麻藤科 买麻藤属

买麻藤

【特征】大型藤本,高 10m 以上。小枝光滑,稀具细纵皱纹。叶长圆形,稀长圆状披针形或椭圆形,先端具短钝尖头,基部圆或宽楔形,侧脉 8~13 对。雄球花穗有 13~17 轮环状总苞,每总苞内具雄花 (20-)25~45;雌球花穗每轮总苞具雌花 5~8。种子长圆状卵圆形或长圆形,熟时黄褐色或红褐色,光滑,有时被银白色鳞斑。

【药用信息】根茎叶入药,用于治疗风湿性关节炎、腰肌劳损、筋骨酸软、跌打损伤、溃疡出血。

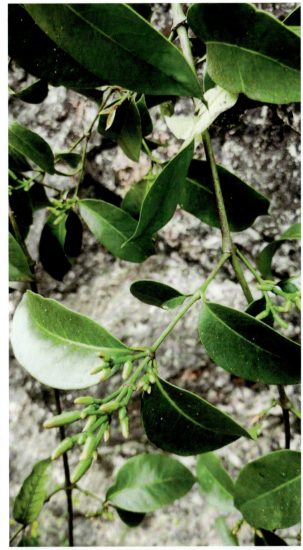
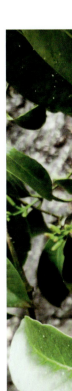
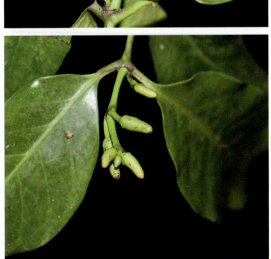
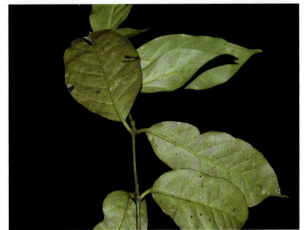

穿心莲 *Andrographis paniculata*

爵床科 穿心莲属

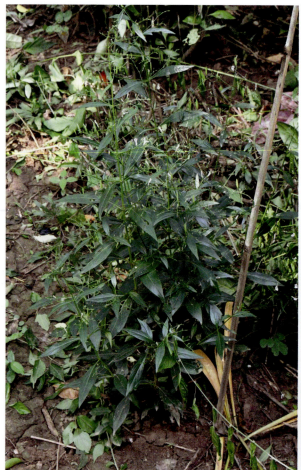

【特征】一年生草本。茎4棱,下部多分枝,节膨大。叶卵状矩圆形至矩圆状披针形,顶端略钝。花序轴上叶较小,总状花序顶生和腋生,集成大型圆锥花序;苞片和小苞片微小;花萼裂片三角状披针形,有腺毛和微毛;花冠白色而小,下唇带紫色斑纹,外有腺毛和短柔毛,二唇形,上唇微2裂,下唇3深裂,花冠筒与唇瓣等长;雄蕊2,花药2室,一室基部和花丝一侧有柔毛。蒴果扁,中有一沟,疏生腺毛。种子12粒,四方形,有皱纹。

【药用信息】茎叶入药,有清热解毒之效。

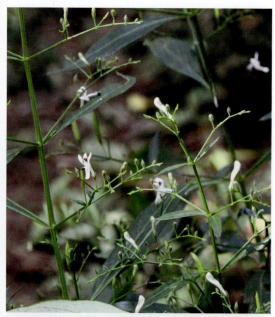

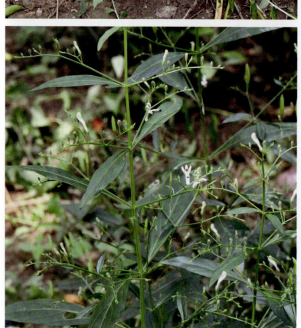

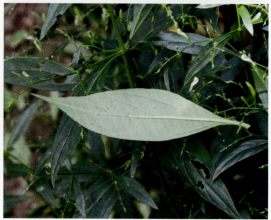

Asystasia gangetica subsp. *micrantha*

爵床科 十万错属

小花十万错

【特征】多年生草本植物,高约0.5m。茎4棱,向上伸延。叶对生,叶片呈卵形至椭圆形,全缘或具微小圆齿。在长3至4cm的总状花序上,基部的花早开及先结果,顶部的花最晚开,12月至翌年2月花果并存。花冠呈一侧膨胀的管状,白色,5裂,最下瓣中央有一片紫斑。蒴果长圆形,长1.8~2cm。种子2~4颗,边缘无毛。

【药用信息】用于跌扑骨折,瘀阻肿痛,创伤出血。

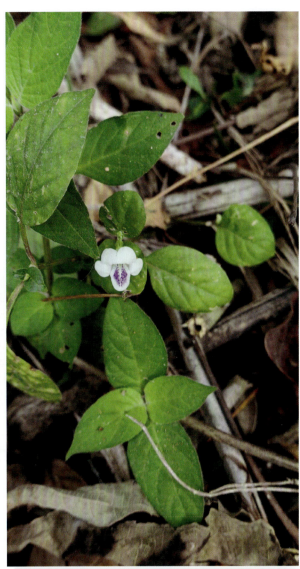

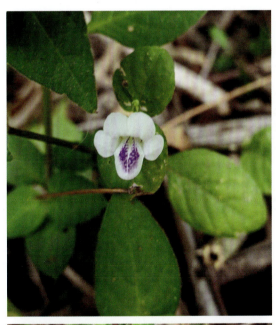

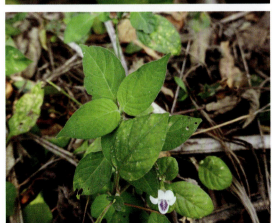

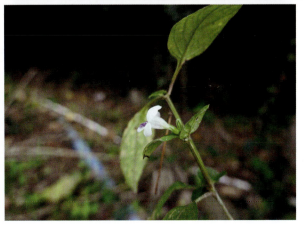

枪刀药

Hypoestes purpurea

爵床科 枪刀药属

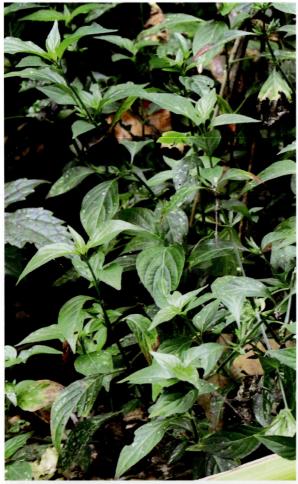

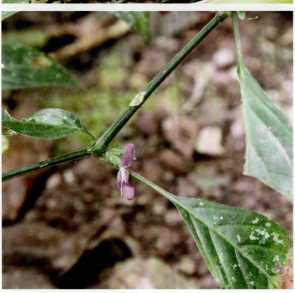

【特征】多年生草本或亚灌木，高达 0.5m。茎下部常膝曲状弯拐，上部具 4 钝棱和浅沟，被微柔毛。叶卵形或卵状披针形，先端尖，基部楔形，下延，全缘，两面被微柔毛或近无毛，侧脉每边 5～6。穗状聚伞花序位于花序轴的一侧；其下有 4 苞片，并两两合生成筒，分离的 2 枚钻形，被微柔毛，内方的 1 对较小，披针形，里面通常仅有 1 花；花冠紫蓝色，被柔毛，上唇线状披针形，下唇倒卵形，3 浅裂；雄蕊伸出，花丝扁平，花丝和花柱均无毛，柱头 2 浅裂。果：蒴果下部藏于宿存管状总苞内。

【药用信息】全草入药，有消炎散淤、止血止咳之效。

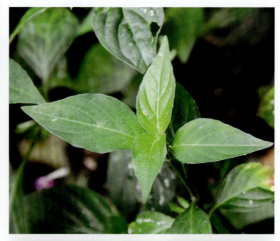

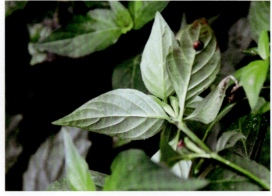

Justicia ventricosa

爵床科 爵床属

黑叶小驳骨

【特征】多年生、直立、粗壮草本或亚灌木。高约1m。叶椭圆形或倒卵形,先端短,渐尖或急尖,基部渐窄,常有颗粒状隆起,侧脉每边6~7。除花序外全株无毛。穗状花序顶生;苞片覆瓦状重叠,宽卵形或近圆形,被微柔毛;萼裂片披针状线形;花冠白或粉红色,上唇长圆状卵形,下唇3浅裂。蒴果被柔毛。

【药用信息】全草入药,有续筋接骨、祛风湿之效。

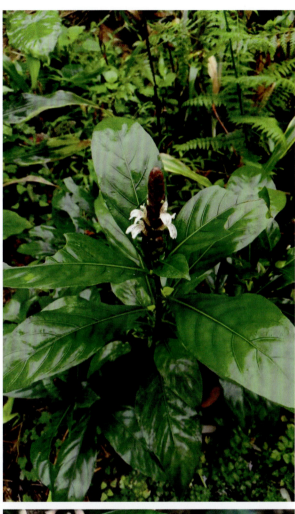

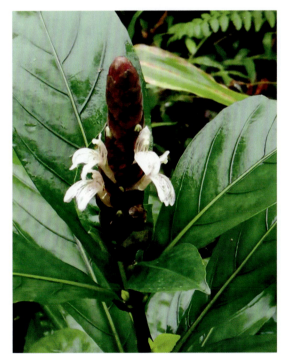

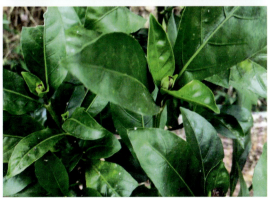

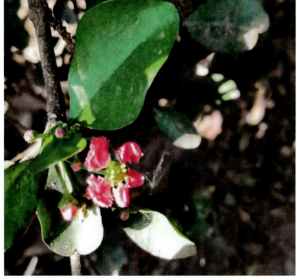

观音草

Peristrophe bivalvis

爵床科 观音草属

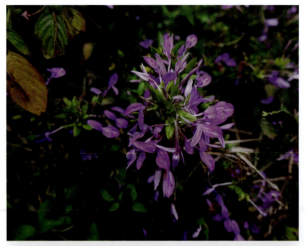

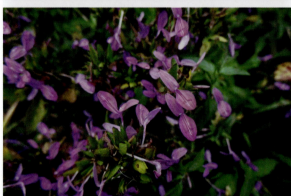

【特征】多年生直立草本;高达1米。枝多数,交互对生,具5~6钝棱和纵沟,小枝被褐红色柔毛。叶卵形或有时披针状卵形,先端短渐尖或急尖,基部宽楔形或近圆,全缘,嫩叶两面被褐红色柔毛,干时呈黑紫色,侧脉每边5~6。聚伞花序由2或3个头状花序组成,腋生或顶生;总苞片2~4,宽卵形、卵形或椭圆形,不等大,干时黑紫色或稍透明,有脉纹,被柔毛;花萼裂片披针形,被柔毛;花冠粉红色,被倒生短柔毛,花冠筒直,喉部稍内弯,上唇宽卵状椭圆形,先端微缺,下唇长圆形,浅3裂;雄蕊伸出,花丝被柔毛,药室线形,下方的1室较小;花柱无毛,柱头2裂。蒴果被柔毛。

【药用信息】治痰火,咳嗽吐血。

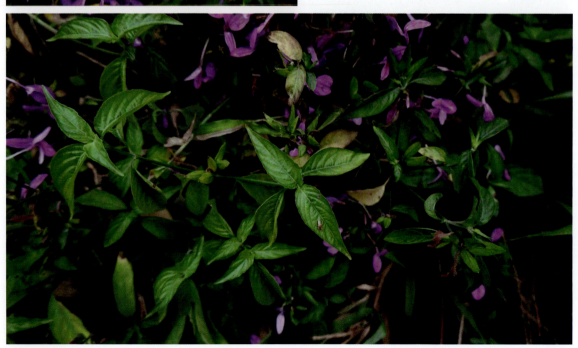

Butomopsis latifolia

泽泻科 拟花蔺

拟花蔺

【特征】一年生半水生或沼生草本，植株有乳汁。叶基生，直立，椭圆形或椭圆状披针形，先端锐尖，基部楔形，3～7脉；基部宽鞘状。花基部具1枚膜质小苞片；花被片6，2轮，外轮3枚，萼片状，宽椭圆形，先端圆或微凹，边缘干膜质，宿存，内轮花被片白色，花瓣状，早萎；雄蕊通常9，均可育，花丝扁，基部稍宽，花药窄；心皮4～9，1轮，子房圆柱形，柱头黄色，外弯，胚珠多数，散生于网状分枝的侧膜胎座。蓇葖果，腹缝开裂。种子小，钩状弯曲；胚马蹄形。

【药用信息】全株富含黄酮类化合物、酚类化合物、萜类化合物和单宁等次生代谢产物，可作为抗菌剂。

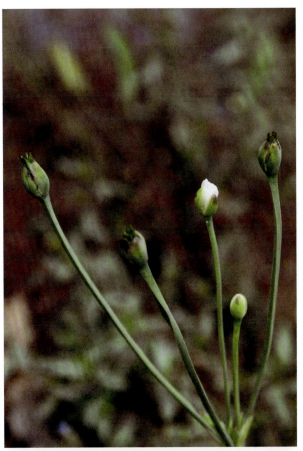

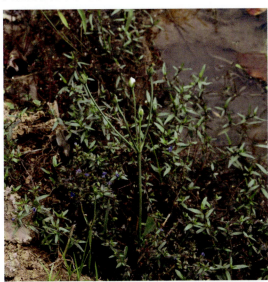

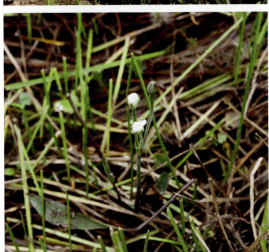

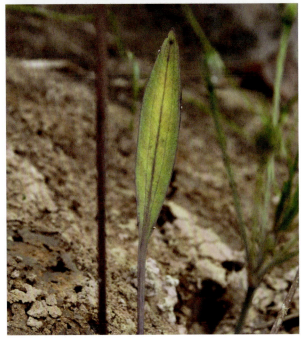

青葙 *Celosia argentea*
苋科 青葙属

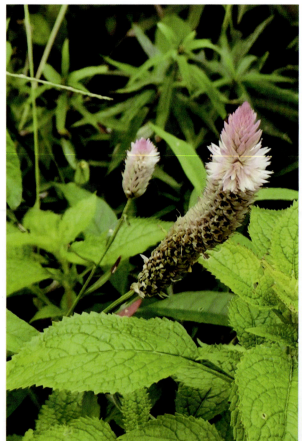

【特征】一年生草本,高可达 1m,全株无毛。叶长圆状披针形、披针形或披针状条形,绿色常带红色,先端尖或渐尖,具小芒尖,基部渐窄;叶柄长 0.2～1.5cm,或无叶柄。塔状或圆柱状穗状花序不分枝;苞片及小苞片披针形,白色,先端渐尖成细芒,具中脉;花被片长圆状披针形,花初为白色顶端带红色,或全部粉红色,后白色;花药紫色,花柱紫色。胞果卵形,包在宿存花被片内。种子肾形,扁平,双凸。

【药用信息】种子供药用,有清热明目作用。

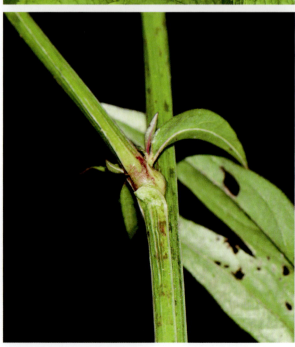

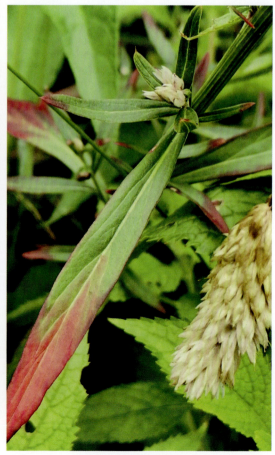

Crinum × amabile

石蒜科 文殊兰属

红花文殊兰

【特征】多年生常绿草本植物,植株高60～100cm。叶片为大型宽带形,全缘,叶色翠绿。花葶自鳞茎中抽出,顶生伞形花序,每花序有小花20余朵;花被筒暗紫色,花瓣5枚,长条形,红色,边缘为白色或浅粉色的宽条纹,具芳香。

【药用信息】叶与鳞茎皆可入药,性凉,味辛,有微毒,有消炎止痛,治疗跌打损伤的作用。

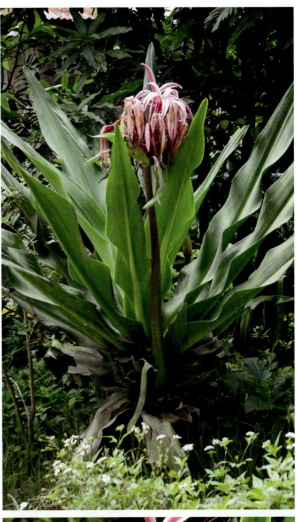

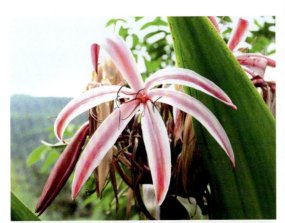

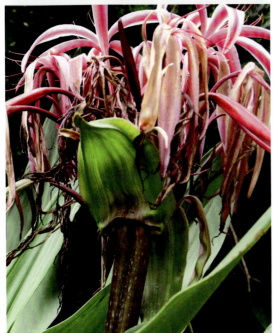

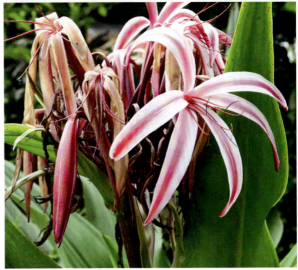

文殊兰

Crinum asiaticum var. *sinicum*

石蒜科　文殊兰属

【特征】多年生粗壮草本。鳞茎长圆柱形。叶深绿色，20～30枚，线状披针形，边缘波状，先端渐尖具尖头。花茎直立，与叶近等长，伞形花序有花10～24；总苞片披针形；小苞片线形，花芳香，花被高脚碟状，花被筒绿白色，直伸，裂片白色，线形，先端渐尖；雄蕊淡红色，花药线形，先端渐尖；子房纺锤形。种子1。

【药用信息】叶与鳞茎，有活血散瘀、消肿止痛之效。

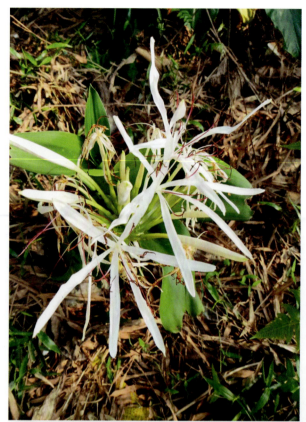

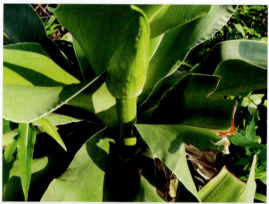

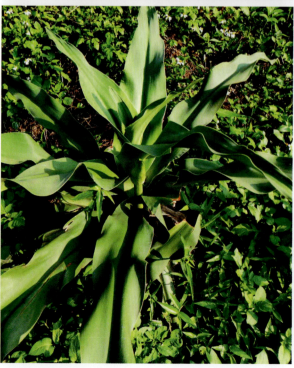

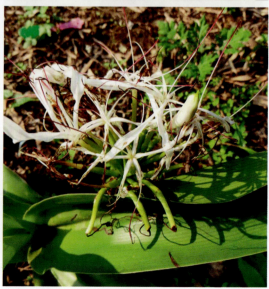

Hymenocallis littoralis
石蒜科 水鬼蕉属

水鬼蕉

【特征】多年生草本。叶 10～12,深绿色,剑形,先端尖,基部收窄,无柄。花被筒纤细,长短不等,花被裂片线形,常短于花被筒;雄蕊花丝基部合成的杯状体钟形或漏斗状,具齿,花丝离生部分长 3～5cm;花柱与雄蕊近等长或较长。

【药用信息】鳞茎及叶入药,舒筋活血,消肿止痛。

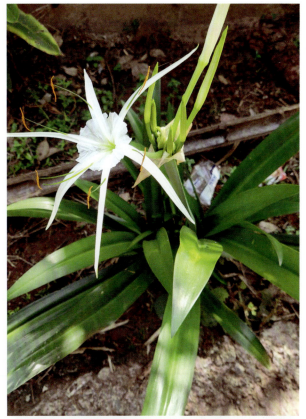

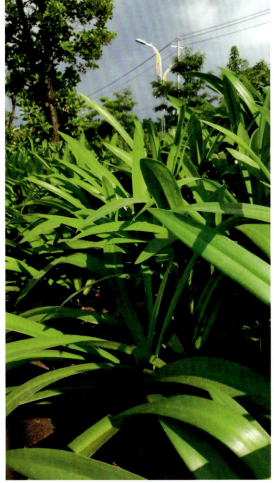

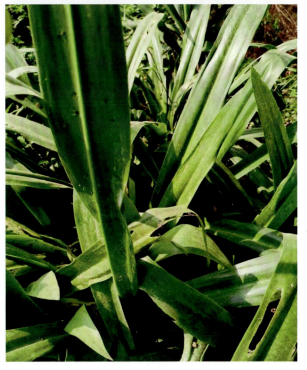

菖蒲

Acorus calamus

菖蒲科 菖蒲属

【特征】多年生草本。根茎横走,稍扁,分枝,黄褐色,芳香。叶基生,基部两侧膜质叶鞘向上渐窄,脱落;叶片剑状线形,基部对褶,中部以上渐窄,草质,绿色,光亮,两面中肋隆起,侧脉3～5对,平行,纤弱,伸至叶尖。花序梗二棱形;叶状佛焰苞剑状线形;肉穗花序斜上或近直立,圆柱形。浆果长圆形,成熟时红色。

【药用信息】根茎入药,能开窍化痰,辟秽杀虫。

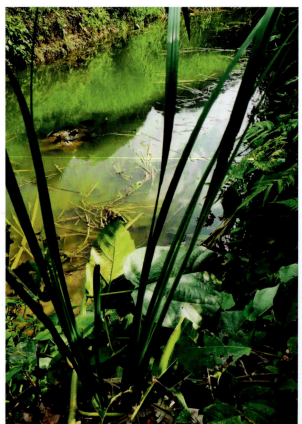

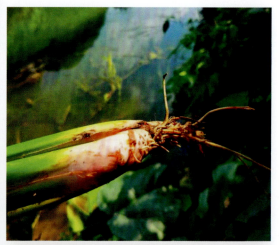

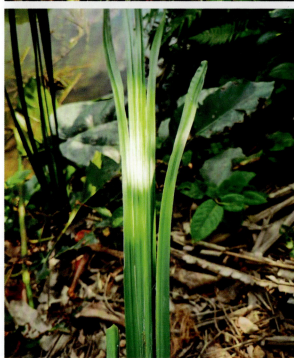

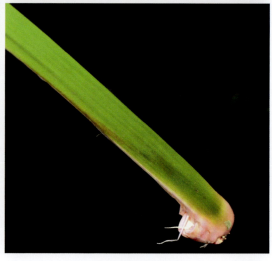

Choerospondias axillaris

漆树科 南酸枣属

南酸枣

【特征】高大落叶乔木，高达 30m。小枝无毛，具皮孔。奇数羽状复叶互生，小叶对生，窄长卵形，先端长渐尖，基部宽楔形。花单性或杂性异株，雄花和假两性花组成圆锥花序，雌花单生上部叶腋；萼片 5，被微柔毛；花瓣 5，长圆形，外卷；雄蕊 10，与花瓣等长；花盘 10 裂，无毛；子房 5 室，每室 1 胚珠，花柱离生。核果黄色，椭圆状球形，中果皮肉质浆状，果核顶端具 5 小孔。种子无胚乳。

【药用信息】树皮和果入药，有消炎解毒、止血止痛之效，外用可治大面积水火烧烫伤。

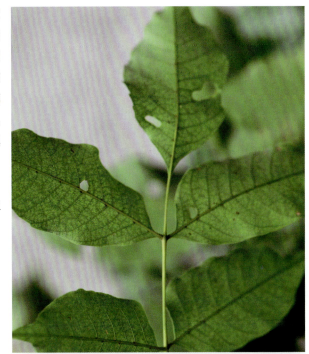

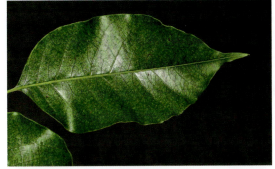

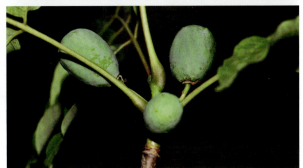

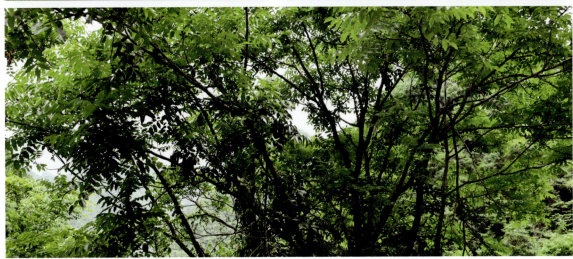

盐肤木

Rhus chinensis

漆树科 盐肤木属

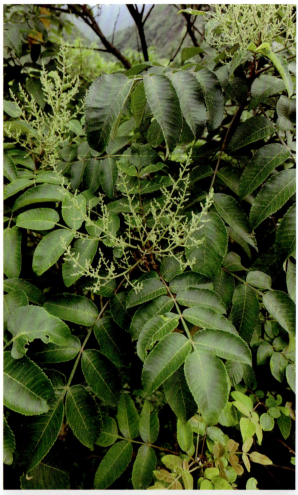

【特征】小乔木或灌木状。小枝被锈色柔毛。复叶具7～13小叶,叶轴具叶状宽翅,小叶椭圆形或卵状椭圆形,具粗锯齿。圆锥花序被锈色柔毛,雄花序较雌花序长;花白色,苞片披针形,花萼被微柔毛,裂片长卵形,花瓣倒卵状长圆形,外卷;雌花退化,雄蕊极短。核果红色,扁球形,被柔毛及腺毛。

【药用信息】根治疗感冒发热,支气管炎,咳嗽咯血,肠炎,痢疾,痔疮出血;叶外用治跌打损伤,毒蛇咬伤,漆疮等。

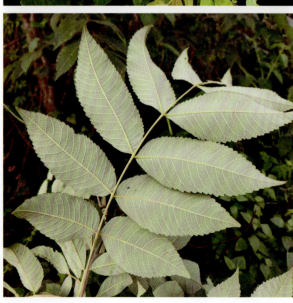

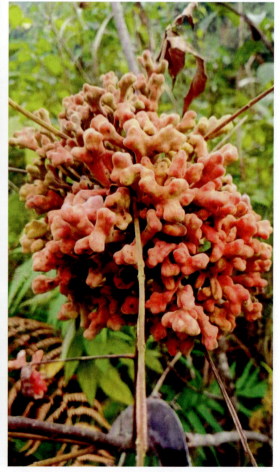

清香木

Pistacia weinmanniifolia

漆树科 黄连木属

【特征】小乔木或灌木状,高达 8m。偶数羽状复叶具 8～18 小叶,叶轴具窄翅,被微柔毛;小叶革质,长圆形或长圆状倒卵形,先端圆或微凹,具芒刺状尖头,上面侧脉凹下。花叶同放,花序被黄褐色柔毛及红色腺毛;花无梗,苞片卵圆形;雄花花萼 5～8 裂,裂片长圆形或长圆状披针形,雄蕊 5(-7),具退化子房;雌花花萼 7～10 裂,裂片卵状披针形,无退化雄蕊。核果球形,紫红色。

【药用信息】叶及树皮供药用,有消炎解毒、收敛止泻之效。

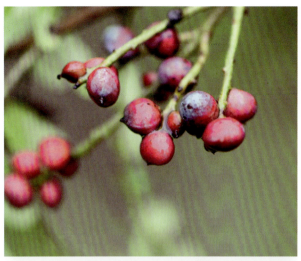
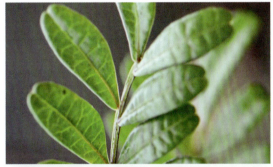
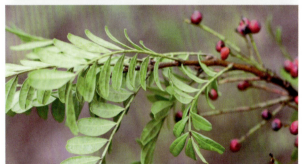
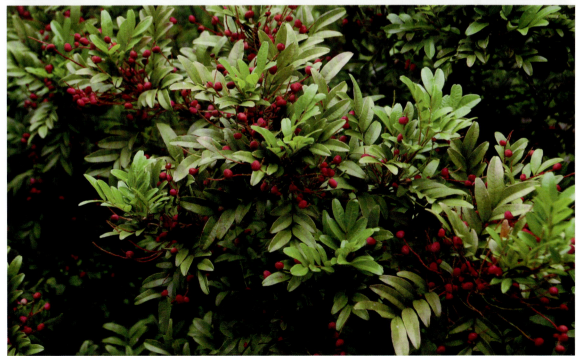

印度钩枝藤

Ancistrocladus heyneanus

钩枝藤科 钩枝藤属

【特征】藤本植物或匍匐灌木,茎呈灰褐色,有具木质钩的枝。叶簇生于小枝顶端,无柄,椭圆形披针形至倒披针形,锐尖,基部窄,被鞘,网状脉。花序顶生,松散型,二歧状分枝。花两性,早落,乳黄色或黄白色。萼片5,长椭圆形,膨大,顶端圆形,裂片匙形,大小不等,3个较长,2个较短。花瓣5,长卵圆形,淡黄色或白色。雄蕊10;花丝间隔较短。子房1室,漏斗形;心皮3;花柱盘状。坚果不开裂,被5个不等长的翅膀包围。种子1;种子球形,上面稍凹陷,波纹状。

【药用信息】全株入药,消炎止泻,行气散结。

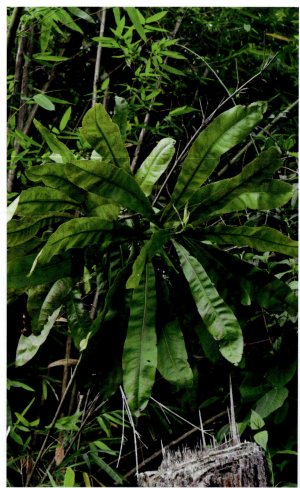

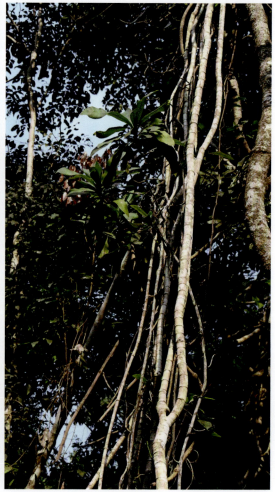

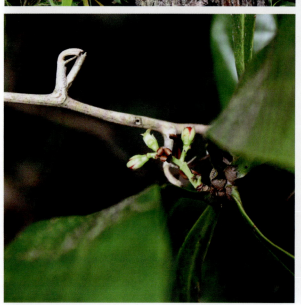

鹰爪花

Artabotrys hexapetalus

番荔枝科 鹰爪花属

【特征】攀缘灌木,长达 10m。小枝近无毛。叶长圆形或宽披针形,先端渐尖或尖,基部楔形,上面无毛,下面中脉疏被柔毛或无毛。花 1～2 生于钩状花序梗,淡绿或黄色,芳香;萼片绿色,卵形,两面疏被柔毛,下部合生;花瓣长圆形或披针形,外面基部密被柔毛,近基部缢缩;雄蕊多数,花药长圆形,药隔三角形,无毛;柱头线状长椭圆形。果卵圆形,顶端尖,数个簇生。

【药用信息】根入药,治疟疾。

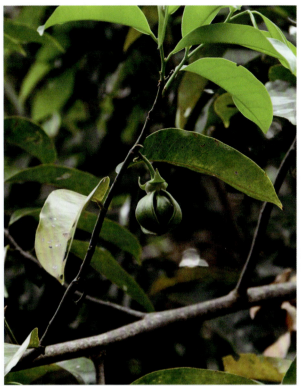

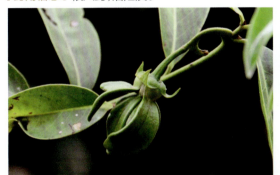

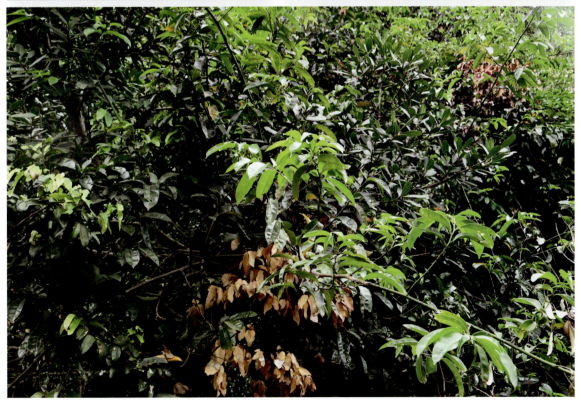

Polyalthia corticosa

Polyalthia corticosa
番荔枝科 暗罗属

【特征】小乔木或灌木。叶厚实、革质。花为白色,钟形,有5个花瓣。种子小,黑色。

【药用信息】治发热。

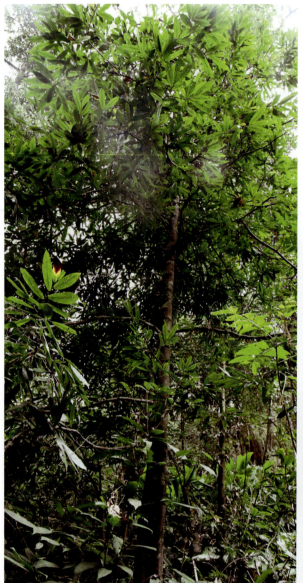

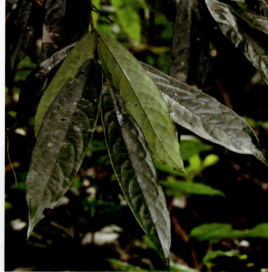

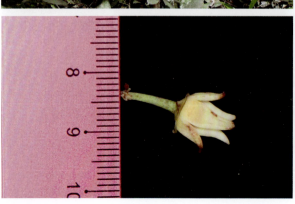

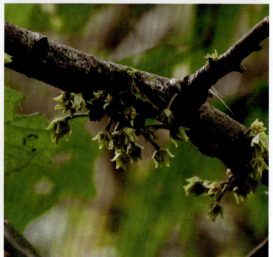

Uvaria macrophylla

番荔枝科 紫玉盘属

紫玉盘

【特征】直立或攀缘灌木,全株被星状毛,老渐无毛。叶革质,长倒卵形或长椭圆形,基部近圆或浅心形,侧脉9～14(-22)对,在上面凹下。花1～2与叶对生,暗紫红或淡红褐色;萼片宽卵形;内外轮花瓣等大,宽卵形;雄蕊线形,药隔卵圆形,最外面雄蕊常退化;心皮长圆形或线形,柱头马蹄形,2裂内卷。果球形或卵圆形,暗紫褐色,顶端具短尖头。种子球形。

【药用信息】根治风湿、跌打损伤、腰腿痛等;叶可止痛消肿。

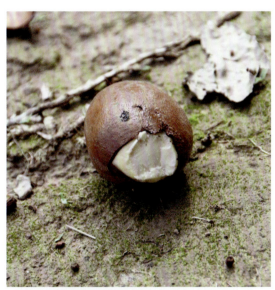

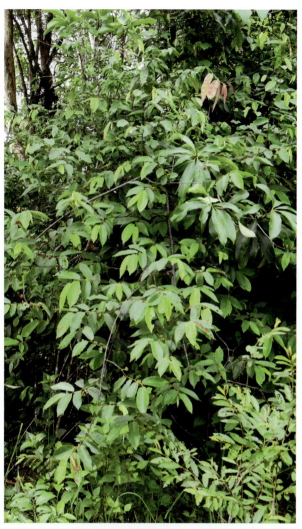

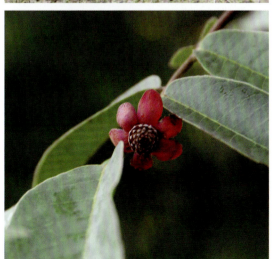

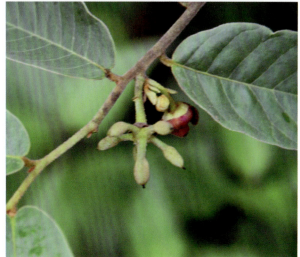

积雪草

Centella asiatica

伞形科 积雪草属

【特征】多年生草本。茎匍匐,节上生根。叶肾形或马蹄形,有钝锯齿,两面无毛或下面脉上疏生柔毛。伞形花序有花3~4朵;花瓣卵形,紫红或乳白色。果两侧扁,有毛或平滑。

【药用信息】全草入药,清热利湿、消肿解毒。

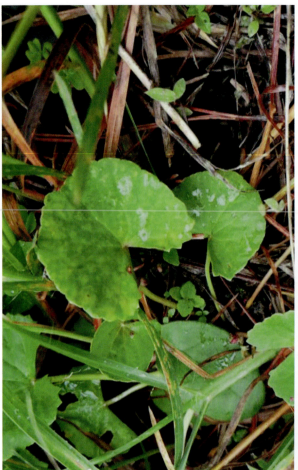

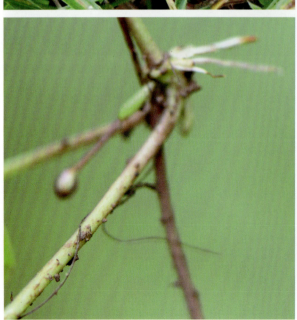

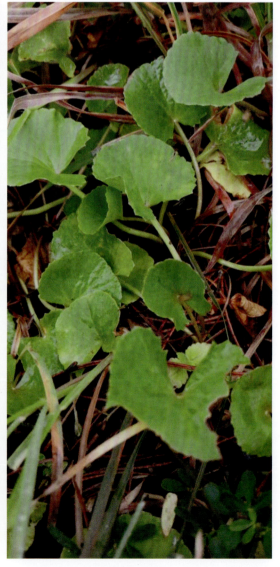

Oenanthe javanica

伞形科 水芹属

水芹

【特征】多年生草本,高达 80cm。茎直立或基部匍匐,下部节生根。基生叶柄基部具鞘;叶三角形,一至二回羽裂,小裂片卵形或菱状披针形,有不整齐锯齿。复伞形花序顶生,花序梗无总苞片;伞辐 6～16,小总苞片 2～8,线形;伞形花序有 10～25 朵花;具萼齿。果近四角状椭圆形或筒状长圆形,侧棱较背棱和中棱隆起,木栓质。

【药用信息】全草入药,降低血压。

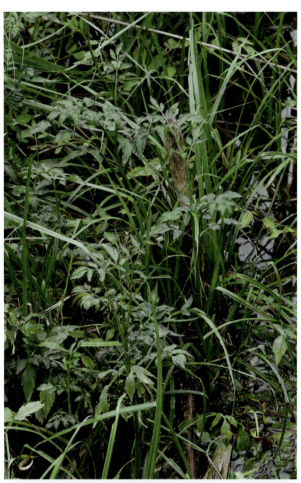

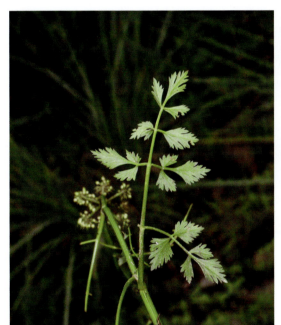

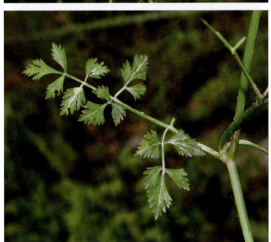

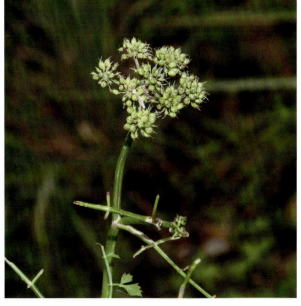

糖胶树

Alstonia scholaris

夹竹桃科 鸡骨常山属

【特征】乔木;高达 20～40m,直径约 60～100cm。枝轮生,具乳汁,无毛。叶 3～8 片轮生,倒卵状长圆形、倒披针形或匙形,稀椭圆形或长圆形,无毛,顶端圆形、钝或微凹,稀急尖或渐尖,基部楔形;侧脉每边 25～50 条,密生而平行,近水平横出至叶缘联结。花白色,多朵组成稠密的聚伞花序,顶生,被柔毛;花冠高脚碟状,花冠筒中部以上膨大,内面被柔毛,裂片在花蕾时或裂片基部向左覆盖,长圆形或卵状长圆形,雄蕊长圆形,着生在花冠筒膨大处,内藏;子房由 2 枚离生心皮组成,密被柔毛,花柱丝状,柱头棍棒状,顶端 2 深裂;花盘环状。果:蓇葖 2,细长,线形,外果皮近革质,灰白色;种子长圆形,红棕色,两端被红棕色长缘毛。

【药用信息】在印度用其树皮、叶及乳汁来提炼药物治疟疾和发汗。在我国民间则用其树皮来治头痛、伤风、痧气、肺炎、百日咳、慢性支气管炎;外用可治外伤止血、接骨、消肿、疮节及配制杀虫剂等。

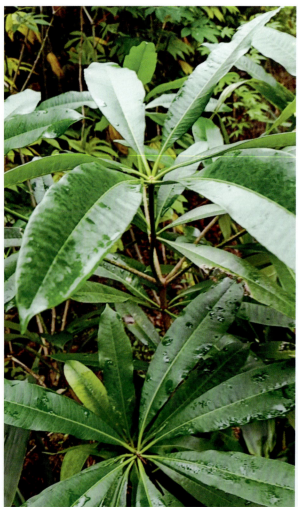

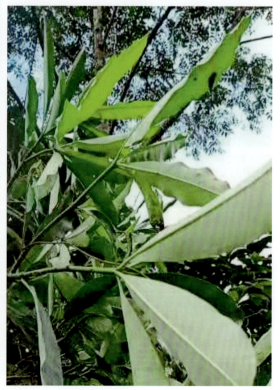

Asclepias curassavica

夹竹桃科 马利筋属

马利筋

【特征】多年生草本,高达 1m。茎淡灰色,被微柔毛或无毛。叶对生,膜质,披针形或长圆状披针形,先端渐尖,基部下延至叶柄,两面无毛或下面脉被微毛,侧脉 8～10 对。花梗被柔毛;花萼裂片披针形,被柔毛;花冠紫或红色,裂片长圆形;副花冠裂片黄或橙色,匙形;合蕊冠;花粉块长圆形,下垂,着粉腺紫红色。蓇葖果纺锤形。种子卵圆形。

【药用信息】全株入药,含强心甙,称白微甙,可除虚热利小便,调经活血、止痛、退热消炎、散肿驱虫。

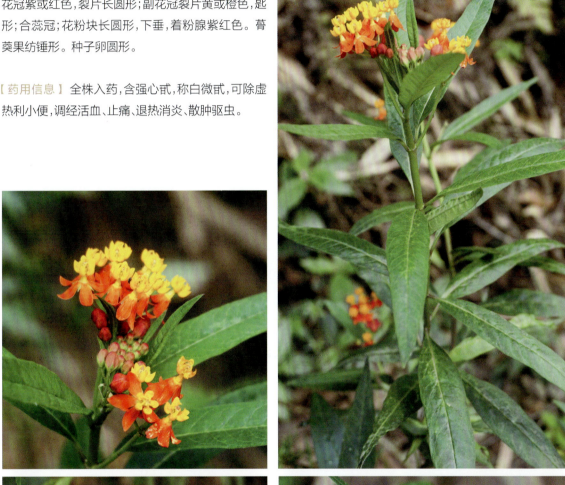

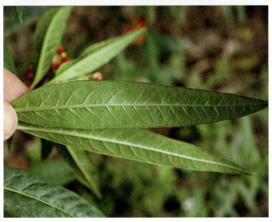

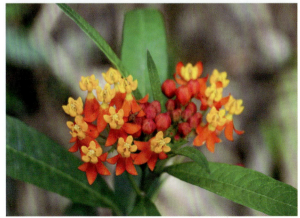

闷奶果 *Bousigonia angustifolia*
夹竹桃科 奶子藤属

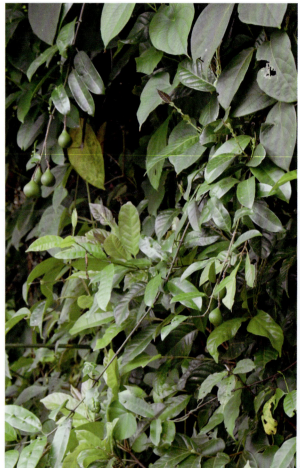

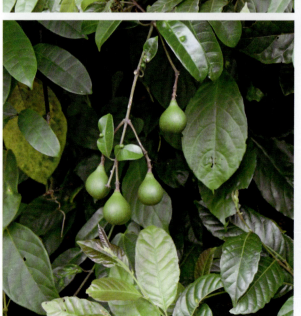

【特征】攀缘灌木,除嫩枝、花序被微毛外,其余均无毛。叶长圆形或长圆状披针形,基部楔形至狭圆形,顶端具尾状长尖;侧脉每边20～25条,在叶背凸起,脉端网结。聚伞花序顶生或腋生;苞片与小苞片三角形;花萼卵圆形,有缘毛,基部内面腺体多数;花冠白色,花冠筒下部膨大,喉部紧缩,花冠裂片卵圆形;雄蕊着生于花冠筒的中部,花药长圆状披针形,钝头,基部两裂;花盘圆筒状,比子房短,顶端全缘或微缺,无毛;子房1室,2个胎座,每胎座有胚珠2颗,花柱短,柱头卵圆形,顶端2裂。浆果卵圆形,绿色。

【药用信息】全株入药,清热解毒,安神定心。

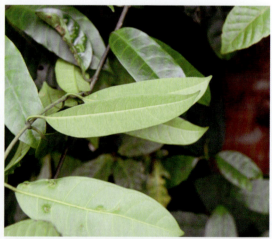

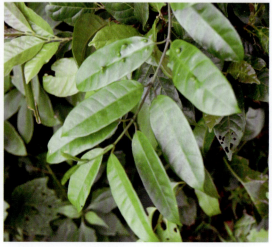

Bousigonia mekongensis

夹竹桃科 奶子藤属

奶子藤

【特征】藤本,长达10m。幼枝被微柔毛。叶近革质,长圆形,先端短渐尖,侧脉8-12对,近平行。花梗被微柔毛;萼片卵圆形,具缘毛;花冠白色,花冠裂片卵圆形;花盘较子房短,顶端被微柔毛;果球形或近球形。

【药用信息】全株入药,清热解毒,安神定心。

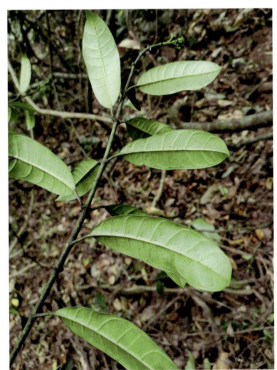

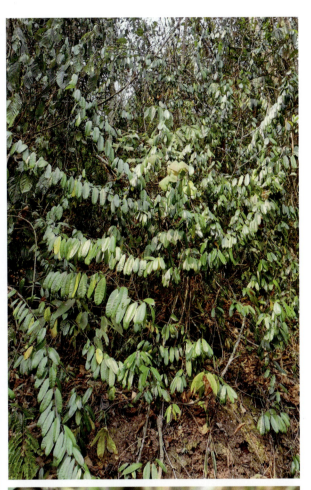

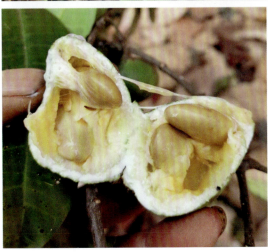

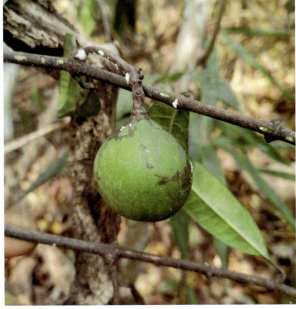

牛角瓜 *Calotropis gigantea*
夹竹桃科 牛角瓜属

【特征】灌木;高达5m。幼枝被灰白色茸毛。叶倒卵状长圆形或长圆形,先端钝,基部心形,两面被灰白色茸毛,老渐脱落,侧脉4~8对,疏离。聚伞花序伞状,被灰白色茸毛,花序梗粗;花蕾圆柱形;花萼近平展;花冠紫蓝色,基部淡绿色,辐状,裂片卵形,平展或反折,边缘反卷;副花冠较合蕊冠短;蓇葖果斜椭圆形或长圆状披针形,被短柔毛,两端内弯。种子宽卵圆形,有种毛。

【药用信息】茎叶的乳汁有毒,含多种强心甙,可治皮肤病、痢疾、风湿、支气管炎;树皮可治癫癣。

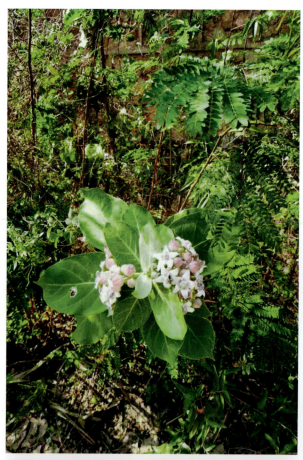
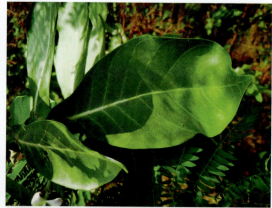
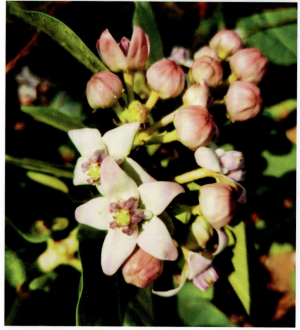
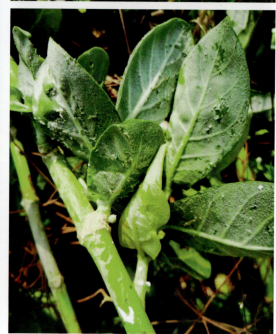

Calotropis procera

夹竹桃科 牛角瓜属

圆果牛角瓜

【特征】蔓延灌木或中型乔木,高达 2.5～6m。其主根深 3～4m,具次生根,会长再生不定芽。茎弯曲,被有裂缝的木栓皮覆盖。叶灰绿色,肉质,蜡质。花五基数,小,基部乳白色或淡绿色,裂片末端紫罗兰色。果实肉质,膨大。

【药用信息】同牛角瓜属植物。

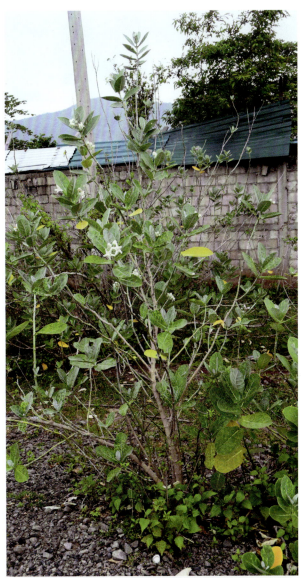

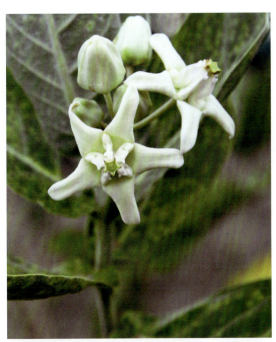

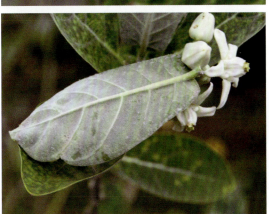

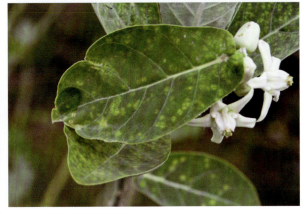

古钩藤

Cryptolepis buchananii

夹竹桃科　白叶藤属　古钩藤

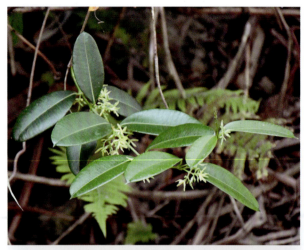

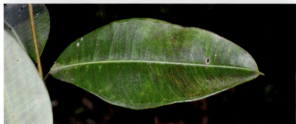

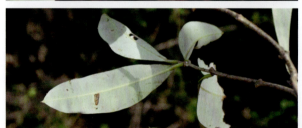

【特征】木质藤本，具乳汁；茎皮红褐色有斑点，小枝灰绿色，无毛。叶纸质，长圆形或椭圆形，顶端圆形具小尖头，基部阔楔形，叶面绿色，叶背苍白色，无毛；侧脉近水平横出，每边约30条。聚伞花序腋生，比叶为短；花蕾长圆形，顶端尾状渐尖，旋转；花萼裂片阔卵形，无毛，花萼内面基部具10个腺体；花冠黄白色，花冠筒比裂片短，裂片披针形，无毛，向右覆盖；副花冠裂片5，卵圆形，顶端钝，基部较狭，着生于花冠筒喉部之下；雄蕊着生于花冠筒的中部，离生，背面具长硬毛，腹部粘生在柱头基部；花粉器匙形，基部的粘盘长圆形，四合花粉藏在载粉器内；子房无毛，由2枚离生心皮组成，花柱极短，柱头盘状五棱，顶端突尖2裂；每心皮有胚珠多个；果：蓇葖2，叉开成直线，长圆形，外果皮具纵条纹，无毛；种子卵圆形，顶端具白色绢质种毛。

【药用信息】根含有强心甙，具有强心作用。根和果实民间常用于祛风、止鼻血、消水肿及治乳癌；叶外用治疮毒。

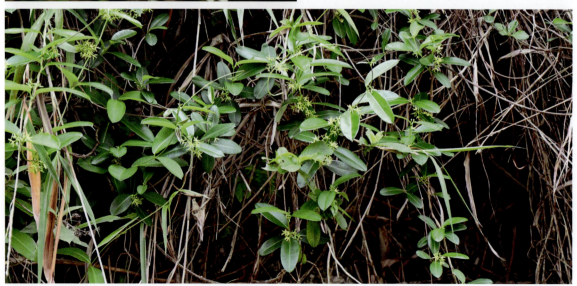

Dregea sinensis

夹竹桃科 南山藤属 **苦绳**

【特征】藤本,长达 8m。幼枝被褐色茸毛;茎具皮孔。叶纸质,卵状心形,基部深心形,上面被短柔毛或近无毛,下面被茸毛,侧脉约 5 对。聚伞花序伞状,花多达 20 朵,花梗细;花萼裂片卵状长圆形,被短柔毛;花冠白色,内面紫色,裂片卵状长圆形,具缘毛;副花冠裂片卵圆形,肥厚,顶端骤尖;花粉块长,基部窄,或镰刀状;子房无毛,柱头圆锥状,为花药顶端附属物包被。蓇葖果柱状披针形,具不明显纵纹,顶端弯曲。种子扁卵状长圆形,具种毛。

【药用信息】全株药用,民间用作催乳、止咳、祛风湿。

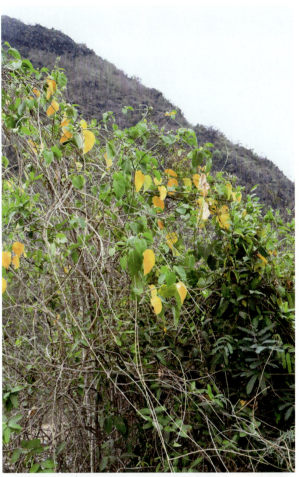

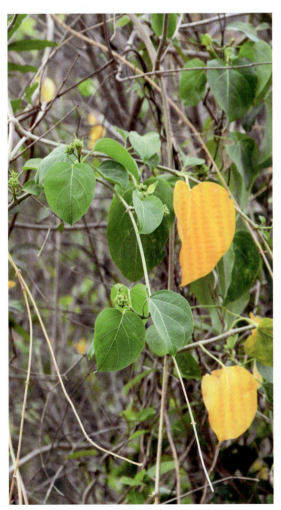

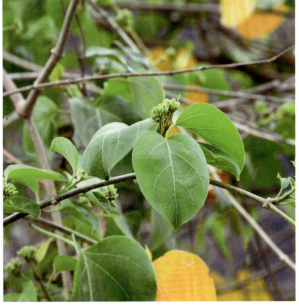

南山藤

Dregea volubilis

夹竹桃科 南山藤属

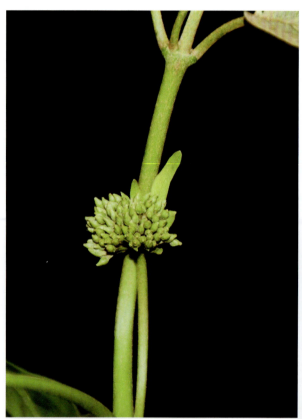

【特征】大藤本,长达12m。枝灰褐色,具皮孔,小枝绿色。叶卵圆形,先端稍骤尖或短渐尖,基部浅心形或平截,两面无毛或稍被短柔毛,侧脉4~6对。聚伞花序伞形下垂,花多朵,花序梗细,被微毛;花萼裂片卵状长圆形,被短柔毛及缘毛;花冠绿或黄绿色,芳香,裂片宽卵形,具缘毛;副花冠黄绿色;花药顶端附属物白色,花粉块长圆形;子房疏被柔毛。果窄卵球形,具多皱棱或纵肋。种子扁卵圆形,边薄,具种毛。

【药用信息】根可药用,作催吐药;茎利尿、止肚痛,除郁湿;全株可治胃热和胃痛。

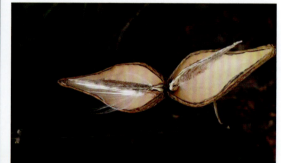

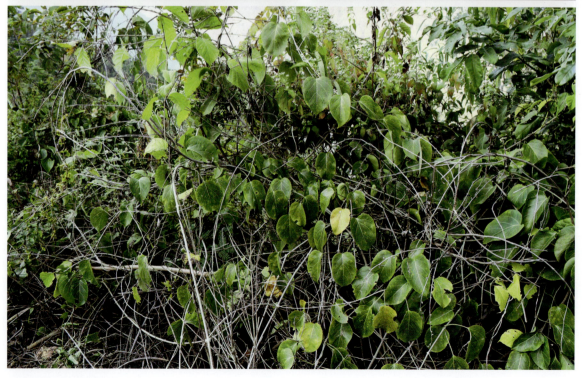

Hoya golamcoana

夹竹桃科 球兰属

格兰可球兰

【特征】缠绕藤本植物。叶稍圆,较大,叶片深绿色,中心叶脉可见。花被白色的冠状反射,这些冠状是白色的,中心是红色的。伞形花序10～15朵花。花具有强烈的辛辣香味。

【药用信息】清热化痰,消肿止痛。

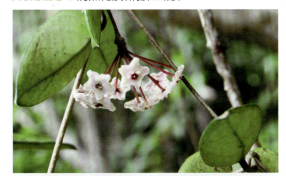
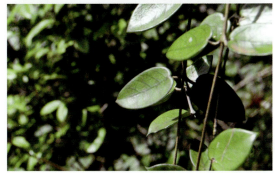
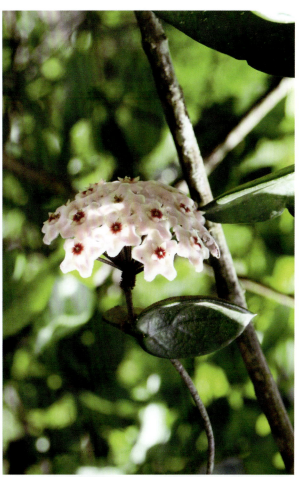
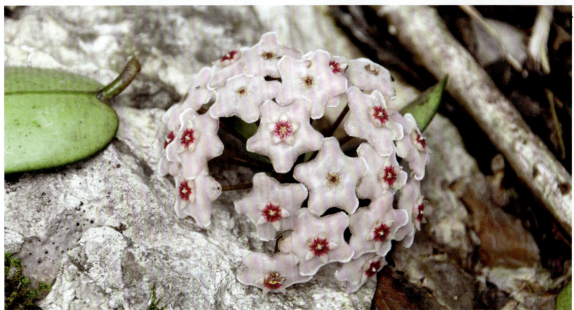

五脉球兰

Hoya quinquenervia
夹竹桃科 球兰属

【特征】攀缘灌木,附生于树上或石上。叶对生,肉质,卵圆形至卵圆状长圆形。聚伞花序伞形状,花冠黄色,外表光滑,内有细毛,花冠裂片水平。花梗比叶子长得更多;花有淡甜香味。蓇葖果蓇葖线形。

【药用信息】清热化痰,消肿止痛。

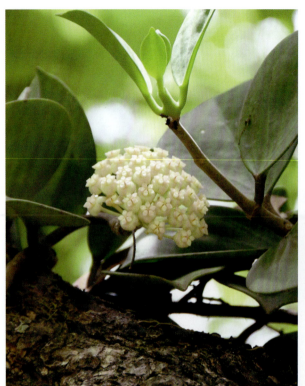
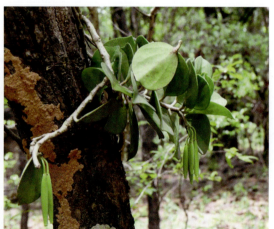
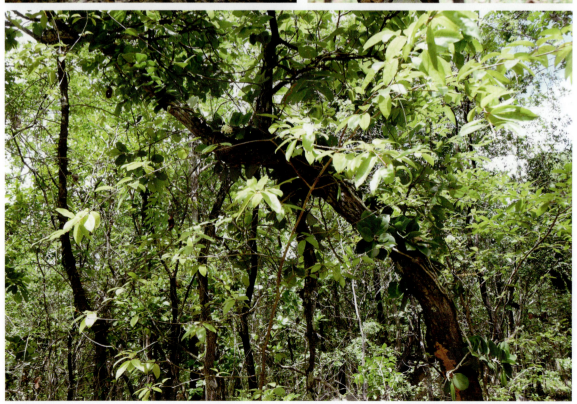

仔榄树

Hunteria zeylanica

夹竹桃科 仔榄树属

【特征】乔木,高达 15m。枝条无毛。叶长圆形、椭圆形或窄卵圆形,先端渐尖,基部宽楔形或圆,侧脉 30 对以上,近平行,于叶缘连成网脉。花芳香,白色;花梗较花萼长;花萼裂片卵圆形;花冠筒内面被柔毛。浆果黄色,球形,常成对。种子淡褐色,卵球形。

【药用信息】用于毒蛇咬伤、跌打肿痛诸症。

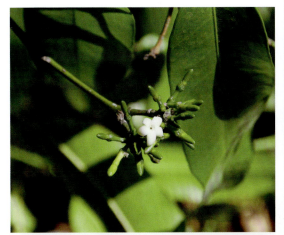
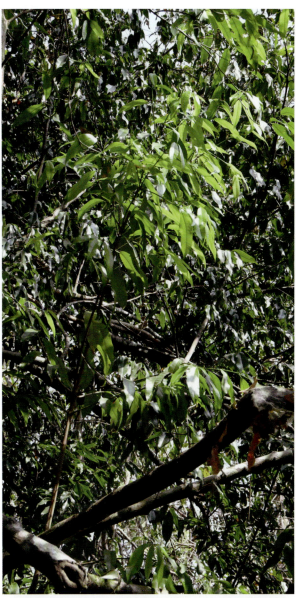
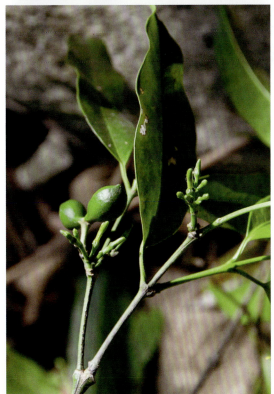
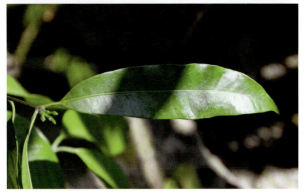

牛奶菜

Marsdenia sinensis

夹竹桃科 牛奶菜属

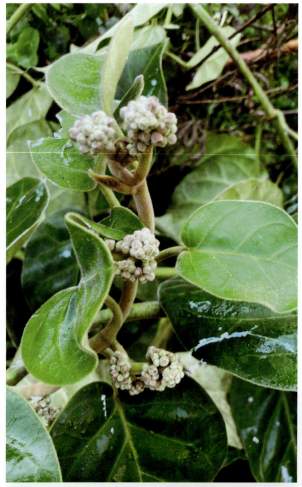

【特征】粗壮藤本,长达10m;茎被黄色茸毛。叶卵状心形或卵状长圆形,先端骤短渐尖,基部心形,上面疏被微毛,下面被黄色茸毛,侧脉5～6对。聚伞花序2歧,具花10～55;花萼裂片卵形或椭圆形;花冠近钟状,黄或玫瑰色,裂片被微柔毛,内面淡黄或黄白色,密被茸毛,裂片卵形,开展;副花冠裂片肉质,卵状披针形,较花药短;花粉块近肾形;柱头圆锥状,顶端2裂,伸出花冠筒。蓇葖果纺锤形,被锈色茸毛。种子卵圆形,边缘膜质,具种毛。

【药用信息】全株可供药用,民间用作壮筋骨,治跌打,利肠健胃。

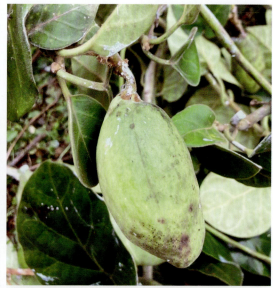

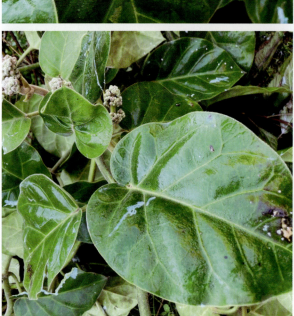

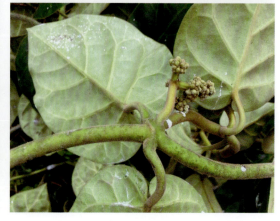

Periploca forrestii

夹竹桃科 杠柳属

黑龙骨

【特征】藤状灌木,长达 10m,多分枝;除花外全株无毛。叶革质,披针形,基部楔形,侧脉近平行。花萼裂片卵形或近圆形;花冠黄绿色,花冠筒短,裂片长圆形,直立,中间厚;副花冠裂片被微柔毛,较花冠筒稍短;花药基部肿大,粘生;柱头圆锥状。蓇葖果 2,细长圆柱形。种子扁长圆形,具种毛。

【药用信息】全株可供药用,可舒筋活络、祛风除湿。

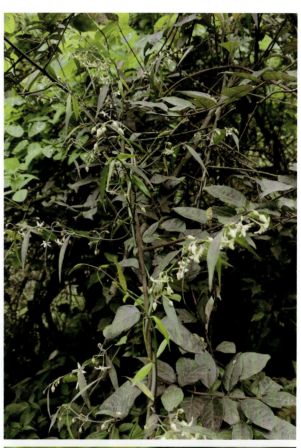

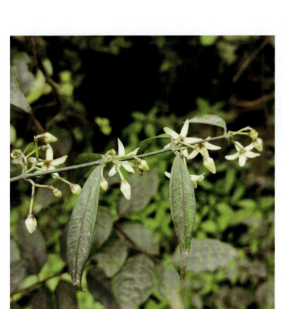

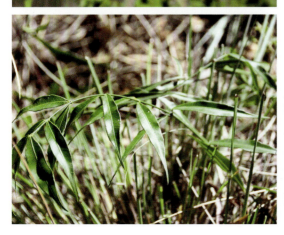

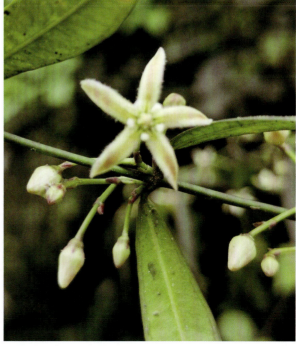

鸡蛋花

Plumeria rubra

夹竹桃科　鸡蛋花属

【特征】落叶小乔木，高达 8m。树皮淡绿色，平滑。叶厚纸质，椭圆形或窄长椭圆形，先端骤尖或渐尖，下面淡绿色，两面无毛，侧脉 30～40 对。花冠稍淡红或紫红色，花冠裂片淡红、黄或白色，基部黄色，斜展。果：蓇葖双生，广歧，圆筒形，向端部渐尖，绿色，无毛。种子斜长圆形，扁平，顶端具膜质的翅。

【药用信息】花晒干泡茶饮，可治湿热下痢和解毒、润肺。

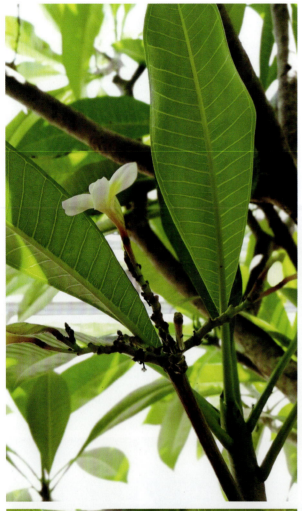
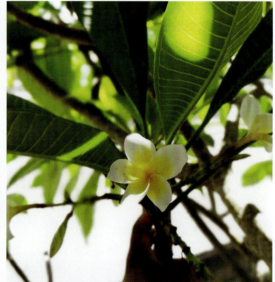
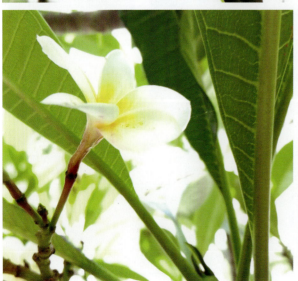
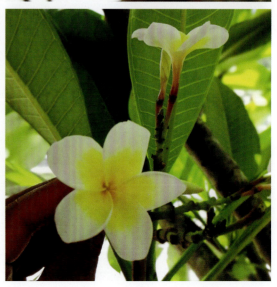

马莲鞍

Streptocaulon juventas

夹竹桃科 马莲鞍属

【特征】常绿木质藤本,具乳汁,除花冠外,全株密被茸毛,茎和老叶面被毛渐脱落。根圆柱状,弯曲,木质,根皮暗棕色,有瘤状突起和不规则的纵皱纹。叶革质或厚纸质,倒卵形或宽椭圆形,先端骤尖或圆,具小尖头,基部圆或心形,侧脉14~20对,近平行。聚伞花序宽圆锥状,二至三歧,腋生;花小,黄褐色;花萼内面有5个小腺体;花冠辐状,无毛,花冠筒短,裂片卵圆形;副花冠裂片丝状,长过花药顶,顶端内弯,基部着生在花冠基部;雄蕊5,着生于花冠筒基部,花丝离生,背部与副花冠裂片合生,花药倒卵形,在柱头顶贴连,药隔上的膜片在柱头顶合生;子房具2枚离生心皮,被柔毛,柱头隆起。果:蓇葖叉生成直线,长圆状披针形,被茸毛。种子长圆形,顶端具白色绢质种毛。

【药用信息】根入药,清热解毒,散淤止痛。

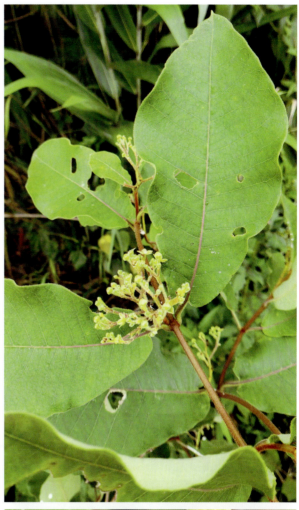

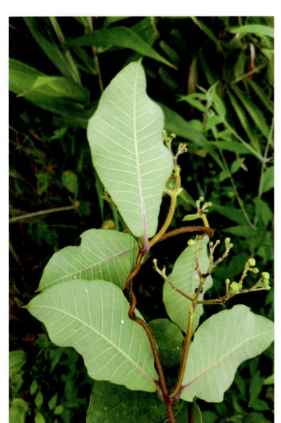

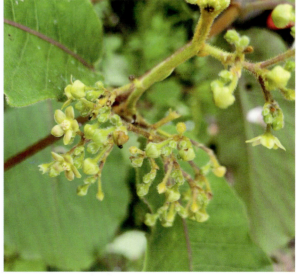

伞房狗牙花

Tabernaemontana corymbosa

夹竹桃科 山辣椒属

【特征】灌木,通常高达3m,除萼片有缘毛外,其余无毛。叶卵圆状长圆形。聚伞花序腋生,通常双生,近小枝端部集成假二歧状,着花6~10朵;苞片和小苞片卵状披针形,花蕾端部长圆状急尖,萼片不等长,内面基部有多数腺体;花冠白色,花冠裂片无毛,不作波状。柱头倒卵球形。蓇葖果,极叉开或外弯。种子3~6,长圆形。

【药用信息】花、根、叶入药,有清热降压、解毒消肿的功效。

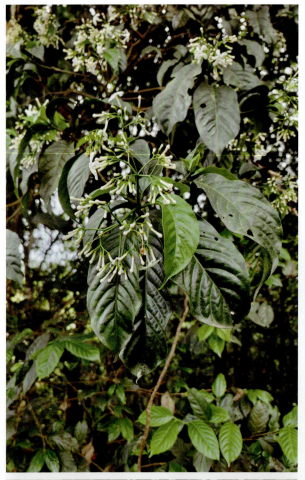
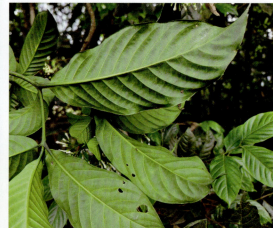
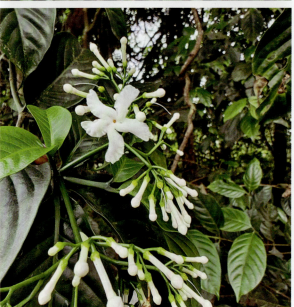
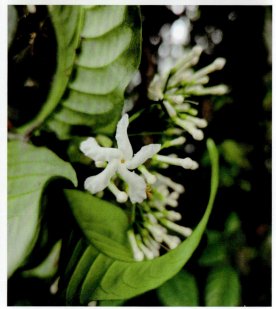

Pistia stratiotes

天南星科 大藻属

大藻

【特征】水生草本,飘浮;有长而悬垂的根多数,须根羽状,密集。茎节间短。叶簇生成莲座状,叶片常因发育阶段不同而形异:倒三角形、倒卵形、扇形,以至倒卵状长楔形,先端截头状或浑圆,基部厚,两面被毛,基部尤为浓密;叶脉扇状伸展,背面明显隆起成折皱状。佛焰苞白色,外被茸毛。浆果小,卵圆形。种子多数或少数,不规则断落;种子无柄,圆柱形。

【药用信息】煮水可洗汗瘢、血热作痒、消跌打肿痛;煎水内服可通经,治水肿、小便不利、汗皮疹、臁疮、水蛊。

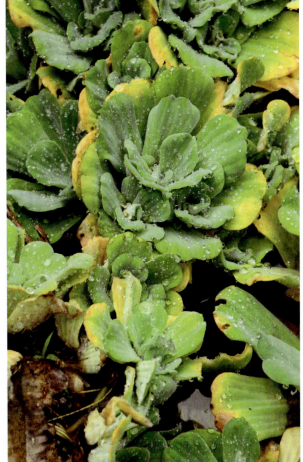

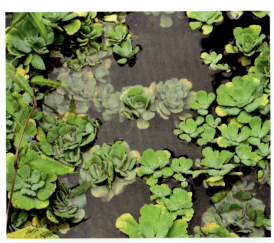

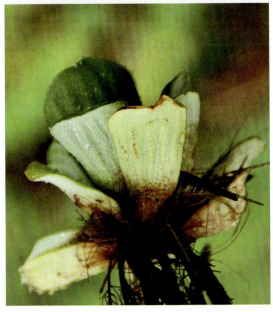

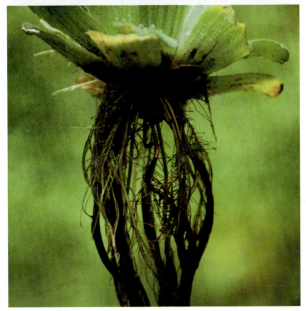

石柑子

Pothos chinensis

天南星科 石柑属

【特征】附生藤本,长 0.4～6m。茎亚木质,淡褐色,近圆柱形,具纵纹,节上常束生长气生根;分枝,枝下部常具 1 鳞叶,鳞叶线形,平行脉多数。枝圆柱形,因叶柄下延而具棱,有细条纹。叶椭圆形、披针状卵形或披针状长圆形,鲜时上面深绿色,中肋稍下凹,下面淡绿色,先端常有芒状尖头,侧脉 4 对,最下 1 对基出,弧形上升,细脉多数,近平行;叶柄倒卵状长圆形或楔形。花序腋生,基部具苞片 4～5(6),苞片卵形,上部的渐大,纵脉多数;佛焰苞宽卵状,绿色,锐尖;肉穗花序椭圆形或近球形,淡绿或淡黄色。浆果黄绿至淡红色,卵圆形或长圆形。

【药用信息】全草入药,祛风除湿,活血散瘀,消积,止咳。

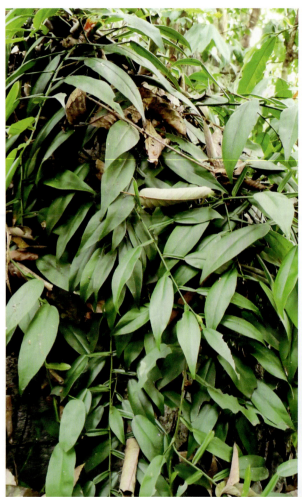

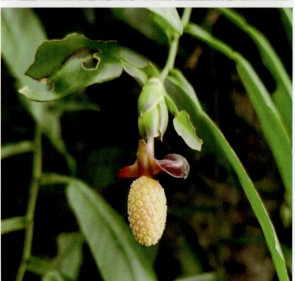

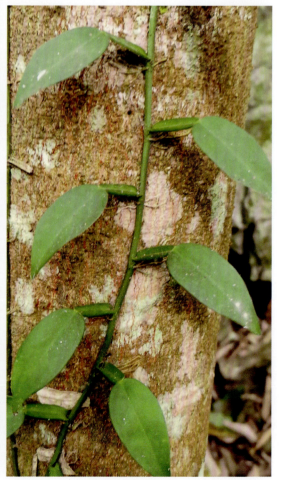

Pothos repens

天南星科 石柑属

百足藤

【特征】附生藤本,长1~20m。分枝较细,营养枝具棱,花枝圆柱形,亦常无气生根,多披散或下垂。叶披针形,与叶柄均具平行脉,细脉网结,极不明显;叶柄长楔形,顶端微凹。花:总花序梗腋生和顶生;苞片3~5,披针形,覆瓦状排列或疏生,花序腋内生,序梗细,基部有线形小苞片;佛焰苞绿色,线状披针形;肉穗花序黄绿色(雄蕊黄,雌蕊淡绿),细圆柱形;花密;花被片6,黄绿色;雄蕊和柱头稍超出花被,花药黄色。浆果成熟时焰红色,卵圆形。

【药用信息】茎叶供药用,能祛湿凉血、止痛接骨,治劳伤、跌打、骨折、疮毒。

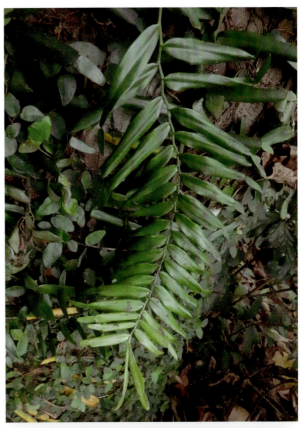

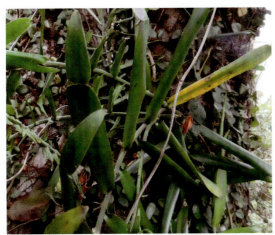

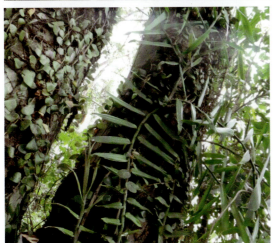

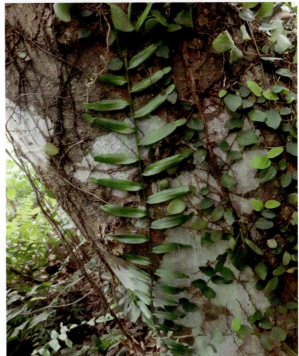

单穗鱼尾葵 *Caryota monostachya*
棕榈科 鱼尾葵属

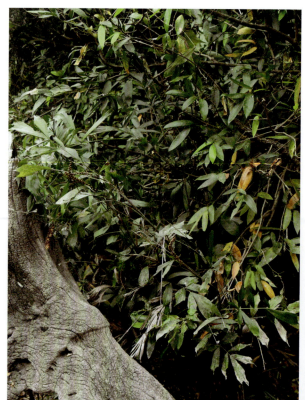

【特征】茎丛生，绿色，无微白色毡状茸毛。羽片楔形或斜楔形，基部两侧不对称，幼叶薄而脆，老叶近革质，外缘直，内缘弧曲或不规则齿缺，成尾尖；叶柄横切面近圆形，叶鞘具细条纹，边缘具网状褐色纤维。佛焰苞管状，顶端斜截，套接，被毡状褐色茸毛；花序不分枝，稀基部有短枝，无毛；雄花蕾时短圆锥状，花时椭圆形，萼片宽卵形，先端全缘，无睫毛：花瓣长圆形，紫红色；雄蕊90～130，花药线形，黄色，花丝短，近白色；雌花萼片宽卵形，先端全缘或微凹，无毛；花瓣窄卵形，先端具尖头，紫红色；退化雄蕊2～3，丝状，淡绿色，与花瓣对生；子房卵状三棱形，柱头无柄。果球形，成熟时紫红色。种子2，半球形。

【药用信息】茎髓含淀粉，可作桄榔粉的代用品。

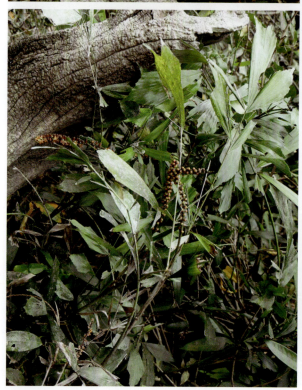
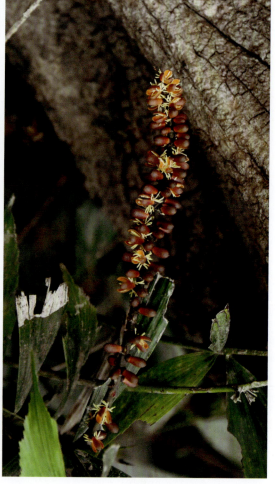

长叶竹根七

Disporopsis longifolia

天门冬科 竹根七属

【特征】根状茎连珠状。叶纸质,椭圆形、椭圆状披针形或窄椭圆形,先端长渐尖或稍尾状,无毛,具短柄。花5~10簇生叶腋,白色,近直立或平展;花梗无毛;花被筒口部缢缩,略呈葫芦形,裂片窄椭圆形,副花冠裂片肉质,与花被裂片对生,先端微缺;花药长圆形,基部叉开,花丝极短,背部着生于副花冠裂片先端凹缺处;花柱基部有缢痕。浆果卵状球形成熟时白色。种子2~5。

【药用信息】根入药,解毒消肿。

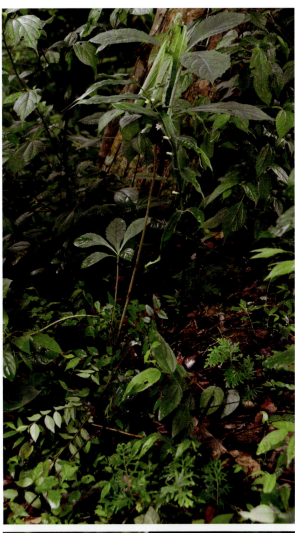

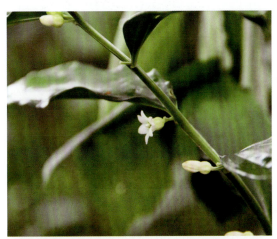

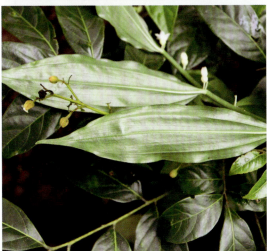

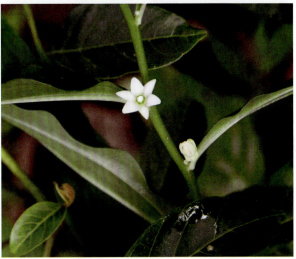

长花龙血树

Dracaena angustifolia

天门冬科 龙血树属

【特征】灌木状,高达 3m;茎有分枝或稍分枝,环状叶痕稀疏。茎有分枝或稍分枝,环状叶痕稀疏,室皮灰色。叶疏生茎上部或近顶端,线状倒披针形,中脉在中部以下明显,基部渐窄成柄状。圆锥花序,花序轴无毛;花 2~3 簇生或单生,绿白色;花被圆柱状,花被片下部合生成筒;花丝丝状。浆果成熟时桔黄色。种子 1~2。

【药用信息】从龙血树的木质部提取出来的血竭为名贵中药材品种,深红色。具有活血祛瘀、消肿止痛、收敛止血之效。

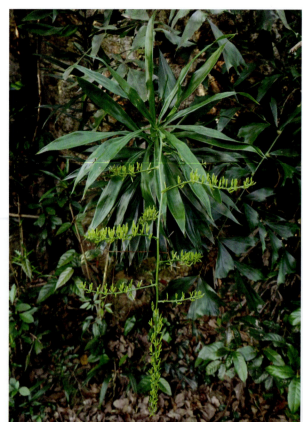
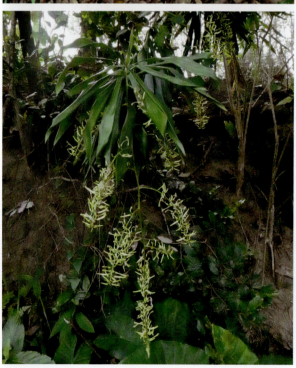
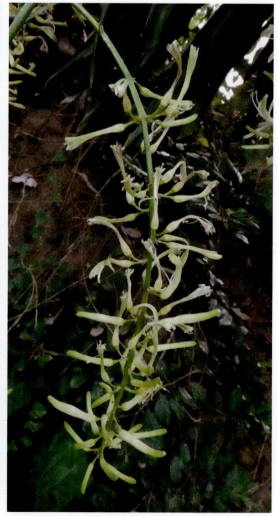

柬埔寨龙血树

Dracaena cambodiana

天门冬科 龙血树属

【特征】乔木状;高在 3 ~ 4m 以上;茎不分枝或分枝,树皮带灰褐色,幼枝有环状叶痕。叶聚生于茎、分枝或小枝顶端,互相套迭,剑形,薄革质,基部稍窄,无柄。圆锥花序,花序轴密生乳突状柔毛,幼时更密;花 2 ~ 5 簇生,乳白色;花被片下部约 1/4 ~ 1/5 合生;花丝扁平,上部有红棕色疣点;花柱细长。浆果成熟时桔黄色。种子 1 ~ 3。

【药用信息】同龙血树属植物。

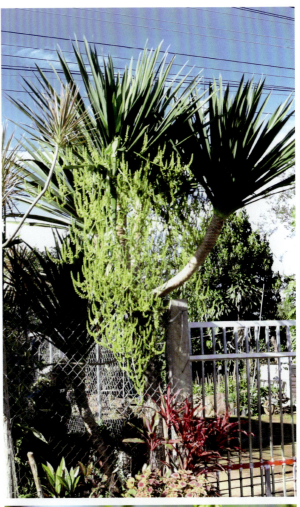

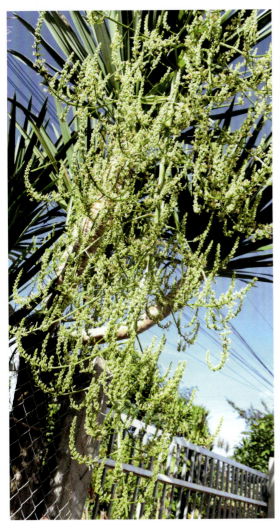

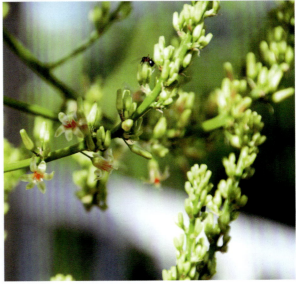

剑叶龙血树

Dracaena cochinchinensis

天门冬科　龙血树属

【特征】乔木状；高可达 5～15m。茎粗大，分枝多，树皮灰白色，光滑，老干皮部灰褐色，片状剥落，幼枝有环状叶痕。叶聚生在茎、分枝或小枝顶端，互相套迭，剑形，薄革质向基部略变窄而后扩大，抱茎，无柄。圆锥花序，花序轴密生乳突状短柔毛，幼嫩时更甚；花每 2～5 朵簇生，乳白色；花被片下部约 1/4～1/5 合生；花丝扁平，上部有红棕色疣点；花柱细长。浆果桔黄色。种子 1～3。

【药用信息】血竭有止血、活血和补血等三大功效。可用于跌打损伤，瘀血作痛，妇女气血凝滞，外伤出血，脓疮久不收口。

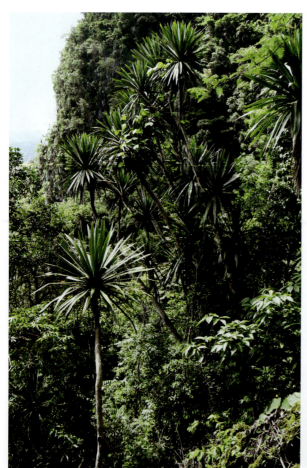
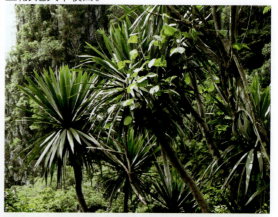
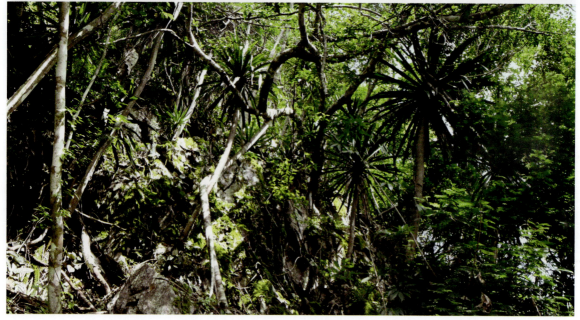

香龙血树

Dracaena fragrans

天门冬科 龙血树属

【特征】乔木状或灌木状植物,在原产地可高达6m以上,茎粗大,多分枝。树皮灰褐色或淡褐色,皮状剥落。叶簇生于茎顶,长椭圆状披针形,无柄。弯曲成弓形,叶缘呈波状起伏,叶尖稍钝;鲜绿色,有光泽。穗状花序,花小,黄绿色,芳香。

【药用信息】同龙血树属植物。

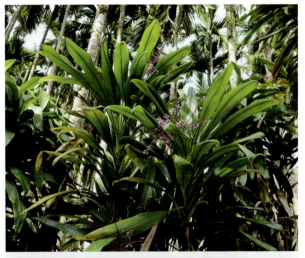

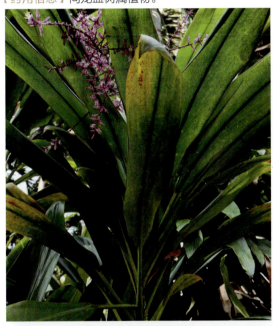

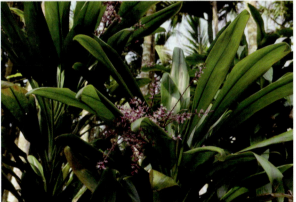

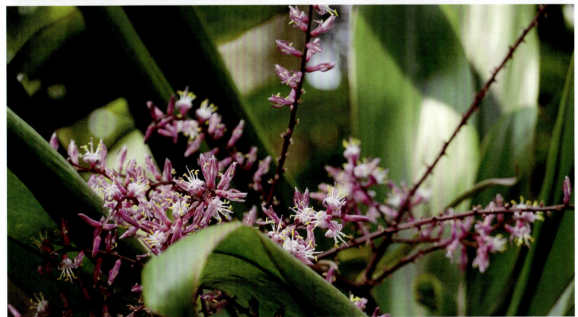

山菅兰

Dianella ensifolia

阿福花科 山菅兰

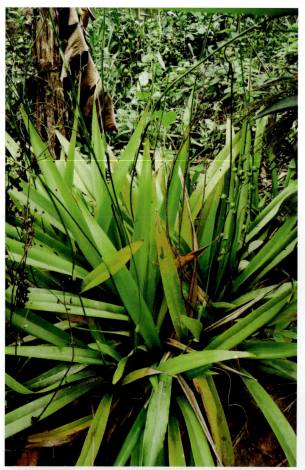

【特征】植株高可达 1～2m；根状茎圆柱状，横走。叶狭条状披针形，基部稍收狭成鞘状，套迭或抱茎，边缘和背面中脉具锯齿。顶端圆锥花序分枝疏散；花常多朵生于侧枝上端；花梗常稍弯曲，苞片小；花被片条状披针形，绿白色、淡黄色至青紫色，5 脉；花药条形，比花丝略长或近等长，花丝上部膨大。浆果近球形，深蓝色。种子 5～6。

【药用信息】根状茎磨干粉，调醋外敷，可治痈疮脓肿、癣、淋巴结炎等。

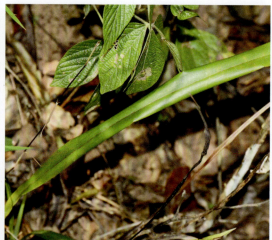

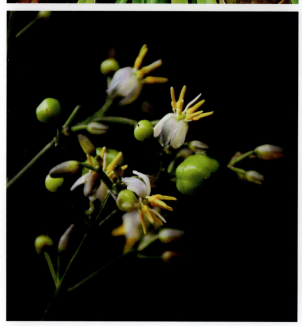

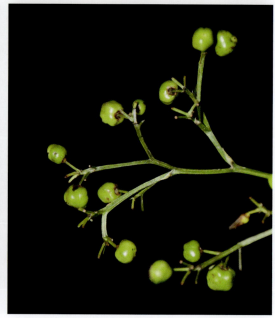

Dianella javanica

阿福花科 山菅兰属

爪哇山菅

【特征】热带多年生草本植物，根系发达。叶向枝条末端集中，二列，具鞘，但基部不闭合，与叶片连续，中间部分无压扁融合，无锯齿或刺。花蓝色至紫色，花序松散，超过叶片。子房绿色。果实初为绿色或黄色，有时（至少）变为黑色，椭圆形。种子最多 10 粒。

【药用信息】根可入药，拔毒消肿。

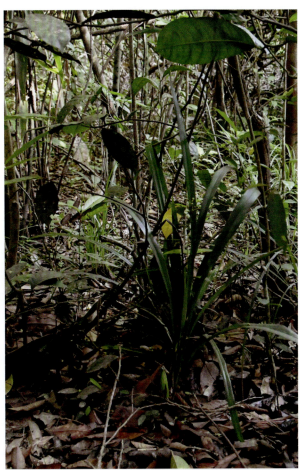

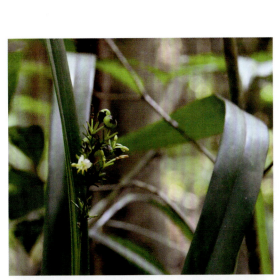

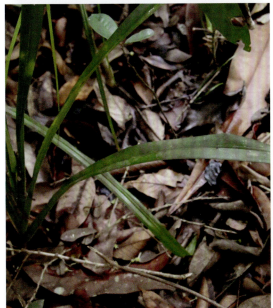

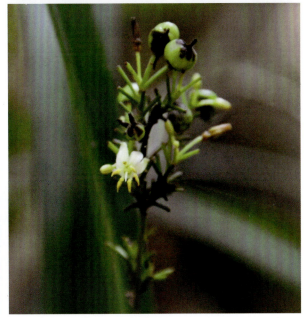

折苞尖鸠菊 *Acilepis spirei*

菊科 尖鸠菊属

【特征】多年生草本,高40～80cm。茎直立,坚硬,分枝稀或不分枝,具明显棱条,被锈褐色短柔毛。叶硬质或厚纸质,具短柄,椭圆状倒卵形或长圆状披针形,稀倒披针形。下面或沿脉被短柔毛和银白色腺点;叶柄被密柔毛。头状花序较大;花序梗密被锈褐色柔毛,上部常具1～2个缩小的小叶;总苞片绿色或上部红紫色,顶端急狭成向外反折的硬尖,花多数,淡红紫色,花冠管状,外面具腺,向上部渐扩大,具5个线状披针形裂片,顶端具腺。瘦果长圆柱形,具10条肋,肋间被贴短毛或多少具腺。

【药用信息】根药用,治风湿痛、疮疖、消化不良、偏头痛等。

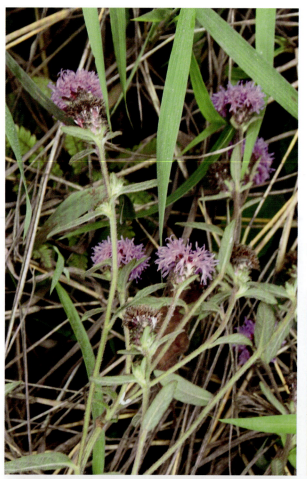
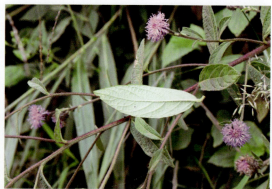
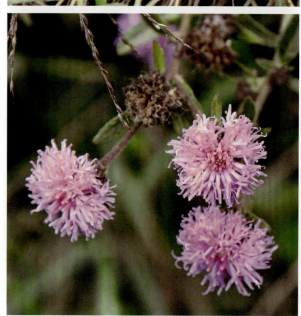
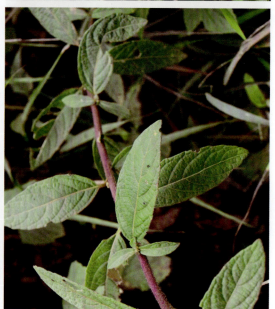

Acmella calva

菊科 金纽扣属

美形金纽扣

【特征】多年生散生草本,茎匍匐或平卧,节常有须根,无毛或近无毛。叶宽披针形或披针形,基部楔形,边缘常有尖锯齿或近缺刻。头状花序卵状圆锥形,花序梗细长,有或无舌状花;总苞片绿色;顶端尖或稍钝,边缘有缘毛;花黄色。瘦果长圆形,褐色,有白色的细边,顶端有2个不等长的细芒,易脱落。

【药用信息】全草药用,有消炎、消肿、止血止痛的功效。

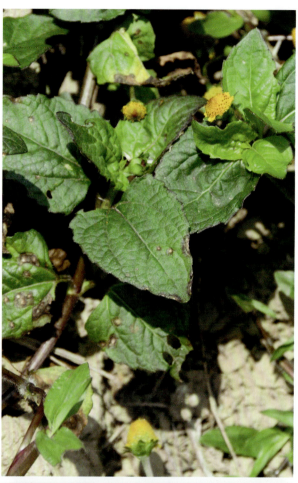

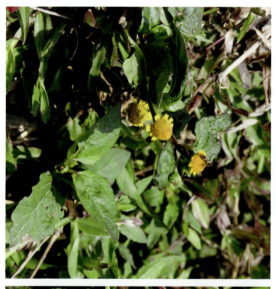

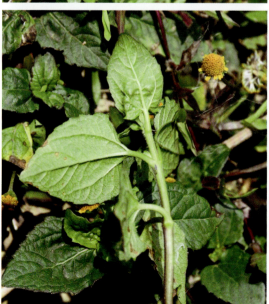

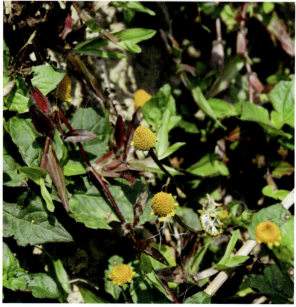

下田菊 *Adenostemma lavenia*
菊科 下田菊属

【特征】一年生草本;全株叶稀疏。茎单生,坚硬,上部叉状分枝,被白色柔毛,下部或中部以下无毛。花序分枝粗,花序梗被灰白或锈色柔毛;总苞半球形,总苞片2层,窄长椭圆形,近膜质,绿色,外层苞片大部合生,外面疏被白色长柔毛,基部毛较密;花冠下部被粘质腺毛,被柔毛。瘦果倒披针形,被腺点,熟时黑褐色;冠毛4,棒状,顶端有棕黄色粘质腺体。

【药用信息】全草药用,有清热利湿,解毒消肿之功效。

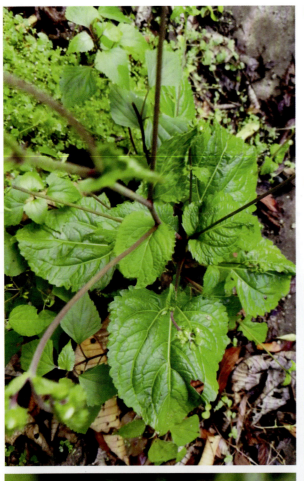
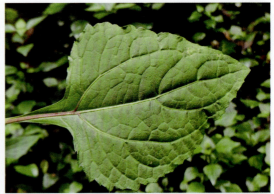
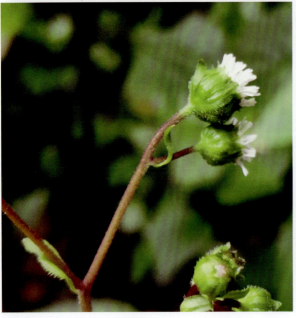
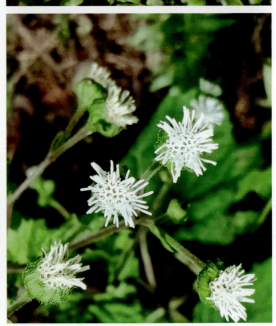

紫茎泽兰

Ageratina adenophora

菊科 紫茎泽兰属

【特征】多年生草本;高 30 ~ 90cm;茎直立,分枝对生、斜上。叶对生,质地薄,卵形、三角状卵形或菱状卵形,有长叶柄,头状花序多数在茎枝顶端排成伞房花序或复伞房花序,总苞宽钟状,花托高起,圆锥状。管状花两性,淡紫色,冠毛白色,纤细,与花冠等长。瘦果黑褐色,长椭圆形,5 棱,无毛无腺点。

【药用信息】茎叶入药,疏风解表,调经活血,解毒消肿。

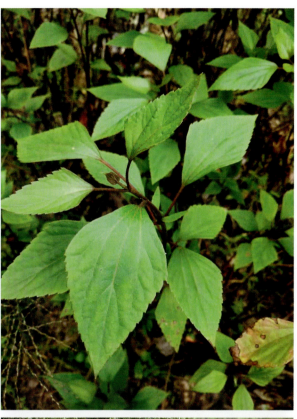

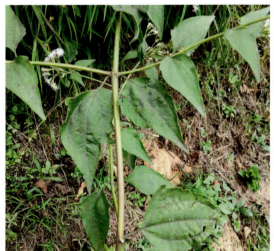

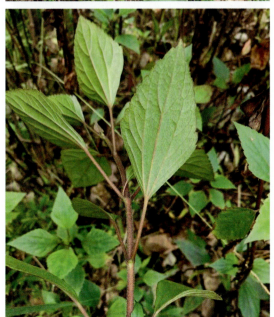

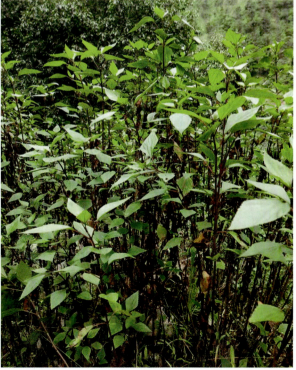

熊耳草

Ageratum houstonianum

菊科 Asteraceae 藿香蓟属

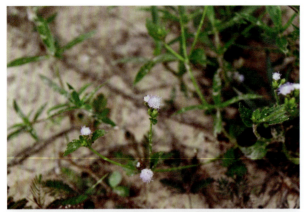

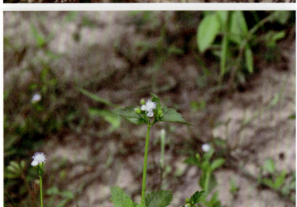

【特征】一年生草本；茎不分枝，或下部茎枝平卧而节生不定根；茎枝被白色茸毛或薄绵毛，茎枝上部及腋生小枝毛密。叶对生或上部叶近互生，卵形或三角状卵形；叶柄边缘有规则圆锯齿，先端圆或尖，基部心形或平截，两面被白色柔毛，上部叶的叶柄、腋生幼枝及幼枝叶的叶柄被白色长茸毛。头状花序在茎枝顶端排成伞房或复伞房花序；花序梗被密柔毛或尘状柔毛；总苞钟状，总苞片2层，窄披针形，全缘，外面被腺质柔毛；花冠淡紫色，5裂，裂片外被柔毛。瘦果熟时黑色；冠毛膜片状，5个，膜片长圆形或披针形，顶端芒状长渐尖。

【药用信息】全草药用，有清热解毒之效。

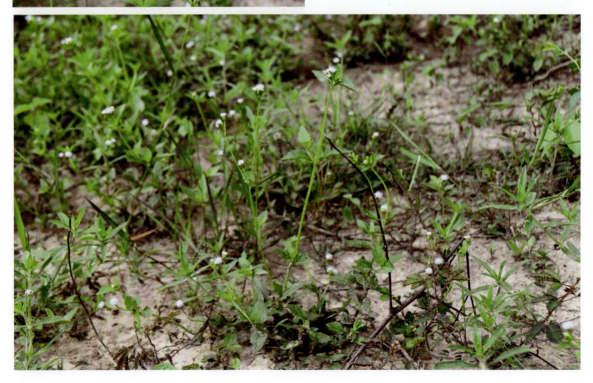

Artemisia lactiflora

白苞蒿

菊科 Asteraceae 蒿属

【特征】多年生草本；茎、枝初微被稀疏、白色蛛丝状柔毛。叶上面疏被腺状柔毛，下面初微被稀疏柔毛；基生叶与茎下部叶宽卵形或长卵形，二回或一至二回羽状全裂，叶柄长。头状花序长圆形，数枚排成密穗状花序，在分枝排成复穗状花序，在茎上端组成圆锥花序；总苞片无毛；雌花 3 ~ 6；两性花 4 ~ 10。瘦果倒卵圆形或倒卵状长圆形。

【药用信息】全草入药，有清热、解毒、止咳、消炎、活血、散瘀、通经等作用。近年也用于治血丝虫病。

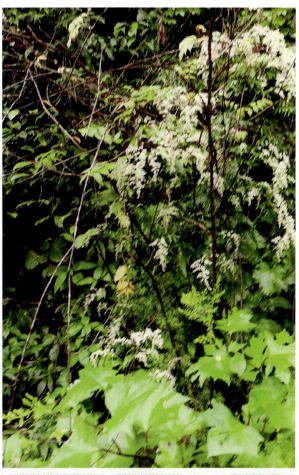

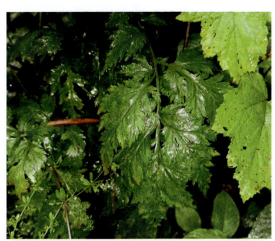

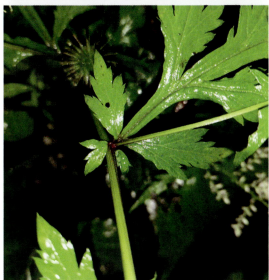

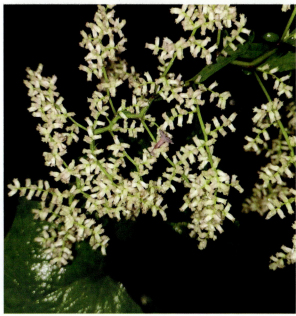

白花鬼针草

Bidens pilosa var. *radiata*

菊科 鬼针草属

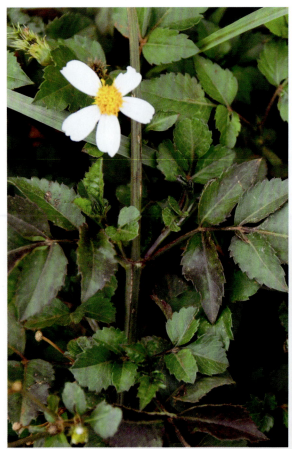

【特征】一年生直立草本植物,茎干较细,呈圆柱形,浅绿色,表面有毛刺。叶较大,呈椭圆形,表面有毛,深绿色。头状花序边缘具舌状花 5~7 枚,舌片椭圆状倒卵形,先端钝或有缺刻。白色,花朵较大,花瓣数较多,呈多边形,花蕊黄色。种子黑褐色,椭圆形;果实褐色,呈圆球形,表壳较硬。

【药用信息】在我国民间为常用草药,有清热解毒、散瘀活血的功效。

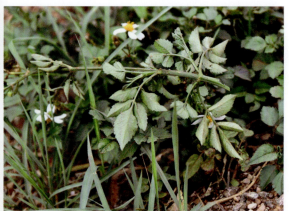

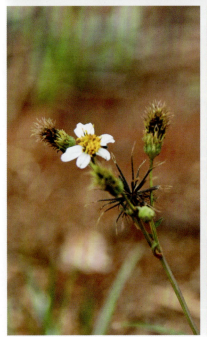

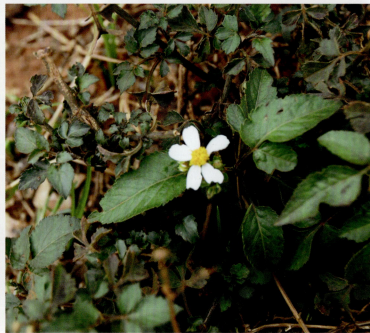

馥芳艾纳香 *Blumea aromatica*

菊科 艾纳香属

【特征】粗壮草本或亚灌木状;茎被粘茸毛或上部花序轴被密柔毛,兼有腺毛,叶腋常有束生糙毛。下部叶倒卵形、倒披针形或椭圆形,基部渐窄,边缘有粗细相间的锯齿,上面被疏糙毛,下面被糙伏毛,兼有腺体;侧脉 10～16 对,近无柄;中部叶倒卵状长圆形或长椭圆形,基部渐窄下延,有时抱茎;上部叶披针形或卵状披针形。头状花序多数,花序梗被柔毛,兼有卷腺毛,腋生或顶生,排成具叶圆锥花序;总苞圆柱形或近钟形,总苞片 5～6 层,绿色,外层长圆状披针形,背面被柔毛,兼有腺体,中层和内层线形,背面被疏毛,有时脊具腺体。瘦果圆柱形,有 12 棱,被柔毛,冠毛棕红或淡褐色。

【药用信息】全草入药,祛风除湿、温中止泻、活血解毒。

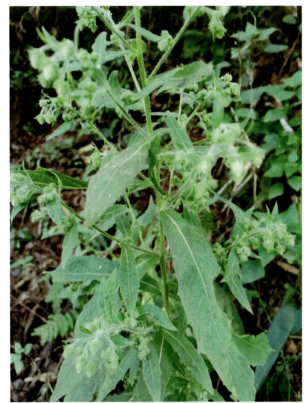
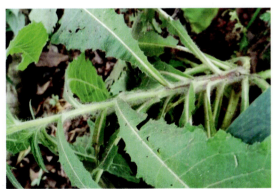
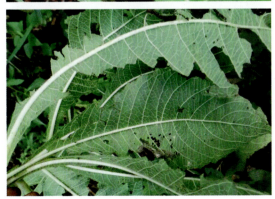
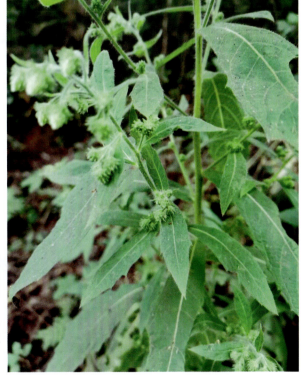

艾纳香

Blumea balsamifera

菊科 艾纳香属

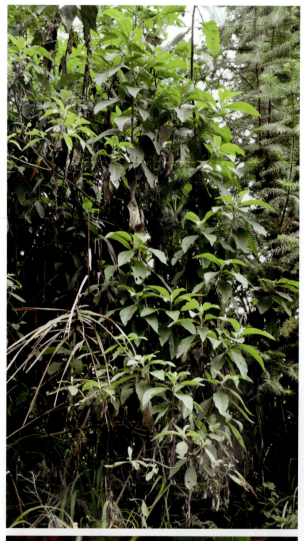

【特征】多年生草本或亚灌木;茎被黄褐色密柔毛。下部叶宽椭圆形或长圆状披针形,边缘有细锯齿,上面被柔毛,下面被淡褐或黄白色密绢状绵毛,柄两侧有3~5对窄线形附属物;上部叶长圆状披针形或卵状披针形,全缘、具细锯齿或羽状齿裂,无柄或有短柄,基部或短柄两侧常有1~3对窄线形附属物。头状花序多数,排成具叶圆锥花序,花序梗被黄褐色密柔毛;总苞钟形,总苞片约6层,草质,外层长圆形,背面被密柔毛,中层线形,背面被疏毛。瘦果圆柱形,具5棱,被密柔毛;冠毛糙毛状。

【药用信息】发汗祛痰药,对食伤、霍乱、中暑、胸腹疼痛等有一定疗效。

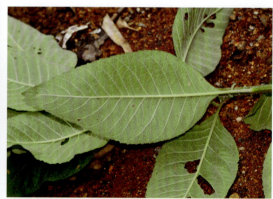

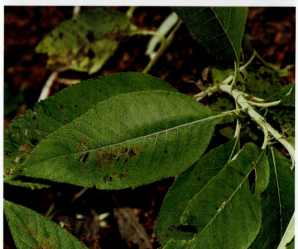

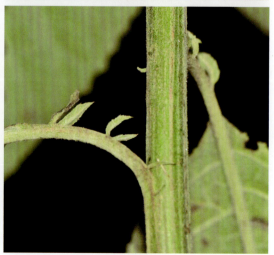

东风草

Blumea megacephala

菊科 艾纳香属

【特征】攀缘状草质藤本;茎被疏毛或后脱毛。叶卵形至长椭圆形,上部叶具柄。头状花序,1~7在腋生枝顶排成总状或近伞房状,再组成具叶圆锥花序,总苞半球形,总苞片5~6层,外层卵形,背面被密毛,中层线状长圆形,背面脊被毛,有缘毛;花托平,密被白色长柔毛;花黄色;两性花花冠管状。瘦果圆柱形,被疏毛;冠毛白色。

【药用信息】同艾纳香属植物。

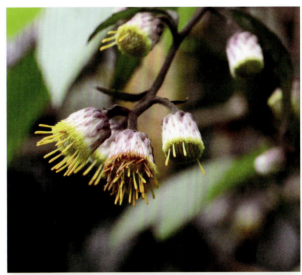

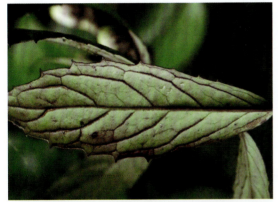

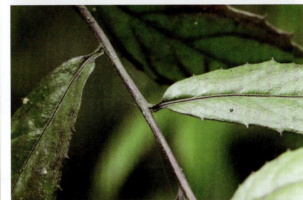

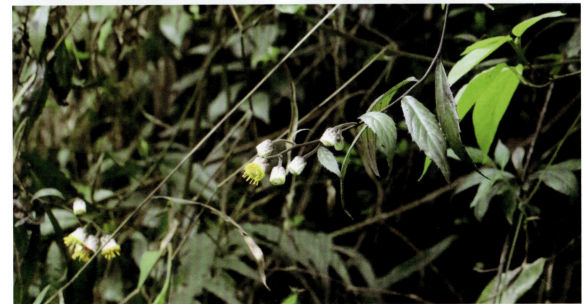

天名精

Carpesium abrotanoides

菊科 天名精属

【特征】多年生粗壮草本,茎下部近无毛,上部密被柔毛,多分枝。叶宽椭圆形至椭圆状披针形,茎上部叶较密且狭。头状花序多数,生茎端及沿茎、枝生于叶腋,成穗状排列,着生茎端及枝端者具卵圆形或披针形苞叶,总苞钟状球形,3层,向内渐长;雌花窄筒状,两性花筒状。

【药用信息】全草入药,清热解毒、祛痰止血。主治咽喉肿痛、扁桃体炎、支气管炎;外用治创伤出血、疔疮肿毒、蛇虫咬伤。

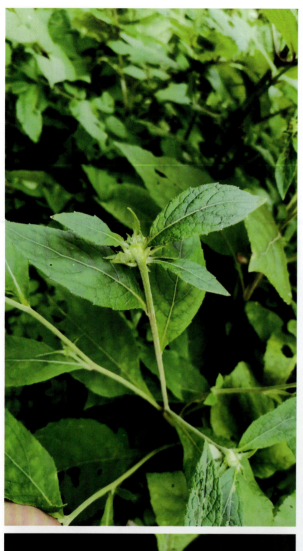
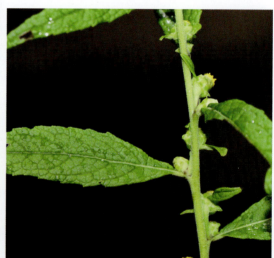
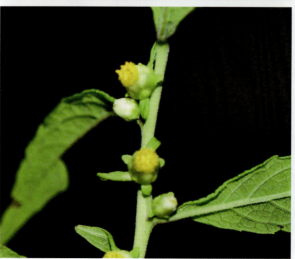
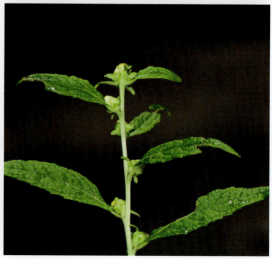

Chromolaena odorata 飞机草
菊科 飞机草属

【特征】 多年生草本;茎分枝粗壮,常对生,水平直出,茎枝密被黄色茸毛或柔毛。叶对生,卵形、三角形或卵状三角形;叶柄上面绿色,下面色淡,两面粗涩,被长柔毛及红棕色腺点,下面及沿脉密被毛和腺点,花序下部的叶小,常全缘;头状花序,花序梗粗,密被柔毛;总苞圆柱形,约20小花,总苞片3~4层,覆瓦状排列,外层苞片卵形,外被柔毛,先端钝,中层及内层苞片长圆形,先端渐尖;全部苞片有3条宽中脉,麦秆黄色,无腺点;花白或粉红色。瘦果熟时黑褐色,5棱,无腺点,沿棱疏生白色贴紧柔毛。

【药用信息】 全草入药,散瘀消肿,止血,杀虫。

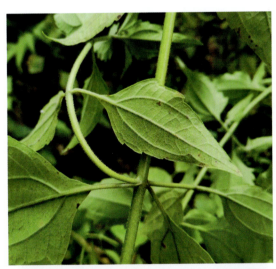

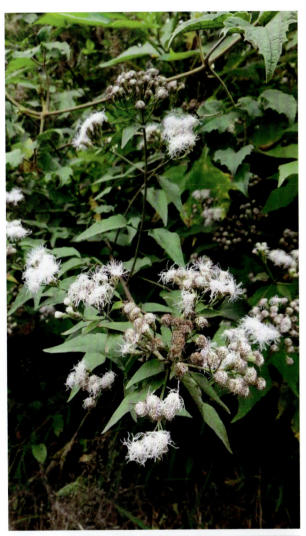

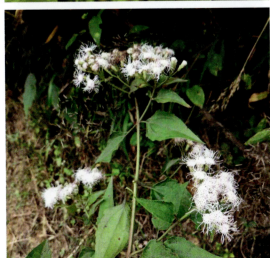

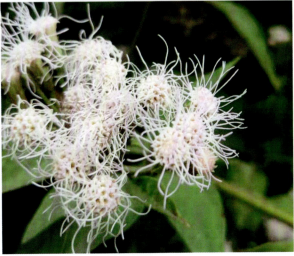

藤菊

Cissampelopsis volubilis

菊科 藤菊属

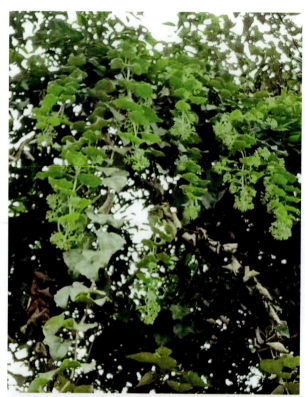

【特征】藤状草本或亚灌木,疏被白色蛛丝状茸毛,有时有疏褐色刚毛,或脱毛。叶纸质或近革质,卵形或宽卵形,基部心形或戟形,边缘疏生波状齿,上面被疏蛛状毛,后无毛,下面疏被灰白色茸毛或沿脉被褐色细刚毛,基生5~7掌状脉,叶柄被茸毛,有时疏被褐色刚毛;上部及花序枝叶较小,基部心形或圆,叶柄短。头状花序盘状,排成复伞房花序,花序分枝被白色茸毛,有时兼有褐色腺毛,具基生苞片及3~5小苞片,苞片及小苞片线形,被柔毛;总苞圆柱形,线状长圆形,草质,背面疏被蛛丝状毛或柔毛;小花全部管状,8~10,花冠白、淡黄或粉色。瘦果圆柱状,无毛;冠毛白色。

【药用信息】常规药物治疗联合藤菊灌肠液治疗慢性盆腔炎。

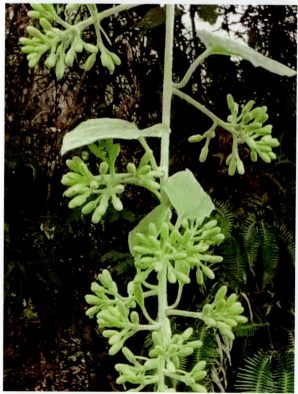
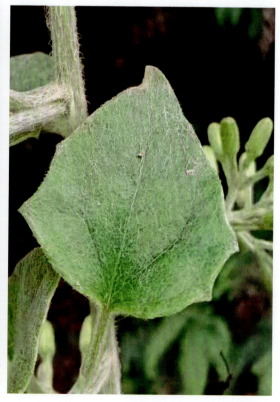

Crassocephalum rubens

菊科 野茼蒿属

蓝花野茼蒿

【特征】植株直立；高 20 ~ 100（~ 150）cm；茎通常在基部反折，具条纹，单生或偶尔分枝，被短柔毛或近无毛。叶无梗；叶片倒卵形，倒披针形，椭圆形，披针形或卵形，至少在叶背面叶脉被短柔毛，基部楔形或渐狭成翅，边缘具深波状牙齿或锯齿，先端圆形到锐尖。头状花序 1 ~ 8，单生在长花序梗上；总苞圆筒状，外苞片 5 ~ 22 个；总苞片单层，线状披针形，等长，顶部以下通常略带紫色，无毛或疏生短柔毛，先端紫色；小花管状，两性；花冠蓝色，紫色或淡紫色，有时粉红色或红色；裂片 5；花柱分枝锐尖，具小乳突。瘦果有棱条，凹槽内有毛；冠毛多数，白色，刚毛状。

【药用信息】全草入药，行气，利尿。治水肿，健脾消肿，清热解毒。

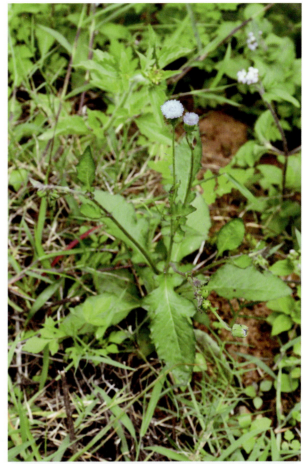
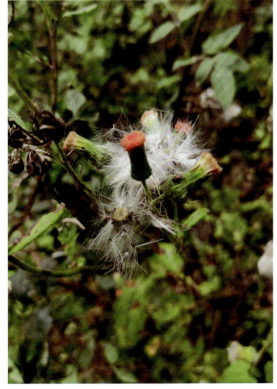
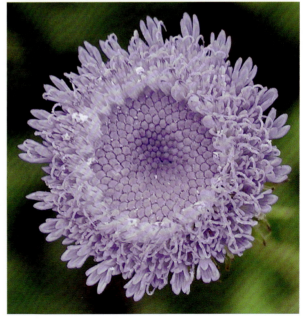

大丽花

Dahlia pinnata

菊科 大丽花属

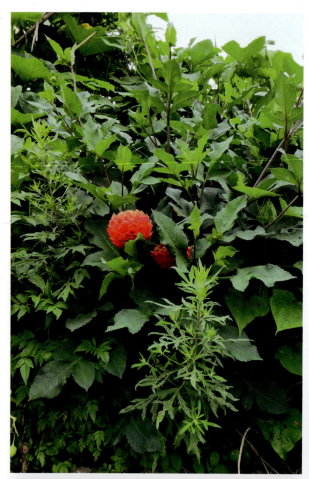

【特征】多年生草本；块根棒状。茎多分枝，高达 2m。叶一至三回羽状全裂，上部叶有时不裂，裂片卵形或长圆状卵形，下面灰绿色，两面无毛。头状花序有长花序梗，常下垂；总苞片外层约 5，卵状椭圆形，叶质，内层膜质，椭圆状披针形；舌状花 1 层，白、红或紫色，常卵形，先端有不明显 3 齿，或全缘；管状花黄色，有时栽培种全为舌状花。瘦果长圆形，黑色。

【药用信息】根内含菊糖，在医药上有与葡萄糖同样的功效。

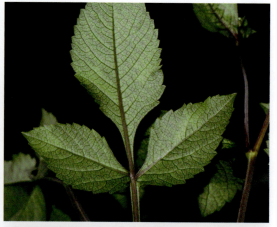

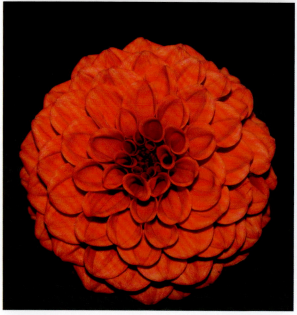

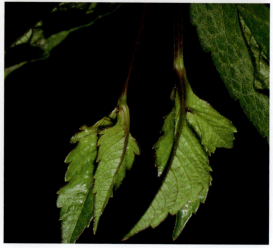

Duhaldea cappa

菊科 羊耳菊属

羊耳菊

【特征】 亚灌木;茎被污白或浅褐色密茸毛。叶长圆形或长圆状披针形;上部叶近无柄;叶基部圆或近楔形,有小尖头状细齿或浅齿,上面被基部疣状密糙毛,沿中脉毛密,下面被白或污白色绢状厚茸毛,侧脉10~12对。头状花序倒卵圆形,多数密集茎枝端成聚伞圆锥状;线形苞叶被绢状密茸毛;总苞近钟形,总苞片线状披针形,背面被污白或带褐色绢状茸毛;边缘小花舌片短小,中央小花管状;冠毛污白色,与管状花花冠近等长,具糙毛。瘦果长圆柱形,被绢毛。

【药用信息】 全草或根供药用,有除痰定喘、活血调经及治跌打损伤等作用。

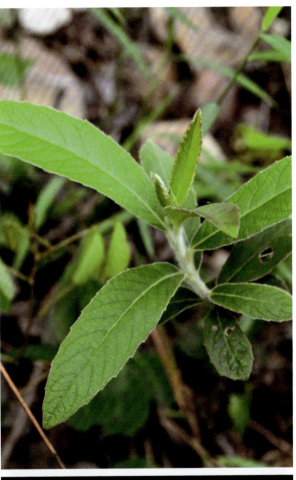

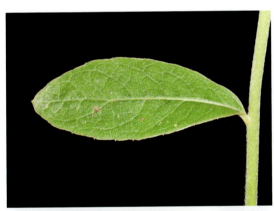

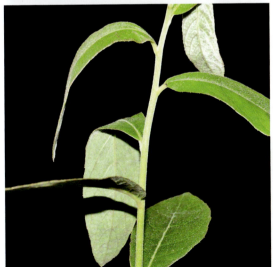

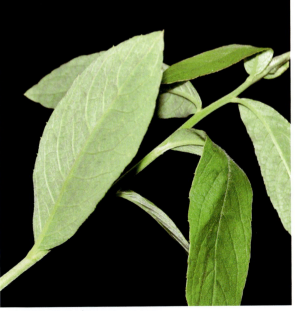

鳢肠 *Eclipta prostrata*
菊科 鳢肠属

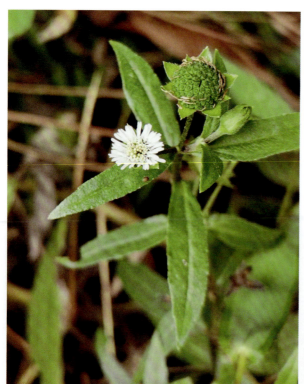

【特征】一年生草本;茎基部分枝,被贴生糙毛。叶长圆状披针形或披针形,边缘有细锯齿或波状,两面密被糙毛,无柄或柄极短。头状花序;总苞球状钟形,总苞片绿色,草质,长圆形或长圆状披针形,背面及边缘被白色伏毛;外围雌花2层,舌状,舌片先端2浅裂或全缘;中央两性花多数,花冠管状,白色。瘦果暗褐色,雌花瘦果三棱形,两性花瘦果扁四棱形,边缘具白色肋,有小瘤突,无毛。

【药用信息】全草入药,有凉血、止血、消肿、强壮之功效。

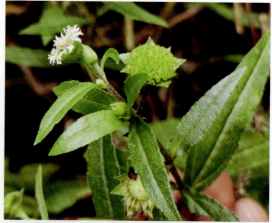

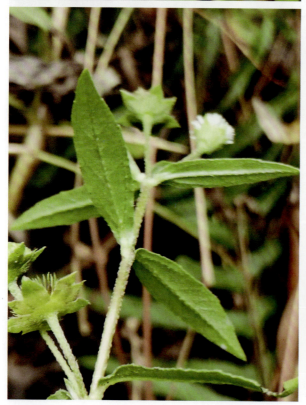

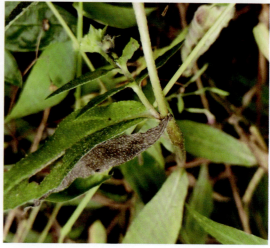

Elephantopus scaber

菊科 地胆草属

地胆草

【特征】多年生草本；根茎平卧或斜升；茎高20～60cm，多二歧分枝，密被白色贴生长硬毛。基生叶花期生存，莲座状，匙形或倒披针状匙形，基部渐窄成宽短柄，具圆齿状锯齿；茎叶少而小，倒披针形或长圆状披针形，向上渐小，叶上面被疏长糙毛，下面密被长硬毛和腺点。头状花序在枝端束生成球状复头状花序，基部被3个叶状苞片所近包；苞片绿色，草质，宽卵形或长圆状卵形，被长糙毛和腺点；总苞窄，总苞片绿色或上端紫红色，长圆状披针形，先端具刺尖，被糙毛和腺点；花淡紫或粉红色。瘦果长圆状线形，被柔毛；冠毛污白色，具5(6)刚毛。

【药用信息】全草入药，有清热解毒、消肿利尿之功效。

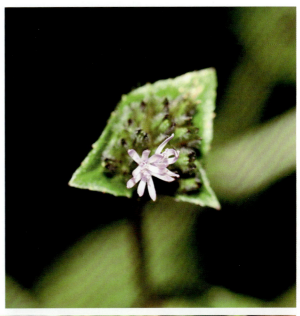

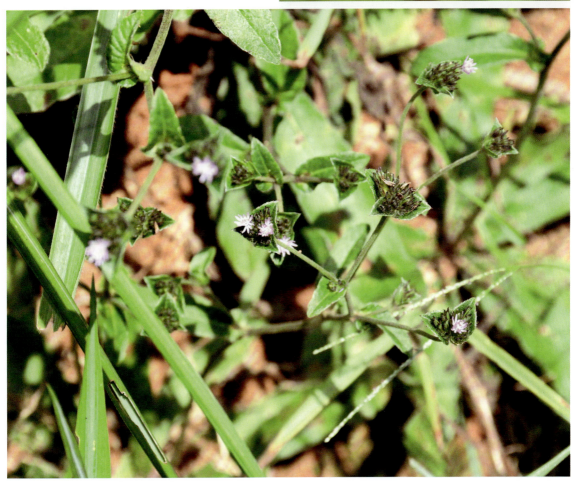

牛膝菊 *Galinsoga parviflora*

菊科 牛膝菊属

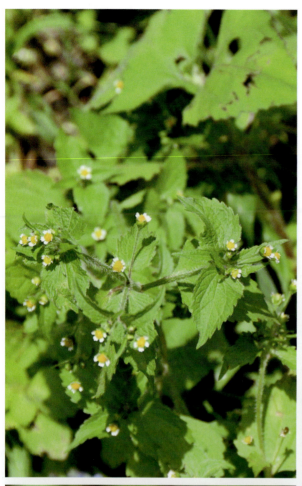

【特征】一年生草本；茎枝被贴伏柔毛和少量腺毛。叶对生，卵形或长椭圆状卵形；向上及花序下部的叶披针形；茎叶两面疏被白色贴伏柔毛，沿脉和叶柄毛较密，具浅或钝锯齿或波状浅锯齿，花序下部的叶有时全缘或近全缘。头状花序半球形，排成疏散伞房状；总苞半球形或宽钟状；舌状花4～5，舌片白色，先端3齿裂，筒部细管状，密被白色柔毛；管状花黄色，下部密被白色柔毛；舌状花冠冠毛状，脱落；管状花冠毛膜片状，白色，披针形，边缘流苏状。瘦果具3棱或中央瘦果4～5棱，熟时黑或黑褐色，被白色微毛。

【药用信息】全草药用，有止血、消炎之功效。

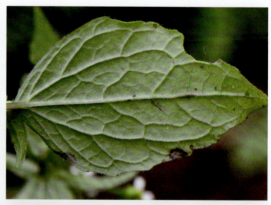

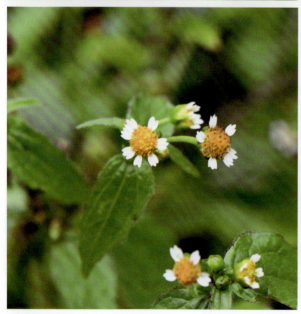

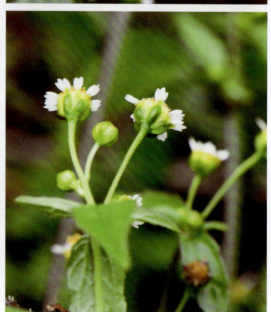

Eclipta prostrata

苦荬菜

菊科 苦荬菜属 苦荬菜

【特征】一年生草本；高达 80cm；根垂直直伸，生多数须根。茎无毛。基生叶线形或线状披针形，基部渐窄成柄；中下部茎生叶披针形或线形，基部箭头状半抱茎。舌状小花黄色，稀白色。瘦果长椭圆形，顶端喙细丝状。

【药用信息】全草入药，具清热解毒、去腐化脓、止血生肌功效。

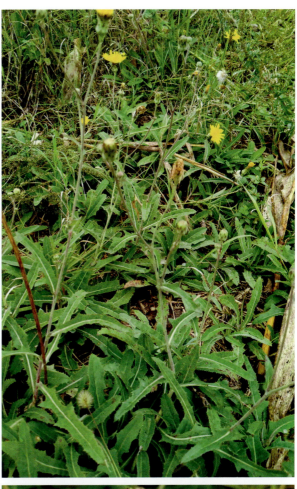

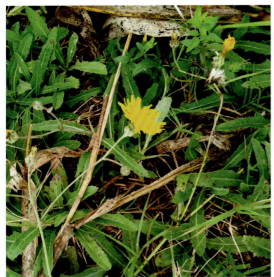

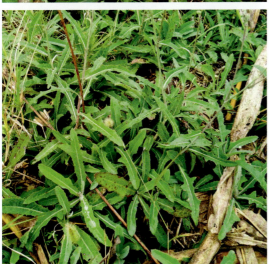

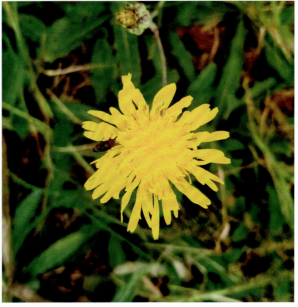

六棱菊

Laggera alata

菊科 六棱菊属

【特征】多年生草本;茎密被淡黄色腺状柔毛,茎翅全缘。叶长圆形或匙状长圆形,边缘有疏细齿,基部沿茎下延成茎翅,两面密被贴生、扭曲或头状腺毛,侧脉8～10对,无柄;上部叶窄长圆形或线形,疏生细齿或不显著。头状花序下垂,成总状着生具翅小枝叶腋,在茎枝顶端排成总状圆锥花序,花序梗密被腺状柔毛;总苞近钟形,背面密被疣状腺体,兼有扭曲腺状柔毛;花淡紫色两性花多数,花冠管状。瘦果圆柱形,被疏白色柔毛。

【药用信息】地上部分入药,祛风除湿,活血解毒。

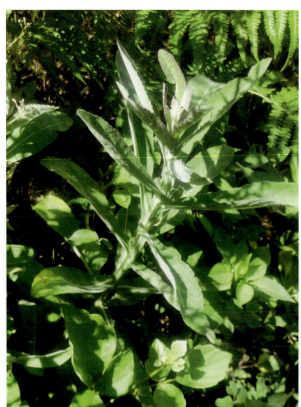

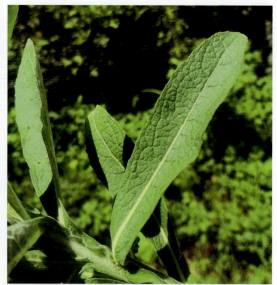

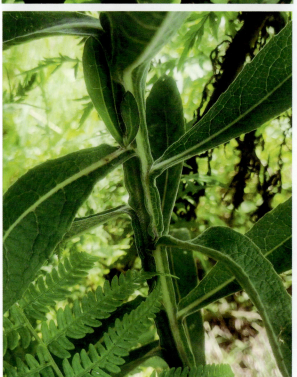

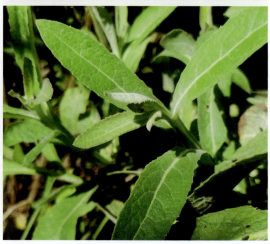

Mikania micrantha

菊科 假泽兰属

微甘菊

【特征】 攀缘状,茎腺毛状。叶对生,卵圆形,先端锐尖,心形,锯齿状,近无毛的。花白色,全部管状,花冠末端有5个三角形裂片。瘦果,5棱,黑色,无毛;柔毛多。

【药用信息】 微甘菊中含有豆甾醇、(Z)-6-十九碳烯酸、十六烷酸、植酸棕榈酸酯、薇甘菊内酯、黑麦草内酯、二氢薇甘菊内酯等,可以起到消肿止痛、抗辐射作用。

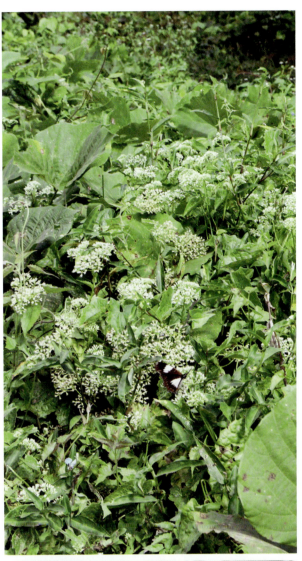

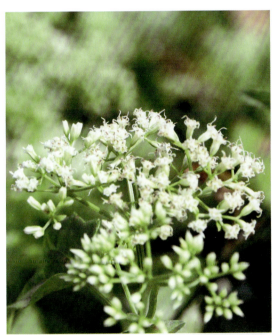

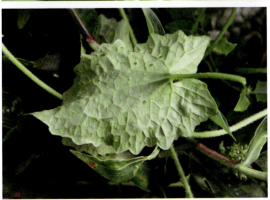

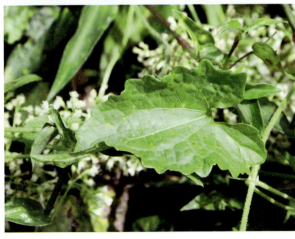

鼠曲草

Pseudognaphalium affine

菊科 鼠曲草属

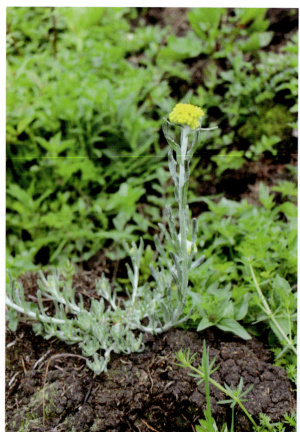

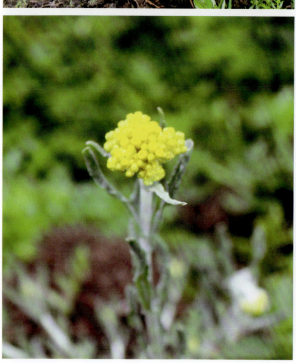

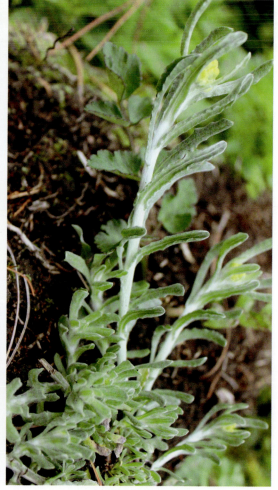

【特征】一年生草本。茎直立或基部有匍匐或斜上分枝,被白色厚茸毛。叶无柄,匙状倒披针形或倒卵状匙形,基部渐狭,稍下延,顶端圆,具刺尖头,两面被白色棉毛,上面常较薄,叶脉1条,在下面不明显。头状花序在枝顶密集成伞房状,花黄或淡黄色;总苞钟形,总苞片2~3层,黄色,膜质,有光泽,外层倒卵形或匙状倒卵形,背面基部被棉毛,内层长匙形,背面无毛。瘦果倒卵形或倒卵状圆柱形,有乳突;冠毛粗糙,污白色,易脱落,基部联合成2束。

【药用信息】茎叶入药,有镇咳、祛痰之效。

Saussurea japonica

菊科 风毛菊属

风毛菊

【特征】二年生草本;茎无翼,稀有翼,疏被柔毛及金黄色腺点。基生叶与下部茎生叶椭圆形或披针形,羽状深裂,裂片 7 ~ 8 对,长椭圆形、斜三角形、线状披针形或线形,裂片全缘,极稀疏生大齿,叶柄有窄翼;中部叶有短柄,上部叶浅羽裂或不裂,无柄;叶两面绿色,密被黄色腺点。头状花序排成伞房状或伞房圆锥花序;总苞窄钟状或圆柱形,疏被蛛丝状毛,总苞片 6 层,外层长卵形,先端有扁圆形紫红色膜质附片,有锯齿;小花紫色。瘦果圆柱形,深褐色;冠毛白色,外层糙毛状。

【药用信息】祛风活血,散瘀止痛。

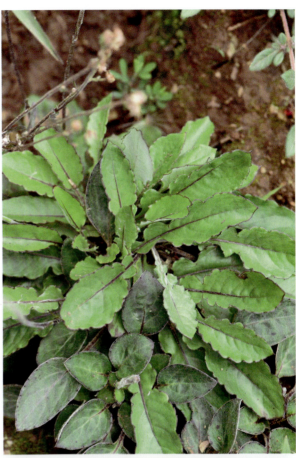

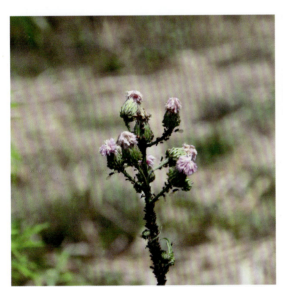

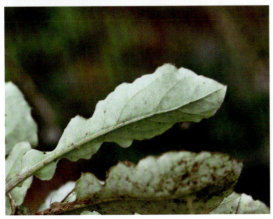

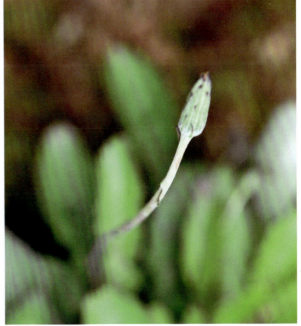

豨莶

Sigesbeckia orientalis

菊科 豨莶属

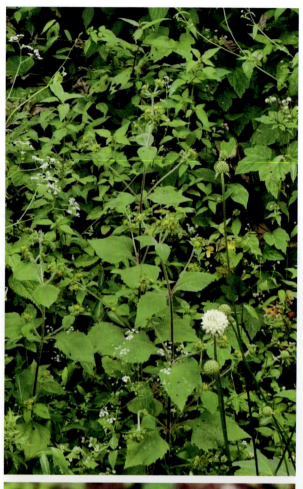

【特征】一年生草本;茎上部分枝常成复二歧状,分枝被灰白色柔毛。茎中部叶三角状卵圆形或卵状披针形,基部下延成具翼的柄,边缘有不规则浅裂或粗齿,下面淡绿,具腺点,两面被毛,基脉3出;上部叶卵状长圆形,边缘浅波状或全缘,近无柄。头状花序,多数聚生枝端,排成具叶圆锥花序,花序梗密被柔毛;总苞宽钟状,总苞片2层,叶质,背面被紫褐色腺毛,线状匙形或匙形,内层苞片卵状长圆形或卵圆形。瘦果倒卵圆形,有4棱,顶端有灰褐色环状突起。

【药用信息】全草供药用,有解毒、镇痛作用。

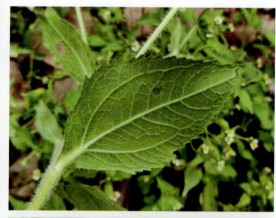

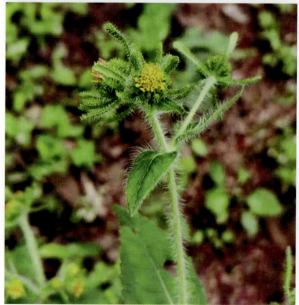

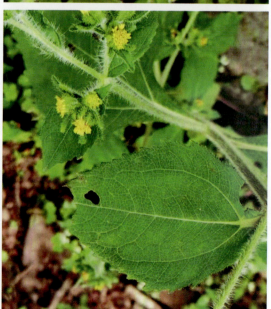

苦苣菜

Sonchus oleraceus

菊科 苦苣菜属

【特征】一年生或二年生草本;茎枝无毛,或上部花序被腺毛。基生叶羽状深裂,长椭圆形或倒披针形,或大头羽状深裂,倒披针形,或不裂,椭圆形、椭圆状戟形、三角形、三角状戟形或圆形,基部渐窄成翼柄;中下部茎生叶羽状深裂或大头状羽状深裂,椭圆形或倒披针形,基部骤窄成翼柄,柄基圆耳状抱茎,顶裂片与侧裂片宽三角形、戟状宽三角形、卵状心形;下部叶与中下部叶同型,先端长渐尖,基部半抱茎。头状花序排成伞房或总状花序或单生茎顶;总苞宽钟状,总苞片3～4层,先端长尖,背面无毛,外层长披针形或长三角形,中内层长披针形至线状披针形;舌状小花黄色。瘦果褐色,长椭圆形或长椭圆状倒披针形,两面各有3条细脉,肋间有横皱纹;冠毛白色。

【药用信息】全草入药,有祛湿、清热解毒功效。

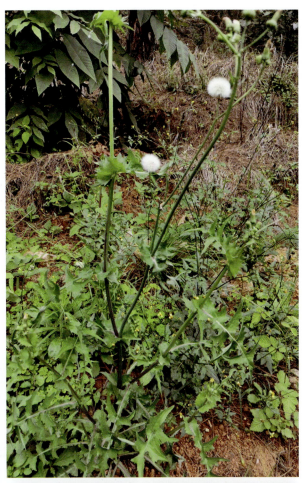

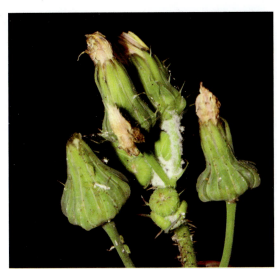

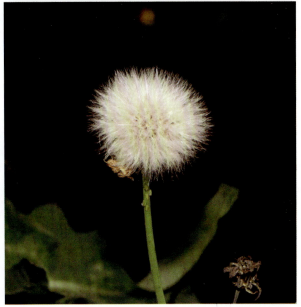

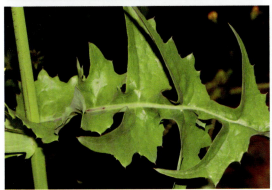

蟛蜞菊

Sphagneticola calendulacea

菊科 蟛蜞菊属

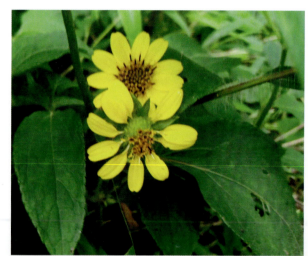

【特征】多年生草本;长 30～60cm,全株深绿色,被短刚毛。茎匍匐,上部近直立,基部各节生出不定根。分枝,有阔沟纹,疏被贴生的短糙毛或下部脱毛。叶对生,椭圆状被针形,先端短尖或钝,基部窄而近无柄,有主脉 3 条,边缘近全缘或具大齿。头状花序单生,总苞片 2 列,黄色。瘦果倒卵形,多疣状突起,顶端稍收缩,舌状花的瘦果具 3 边,边缘增厚;无冠毛,而有具细齿的冠毛环。

【药用信息】全草入药,清热解毒,凉血散瘀。

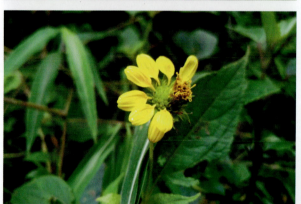
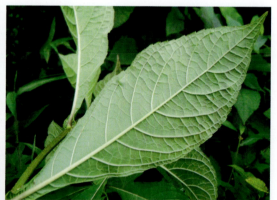
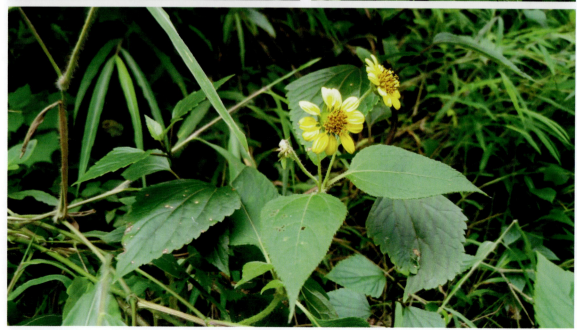

Strobocalyx esculenta

菊科 斑鸠菊属

斑鸠菊

【特征】灌木,或小乔木。叶硬纸质。头状花序小,具5~6花,总苞倒锥状,基部尖;总苞片少数,约4层,卵形或卵状长圆形,先端尖,背面及边缘被灰色柔毛。瘦果稍具棱,被疏微毛,具腺。

【药用信息】根或叶入药,清热解毒,生肌敛疮。

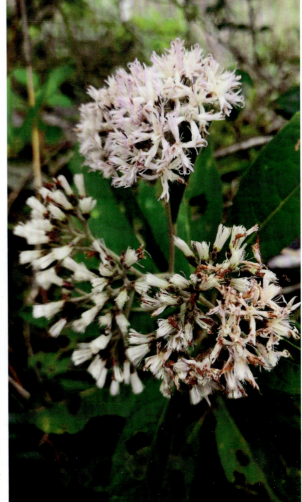

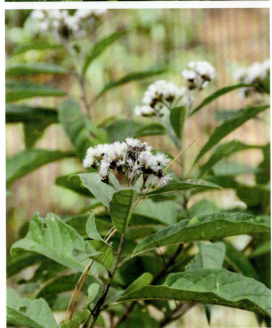

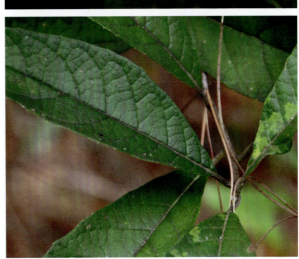

茄叶斑鸠菊

Strobocalyx solanifolia

菊科 斑鸠菊属

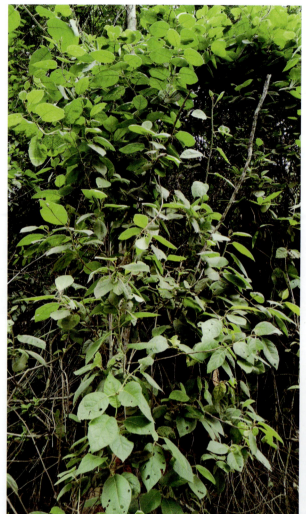

【特征】直立灌木或小乔木；高8～12m。枝开展或有时缘攀，圆柱形，被黄褐色或淡黄色密茸毛。叶具柄，卵形或卵状长圆形，顶端钝或短尖，基部圆形或近心形，或有时截形，多少不等侧，全缘，浅波状或具疏钝齿，侧脉7～9对，细脉稍平行，网状，上面粗糙，被疏贴生硬短毛，后多少脱落，有腺点，下面被淡黄色密茸毛，叶柄粗壮，被密茸毛。头状花序，在枝顶排成具叶复伞房花序，花序梗密被茸毛；总苞半球形，总苞片卵形、椭圆形或长圆形，背面被淡黄色茸毛；花有香气，花冠管状，粉红或淡紫色，管部细，檐部窄钟状，具5线状披针形裂片，外面有腺，顶端常有白色微毛。瘦果具4～5棱，无毛；冠毛淡黄色，2层，外层极短，内层糙毛状。

【药用信息】全草入药，治腹痛、肠炎、痧气等症。

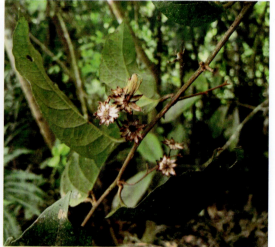

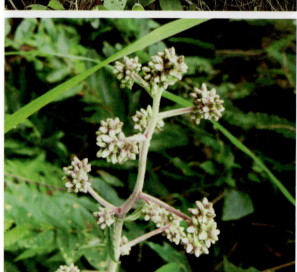

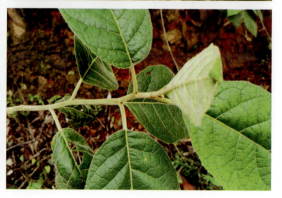

金腰箭

Synedrella nodiflora

菊科 金腰箭属

【特征】一年生草本;茎二歧分枝,被贴生粗毛或后脱毛。下部和上部叶具柄,宽卵形或卵状披针形,基部下延成翅状宽柄,两面被贴生、基部疣状糙毛。头状花序,常2~6簇生叶腋,或在顶端成扁球状,稀单生;小花黄色;总苞卵圆形或长圆形,总苞片数个,外层绿色,卵状长圆形或披针形,被贴生糙毛,内层干膜质,长圆形或线形,背面被疏糙毛或无毛;舌状花,舌片椭圆形,管状花檐部4浅裂。

【药用信息】全草入药,清热透疹,解毒消肿。

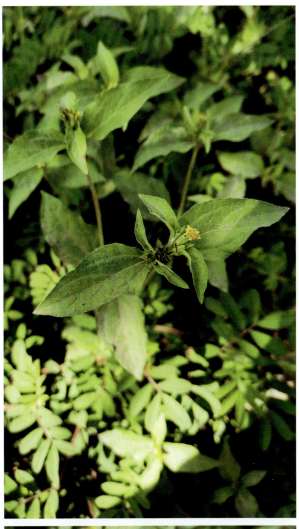

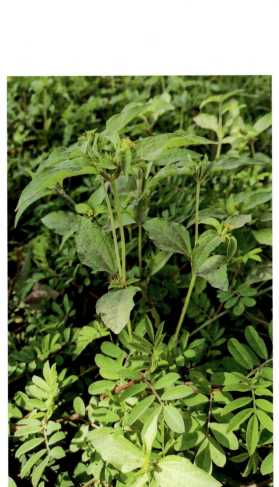

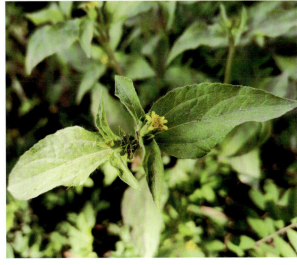

万寿菊

Tagetes erecta

菊科 万寿菊属

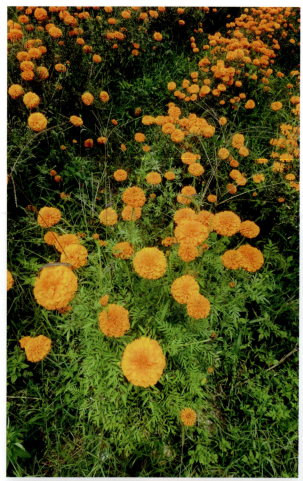

【特征】一年生草本;茎近基部分枝。叶羽状分裂,裂片长椭圆形或披针形,具锐齿,上部叶裂片齿端有长细芒,叶缘有少数腺体。头状花序单生,花序梗顶端棍棒状;总苞杯状,顶端具尖齿;舌状花黄或暗橙黄色,舌片倒卵形,基部成长爪,先端微弯缺;管状花花冠黄色,冠檐5齿裂。瘦果线形,被微毛;冠毛有1~2长芒和2~3短而钝鳞片。

【药用信息】根,解毒消肿;花,清热解毒,化痰止咳。

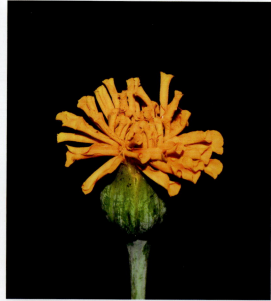

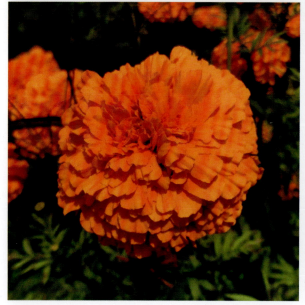

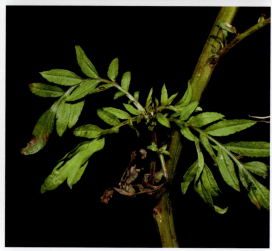

Taraxacum mongolicum

菊科 蒲公英属

蒲公英

【特征】多年生草本。叶倒卵状披针形、倒披针形或长圆状披针形,边缘有时具波状齿或羽状深裂,有时倒向羽状深裂或大头羽状深裂,顶端裂片较大,三角形或三角状戟形,全缘或具齿,每侧裂片3～5,裂片三角形或三角状披针形,通常具齿,平展或倒向,裂片间常生小齿,基部渐窄成叶柄,叶柄及主脉常带红紫色,疏被蛛丝状白色柔毛或几无毛。花葶1至数个,上部紫红色,密被总苞钟状,淡绿色,总苞片2～3层,外层卵状披针形或披针形,边缘宽膜质,基部淡绿色,上部紫红色,先端背面增厚或具角状突起;内层线状披针形,先端紫红色,背面具小角状突起。瘦果倒卵状披针形,暗褐色,上部具小刺,下部具成行小瘤,顶端渐收缩成圆锥形或圆柱形喙基,喙纤细;冠毛白色。

【药用信息】全草供药用,有清热解毒、消肿散结的功效。

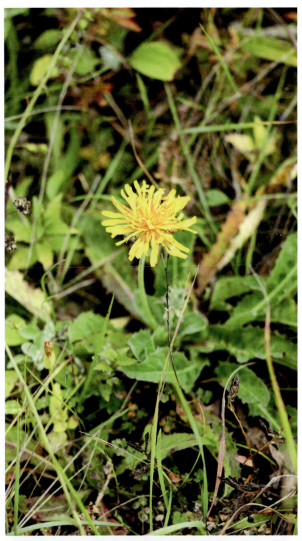

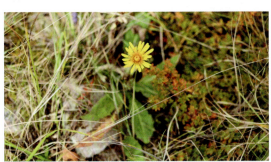

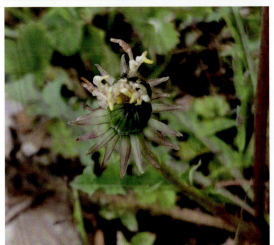

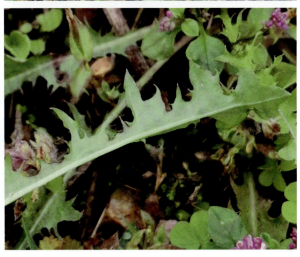

肿柄菊

Tithonia diversifolia

菊科 肿柄菊属

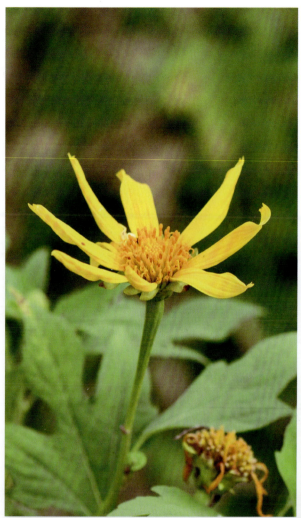

【特征】一年生草本；高达 5m。茎分枝粗壮，密被短柔毛或下部脱毛。叶卵形、卵状三角形或近圆形，叶柄长；上部叶有时分裂，裂片卵形或披针形，有细锯齿，下面被柔毛，基出 3 脉。头状花序，顶生于假轴分枝的长花序梗上；总苞片 4 层，外层椭圆形或椭圆状披针形，基部革质，内层苞片长披针形，上部叶质或膜质；舌状花 1 层，黄色，舌片长卵形；管状花黄色。瘦果长椭圆形，被柔毛。

【药用信息】茎叶或根入药，有清热解毒，消暑利水之效。

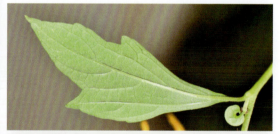

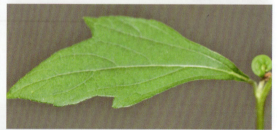

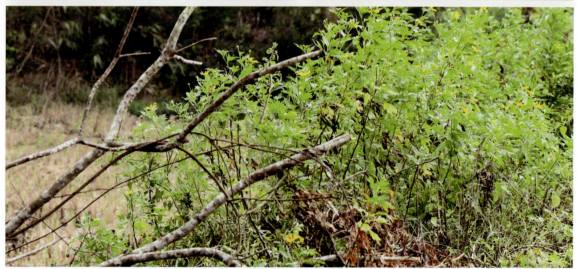

Vernonia cumingiana

菊科 铁鸠菊属

毒根斑鸠菊

【特征】攀缘灌木或藤本,枝被锈色或灰褐色密茸毛。叶厚纸质,卵状长圆形、长圆状椭圆形或长圆状披针形,全缘,稀具疏浅齿,侧脉5~7对,上面中脉和侧脉被毛,余近无毛,下面被锈色柔毛,两面有树脂状腺;叶柄密被锈色茸毛。头状花序,具18~21花,在枝端或上部叶腋成疏圆锥花序,花序梗常具1~2线形小苞片,密被锈色或灰褐色茸毛和腺;总苞片卵形或长圆形,背面被锈色或黄褐色茸毛;花淡红或淡红紫色,花冠管状,具腺,裂片线状披针形。瘦果近圆柱形,被柔毛;冠毛红或红褐色,外层易脱落,内层糙毛状。

【药用信息】干根或茎藤可治风湿痛,腰肌劳损、四肢麻痹等症。

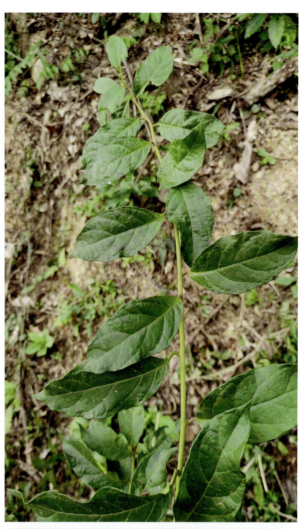

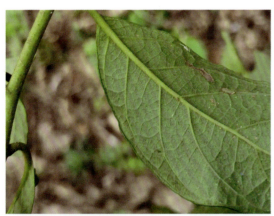

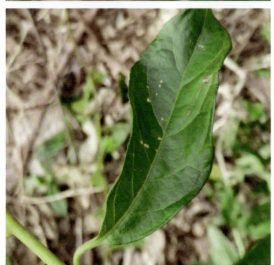

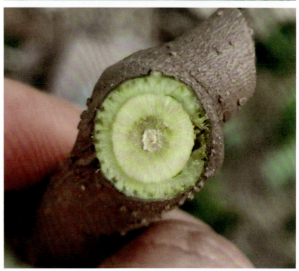

滇缅斑鸠菊

Vernonia parishii

菊科 铁鸠菊属

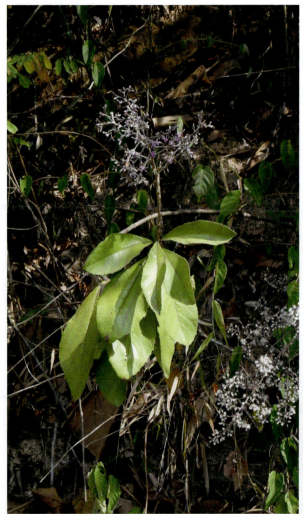

【特征】乔木或小乔木，稀灌木，高达2～3m。茎直立，枝粗壮，圆柱形，被黄褐色或褐色密茸毛。叶厚纸质，具柄，倒卵形或倒披针形，顶端钝或短尖，基部楔状狭，边缘具疏齿，稀近全缘，侧脉7～12对，两面均有腺点；叶柄短而宽，被密茸毛。头状花序多数，约有10朵花，在顶端或上部叶腋排列成具叶复圆锥花序；花序梗有或无，密被茸毛，基部具卵状披针形小苞片；总苞狭钟状或近圆柱状，下面被白色茸毛，总苞片紫色，5层，覆瓦状，卵形，卵状披针形或长圆形，极不等长，外层短而钝，内层稍尖，背面被白色长柔毛；花托平，具窝孔；花淡红紫色，花冠管状，长约7mm，具腺，檐部稍扩大，上部具5个线形裂片，裂片外面顶端具腺。瘦果长圆状圆柱形，具明显的肋或无肋，具腺点；冠毛白色，2层，外层极短，内层糙毛状。

【药用信息】根药用，治重感冒，心悸，体虚，风湿骨痛等。

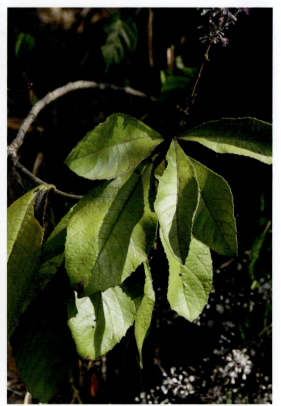

Balanophora harlandii

蛇菰科 蛇菰属

红冬蛇菰

【特征】草本,高3～8cm;根茎灰褐色,呈不规则的球形或扁球形,通常分枝,表面粗糙、密被小斑点,呈近脑状皱缩,常散生着星芒状小皮孔。花茎红色或红黄色;鳞苞片约7枚,红色,卵形至长圆状椭圆形,旋生于花茎上。花雌雄异株(序);花序同型,阔卵形或卵圆形;花被裂片3,近圆形或阔三角形;聚药雄蕊有花药3枚;雌花的子房卵圆形,有柄或无柄,大部着生于附属体的周围;附属体深褐色,倒卵状长圆形,很少线状长圆形,顶端近截形,有短柄。

【药用信息】红冬蛇菰在中国民间常用于治疗痔疮、胃痛、咯血、哮喘、月经不调、跌打损伤、外伤出血等病症。

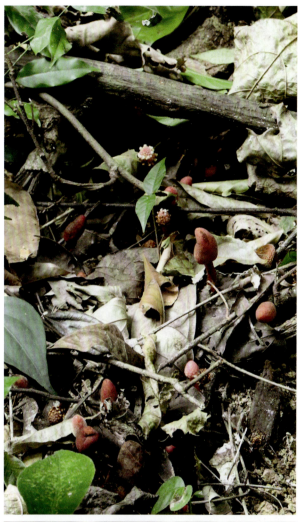

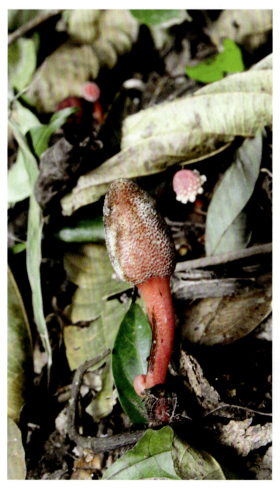

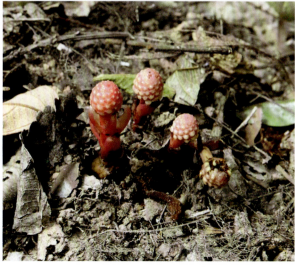

绿萼凤仙花　*Impatiens chlorosepala*
凤仙花科　凤仙花属

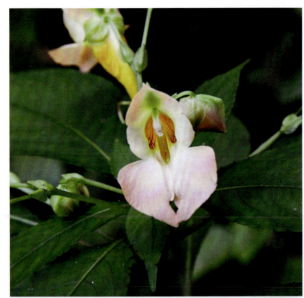

【特征】一年生草本，茎肉质，直立。叶常密集茎上部，互生，膜质，长圆状卵形或披针形，顶端渐尖，基部楔状狭成叶柄，边缘具圆齿。总花梗具 1～2 花，花大，淡红色，侧生萼片 2，绿色，旗瓣圆形，兜状，背面中肋增厚，具狭龙骨状突起；翼瓣具短柄，2 裂；唇瓣檐部漏斗状，基部急狭成内弯顶端内卷的距，具粉红色纹条。蒴果披针形，顶端喙尖。

【药用信息】民间用以消热消肿，治疥疮，用茎、叶外敷或外洗。

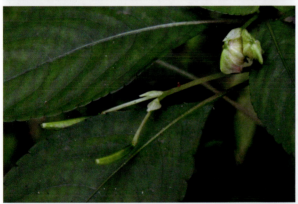
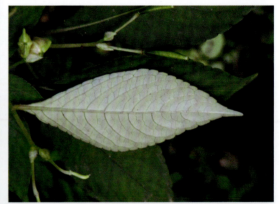
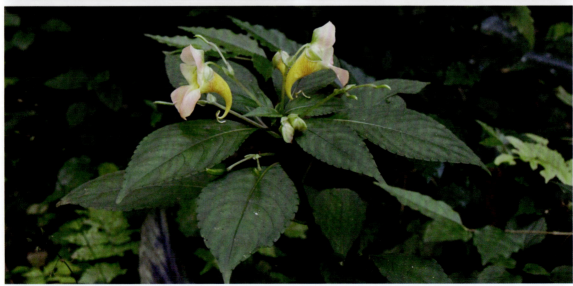

Mayodendron igneum
紫葳科 火烧花属

火烧花

【特征】常绿乔木,树皮光滑。奇数二回羽状复叶对生,小叶卵形或卵状披针形,先端长渐尖,基部宽楔形,全缘,两面无毛;侧脉5~6对。短总状花序具5~13花,着生于老茎或侧生短枝,佛焰苞状,一边开裂,密被柔毛;花冠筒状,橙黄色,檐部裂片5,圆形,近相等,反折;雄蕊4,两两成对,近等长,着生于花冠筒近基部,花丝基部被柔毛,花药2室,个字形着生,药隔成芒尖,花药及柱头微露出花冠筒;花盘环状;子房2室,胚珠多数,花柱柱头舌状,2裂。蒴果线形,无毛,下垂果爿2,薄革质。种子卵圆形,多数,胎座每边2列,具白色透明膜质翅。

【药用信息】树皮、茎皮、根皮入药,可治疗痢疾,腹泻等。

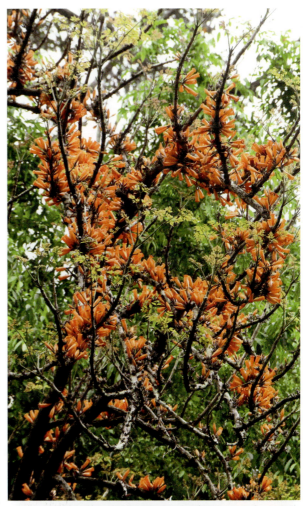

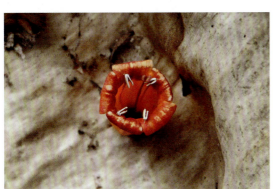

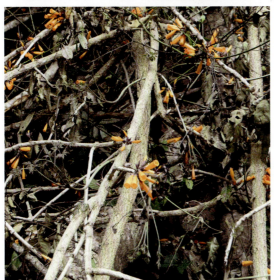

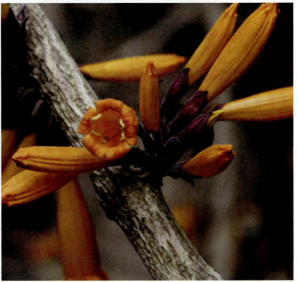

大尾摇

Heliotropium indicum

紫草科 天芥菜属

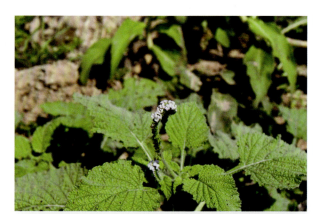

【特征】一年生草本,茎粗壮,被开展糙硬毛。叶宽卵形或卵状椭圆形,先端短尖,基部近圆下延至叶柄,叶缘微波状,两面被糙伏毛,疏生长硬毛,侧脉5～6对。镰状聚伞花序穗状。核果近无毛,具微棱,裂为4个各具1种子分核。

【药用信息】全草入药,有消肿解毒,排脓止疼之效。

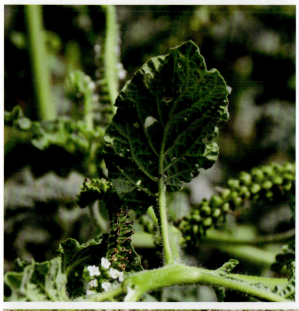
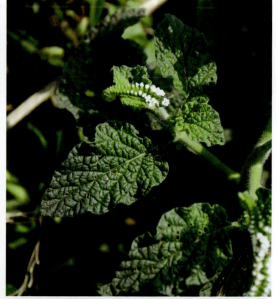
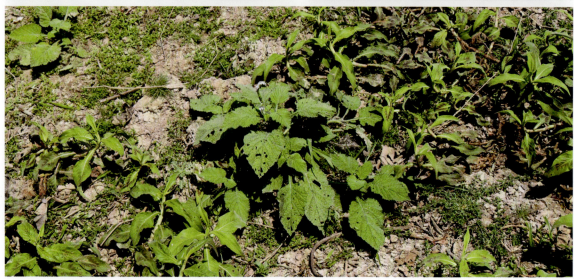

Burmannia coelestis

水玉簪科 水玉簪属

三品一枝花

【特征】一年生纤细草本,茎通常不分枝。基生叶少数,线形或披针形。茎生叶2~4片,紧贴茎上,线形。花单生或少数簇生茎顶;苞片披针形;花被管的翅蓝或紫色,花被裂片微黄色,外轮的卵形,内轮的三角形;雄蕊药隔顶部有2个叉开鸡冠状突起,基部有距;柱头3裂,花柱线形,子房椭圆形或倒卵圆形。蒴果倒卵圆形,横裂;具翅。

【药用信息】根入药,健胃,消积。

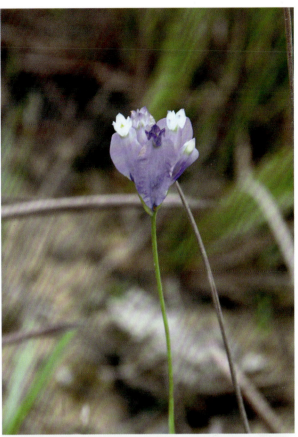

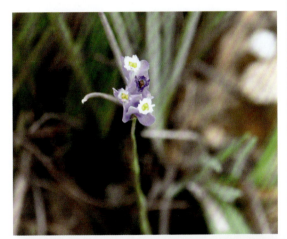

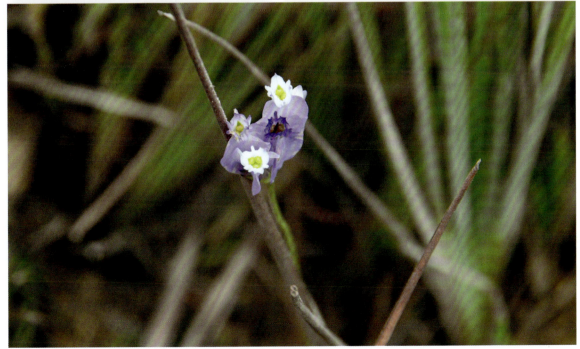

阔柱黄杨 *Buxus latistyla*
黄杨科 黄杨属

【特征】灌木，小枝近无毛或被微毛。叶革质或坚纸质，卵形或长圆状卵形，先端渐钝尖或钝尖，基部圆或宽楔形，上面中脉凸起，常被微毛，侧脉多对；叶柄常被微毛。花序腋生及顶生；苞片卵形，被微毛；雄花外萼片卵形，内萼片较长而宽，不育雌蕊盘状四角形。蒴果球形，花柱及萼片宿存。

【药用信息】有除湿活血，消肿止痛的作用。

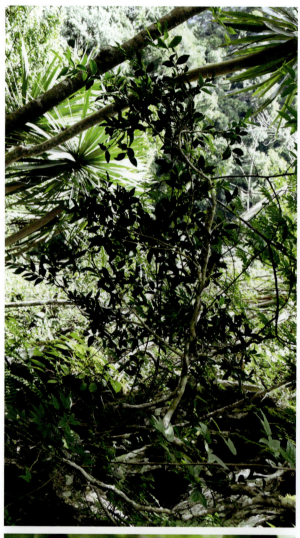
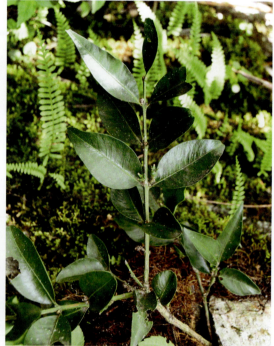
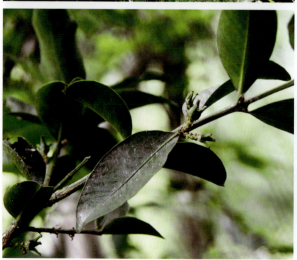
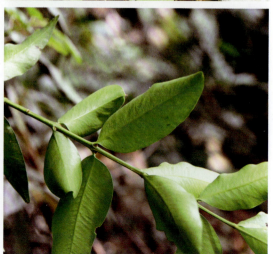

Calophyllum antillanum

黄杨科 红厚壳属

锈毛红厚壳

【特征】乔木,一般高 12m。叶对生,有柄,椭圆形;叶片有光泽,全缘;叶尖圆整至微小缺口。花小,花序数少,着生于叶腋处,白色,芳香,具许多黄色雄蕊。硬壳核果,褐色,球形;种子 1 粒。

【药用信息】主治风湿疼痛,跌打损伤,痛经,外伤出血。

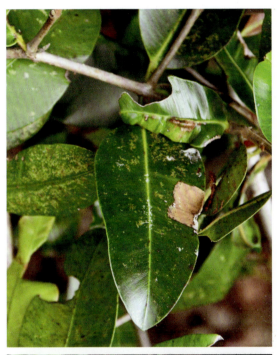
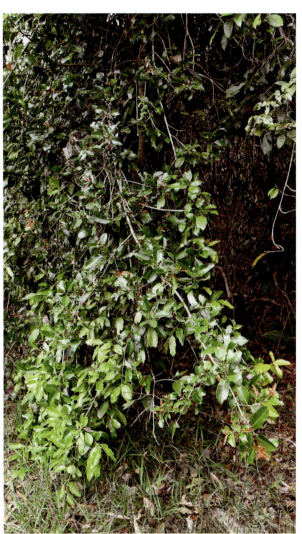
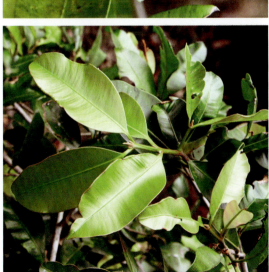
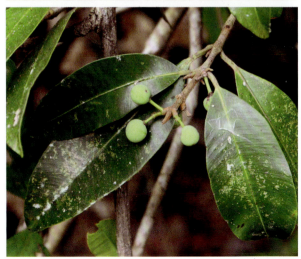

党参

Codonopsis pilosula

桔梗科 党参属

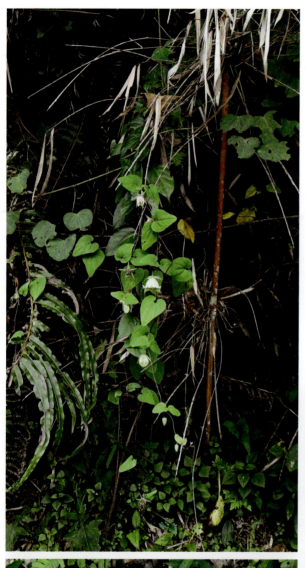

【特征】茎基具多数瘤状茎痕,根常肥大呈纺锤状或纺锤状圆柱形,较少分枝或中部以下略有分枝,表面灰黄色,下部疏生横长皮孔,肉质。茎缠绕,有多数分枝,侧枝具叶,不育或先端着花,无毛。在主茎及侧枝上的叶互生,在小枝上的近对生,卵形或窄卵形,端钝或微尖,基部近心形,边缘具波状钝锯齿,分枝上叶渐趋狭窄,基部圆或楔形,上面绿色,下面灰绿色,两面疏或密地被贴伏长硬毛或柔毛,稀无毛;叶柄有疏短刺毛。花单生枝端,与叶柄互生或近对生,有梗;花萼贴生至子房中部,萼筒半球状,裂片宽披针形或窄长圆形,敞波状或近全缘;花冠上位,宽钟状,黄绿色,内面有明显紫斑,浅裂,裂片正三角形,全缘;花丝基部微扩大;柱头有白色刺毛。蒴果下部半球状,上部短圆锥状。种子卵圆形,无翼。

【药用信息】根入药,补中益气,和胃生津,祛痰止咳。

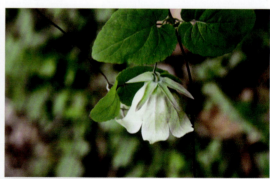

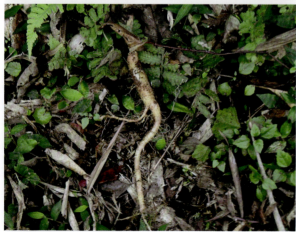

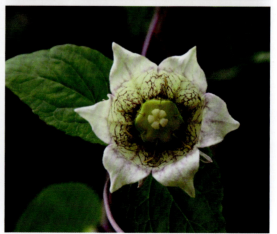

Lobelia nummularia

桔梗科 半边莲属

铜锤玉带草

【特征】多年生草本,有白色乳汁。茎平卧,被开展的柔毛,不分枝或在基部有长或短的分枝,节上生根。叶互生,圆卵形、心形或卵形,基部斜心形。花单生叶腋,花萼筒窄陀螺状,近无毛,裂片条状披针形,先端钝,边缘生睫毛;上唇裂片匙状长矩圆形,先端钝,下唇3裂,裂片长矩圆形,先端稍钝;花药管前端具短的刚毛。果为浆果,紫红色,椭圆状球形。种子多数,近圆球状,稍压扁,表面有小疣突。

【药用信息】全草供药用,治风湿、跌打损伤等。

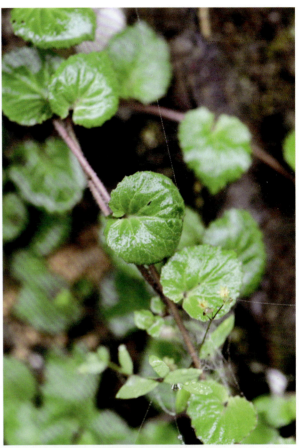

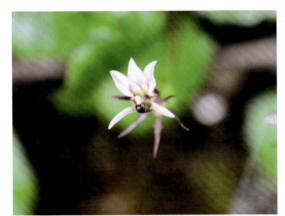

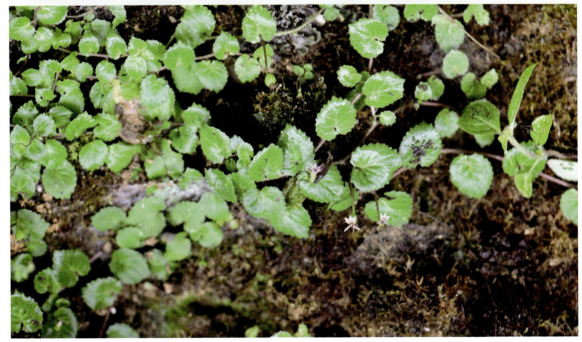

啤酒花 *Humulus lupulus*
大麻科 葎草属

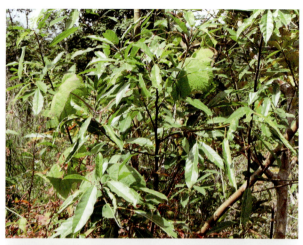

【特征】多年生攀缘草本,茎、枝及叶柄密被茸毛及倒钩刺。叶卵形或宽卵形,先端尖,基部心形或近圆,不裂或3～5裂,具粗锯齿,上面密被小刺毛,下面疏被毛及黄色腺点,叶柄长不超过叶片。雄花排列为圆锥花序,花被片与雄蕊均为5;雌花每两朵生于一苞片腋间;苞片呈覆瓦状排列为一近球形的穗状花序。果序球果状;宿存苞片干膜质,卵形,无毛,具油点;瘦果扁平,每苞腋1～2个,内藏。

【药用信息】未成熟绿色果穗入药,健胃消食,安神,利尿。

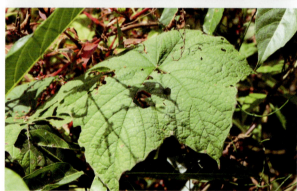
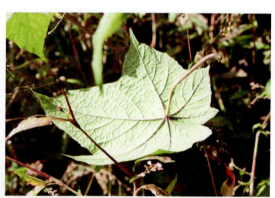
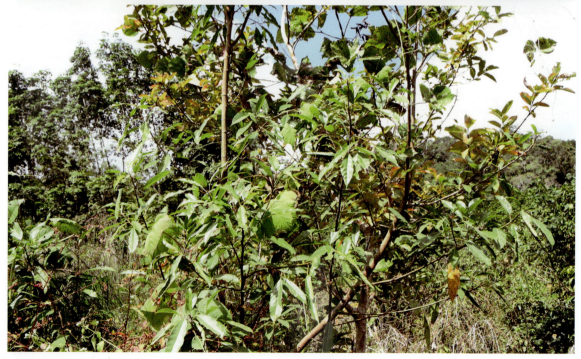

Humulus scandens

葎草

大麻科 葎草属

【特征】缠绕草本,茎、枝、叶柄均具倒钩刺。叶纸质,肾状五角形,掌状 5~7 深裂,稀 3 裂,基部心形,上面疏被糙伏毛,下面被柔毛及黄色腺体,裂片卵状三角形,具锯齿。雄花小,黄绿色,花序长 15~25cm;苞片纸质,三角形,被白色茸毛;子房为苞片包被,柱头 2,伸出苞片外。瘦果成熟时露出苞片外。

【药用信息】全株入药,清热解毒,利尿通淋。

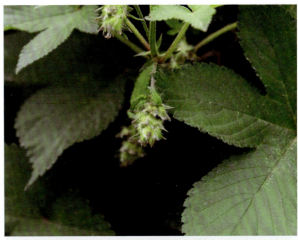
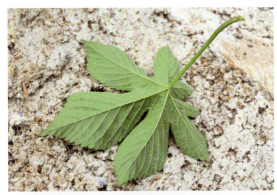
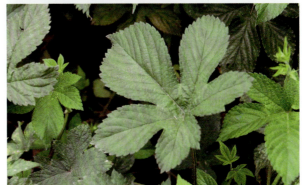
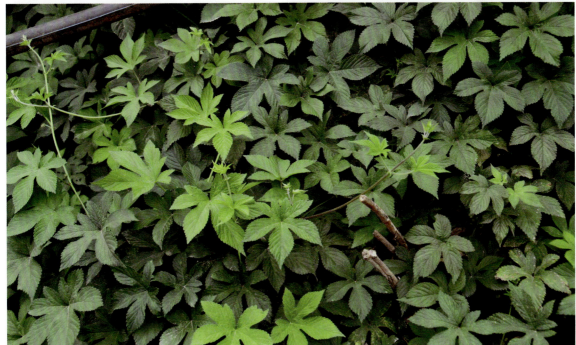

野香橼花

Capparis bodinieri

山柑科 山柑属

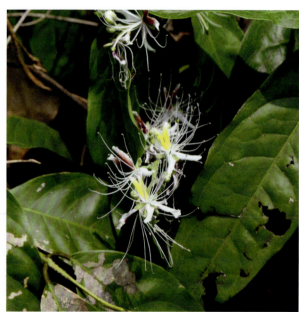

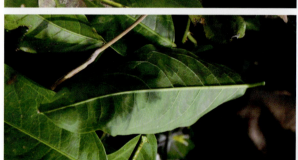

【特征】灌木或小乔木,幼枝密被星状毛,后渐脱落无毛。叶革质,卵形或披针形,先端短渐尖或渐尖,基部圆或楔形,幼时被毛,后渐脱落无毛,侧脉5~10对,托叶2,刺状,外弯。花2~7朵排成一列,腋上生;花梗被星状毛;萼片4,背面有龙骨状突起,向内凹入成浅囊状;花瓣白色,被茸毛;花盘小,顶端微凹或2浅裂;雄蕊18~37;子房卵球形,1室,侧膜胎座2,胚珠数枚。果黑色,球形。种子1至数枚。

【药用信息】全株药用,有止血、消炎、收敛之效。

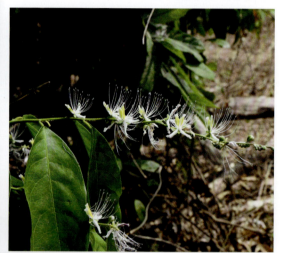

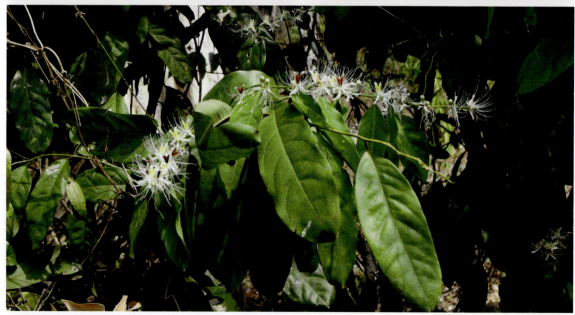

苦子马槟榔

Capparis yunnanensis

山柑科 山柑属

【特征】灌木或藤本植物,枝近圆柱形,干后呈浅紫褐色,髓部淡红色;刺粗壮,外弯,花枝上刺常败育或无刺。叶椭圆形或椭圆状披针形,有时近倒卵形,顶端圆形或钝形,有时急尖,基部宽楔形至圆形,无毛或幼时背面略被短柔毛,后变无毛,中脉表面下凹,背面凸起,侧脉6～8对。亚伞形花序在花枝中上部腋生及在顶部再组成圆锥花序,花序上常有败育的小叶;总花梗密被黄褐色毛,每花序有花3～7朵;萼片外轮革质,近圆形,甚内凹,深包内轮,背部密被黄褐色茸毛,内轮质薄,近扁平;花瓣白色,倒卵形,膜质,内面被茸毛;雄蕊约85～95;雌蕊柄无毛;子房卵球形,无毛,顶端有小短尖头,1室,胎座4,胚珠多数。果椭圆形或近球形,表面平滑,干质呈黄褐色,顶端急尖或有短喙;花梗及雌蕊柄在果时木化增粗。种子多数,种皮平滑,黄褐色。

【药用信息】种子有小毒,不能入药,与马槟榔的生化性状也有差别,必须分开。

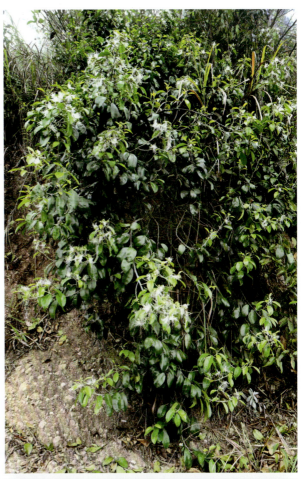

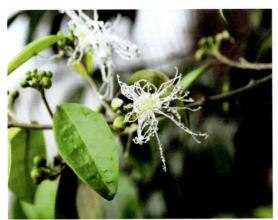

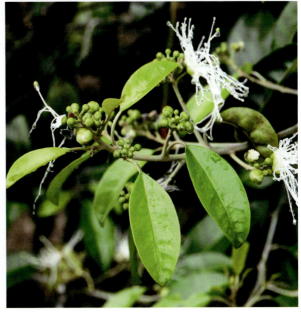

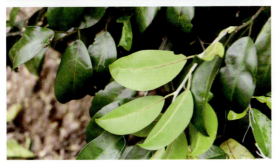

树头菜

Crateva unilocularis

山柑科 鱼木属

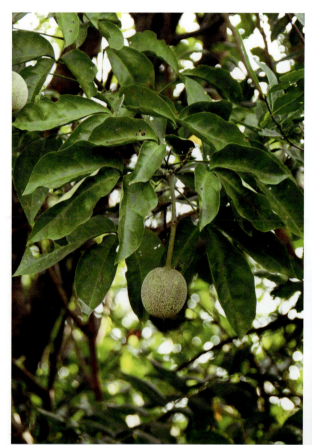

【特征】乔木,枝灰褐色,常中空,有散生灰色皮孔。小叶薄革质,下面苍灰色,侧生小叶基部不对称,先端渐尖或尖,中脉带红色,侧脉5~10对,网脉明显;叶柄顶端向轴面有腺体,托叶细小,早落。花序总状或伞房状,生于小枝顶部;花序轴着花10~40;萼片卵状披针形;花瓣白或淡黄色,有爪,瓣片有4~6对脉;雄蕊13~30;柱头头状,近无柄。果淡黄或近灰白色,球形。种子多数,暗褐色,种皮平滑。

【药用信息】叶具有健胃的功效,可解毒,治烂疮;根具有清热解毒、舒筋活络的功能。可防癌、抗癌。

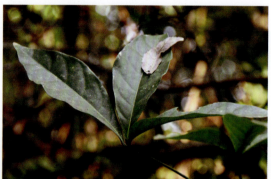

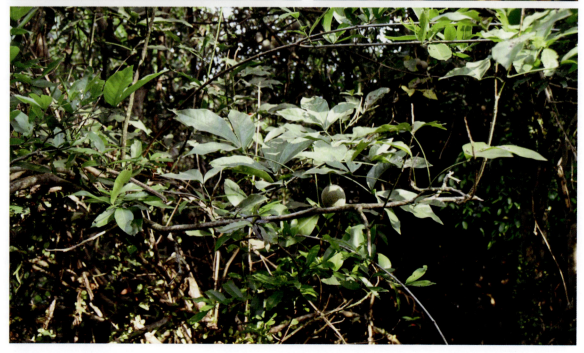

菰腺忍冬

Lonicera hypoglauca

忍冬科 忍冬属

【特征】落叶藤本；幼枝、叶柄、叶两面中脉及总花梗均密被上端弯曲淡黄褐色柔毛，有时有糙毛。叶纸质，卵形或卵状长圆形，基部近圆或带心形，下面有时粉绿色，有无柄或具极短柄的黄或橘红色蘑菇状腺。双花单生至多朵集生侧生短枝，或于小枝顶集成总状，总花梗比叶柄短或较长；苞片条状披针形，与萼筒几等长，外面有糙毛和缘毛；小苞片圆卵形或卵形，稀卵状披针形，有缘毛；萼筒无毛或有毛，萼齿三角状披针形，有缘毛；花冠白色，有时有淡红晕，后黄色，唇形，冠筒比唇瓣稍长，外面疏生倒微状毛，常具无柄或有短柄的腺；雄蕊与花柱均稍伸出，无毛。果熟时黑色，近圆形，有时具白粉。

【药用信息】花蕾供药用，清热解毒，主治温病发热、热毒血痢、痈疽疔毒等。

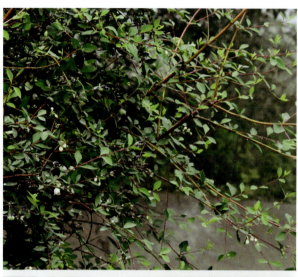

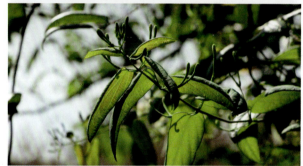

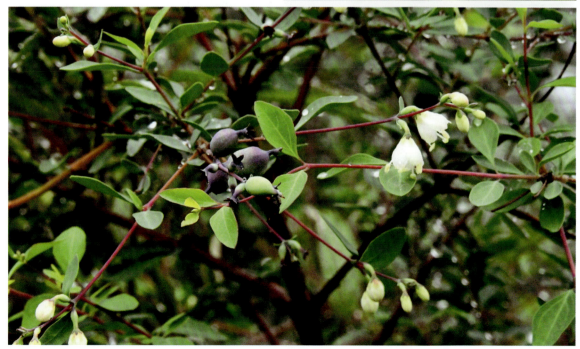

番木瓜

Carica papaya

番木瓜科 番木瓜属

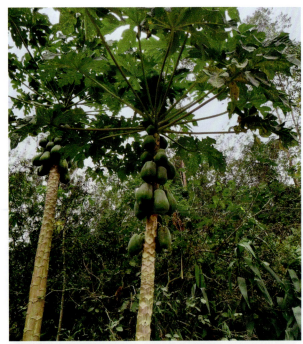

【特征】常绿软木质小乔木,具乳汁。茎不分枝或有时于损伤处分枝,托叶痕螺旋状排列。叶大,聚生茎顶,近盾形,5~9深裂,每裂片羽状分裂;叶柄中空。花单性或两性。雄花排列成圆锥花序,下垂;花无梗。雌花单生或由数朵排列成伞房花序,着生叶腋内,具短梗或近无梗,萼片5,中部以下合生。子房上位,卵球形,无柄,花柱5,柱头数裂,近流苏状。两性花:雄蕊5枚,着生于近子房基部极短的花冠管上,或为10枚着生于较长的花冠管上,排列成2轮,花冠裂片长圆形,子房比雌株子房较小。浆果肉质,成熟时橙黄或黄色,长球形,倒卵状长球形,梨形或近球形。种子多数,卵球形,成熟时黑色,外种皮肉质,内种皮木质,具皱纹。

【药用信息】果和叶入药,治胃痛,痢疾,二便不畅,风痹,烂脚。

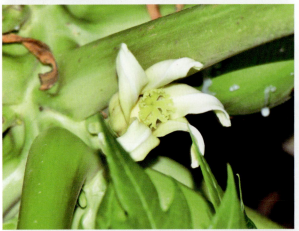

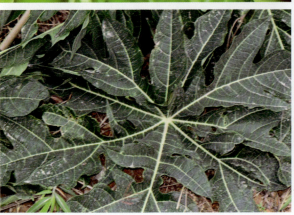

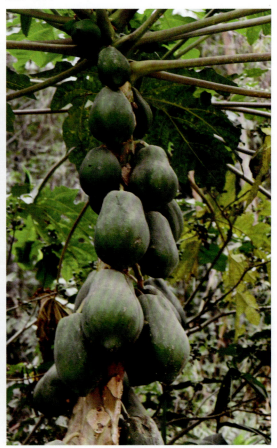

鹅肠菜

Stellaria aquatica

石竹科 繁缕属

【特征】多年生草本,茎外倾或上升,上部被腺毛。叶对生,卵形,先端尖,基部近圆或稍心形,边缘波状;上部叶常无柄。花白色,1歧聚伞花序顶生或腋生,苞片叶状,边缘具腺毛;花梗细,密被腺毛;萼片5,卵状披针形;被腺毛;花瓣5,2深裂至基部,裂片披针形;雄蕊10;子房1室,花柱5,线形。蒴果卵圆形,较宿萼稍长,5瓣裂至中部,裂瓣2齿裂。种子扁肾圆形,具小疣。

【药用信息】全草供药用,驱风解毒,外敷治疔疮。

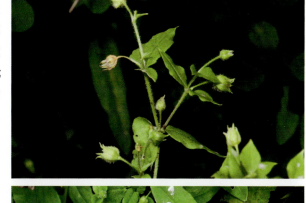

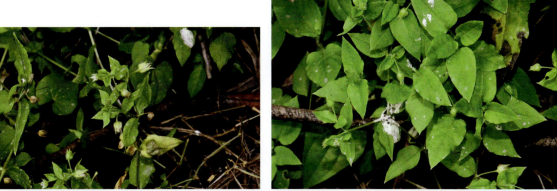

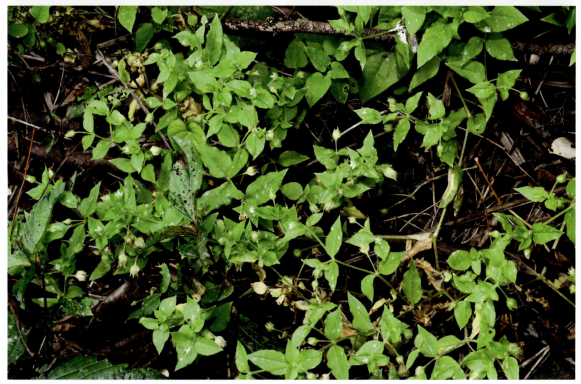

大芽南蛇藤 *Celastrus gemmatus*

卫矛科 南蛇藤属

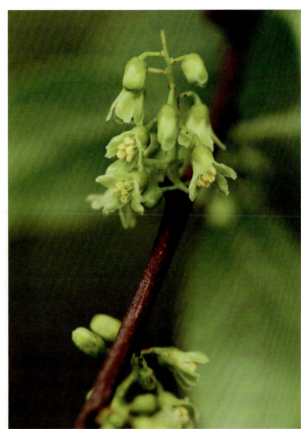

【特征】藤状灌木,有冬芽。叶长圆形、卵状椭圆形或椭圆形,先端渐尖,基部圆,具浅锯齿,侧脉5~7对,网脉密网状,两面均突起,下面或脉上具棕色短毛。顶生聚伞花序,侧生花序短而具少花;花萼裂片卵圆形,边缘啮蚀状;花瓣长圆状倒卵形;花盘浅杯状;雄蕊与花冠等长,在雌花中退化;具退化雌蕊;雌花中子房球状,具退化雄蕊。蒴果球形,种子宽椭圆形,红棕色。种子宽椭圆形,红棕色。

【药用信息】根、藤、叶及果入药,祛风除湿、通经止痛、活血解毒。

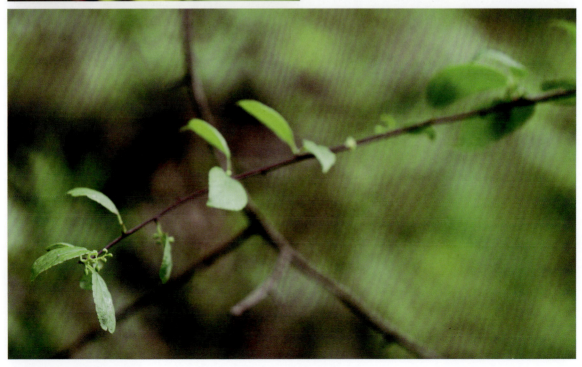

Celastrus monospermus

卫矛科 南蛇藤属

独子藤

【特征】常绿藤状灌木,小枝具细纵棱,具稀疏皮孔。叶长圆状宽椭圆形或窄椭圆形,稀倒卵状椭圆形,先端短渐尖,基部楔形,边缘具细锯齿,侧脉5～7对。二歧聚伞花序排成聚伞圆锥状,腋生或顶生与腋生并存;花黄绿或近白色;雄花萼片三角状半圆形;花瓣长圆形或长圆状椭圆形,反卷;花盘垫状,5浅裂,裂片顶端平截,雄蕊着生其下;雌花中子房近瓶状。蒴果宽椭圆形。种子1,椭圆形,有光泽,假种皮紫褐色。

【药用信息】根、藤、叶及果入药,治小儿惊风、跌打扭伤、蛇虫咬伤等。

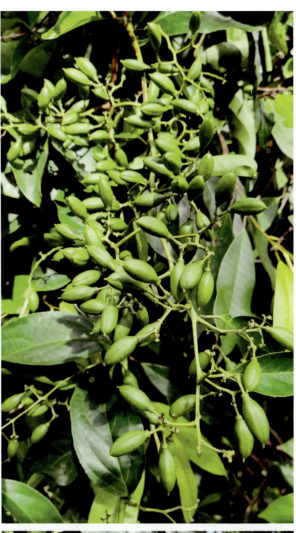
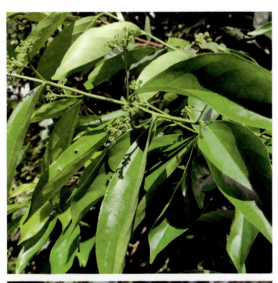
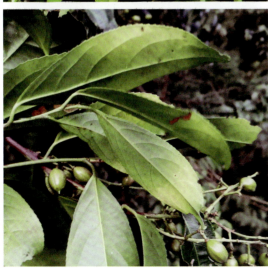
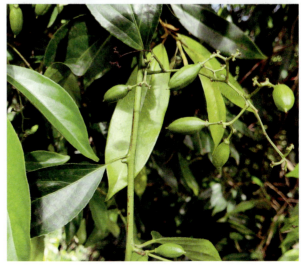

鱼子兰 *Chloranthus erectus*
金粟兰科 金粟兰属

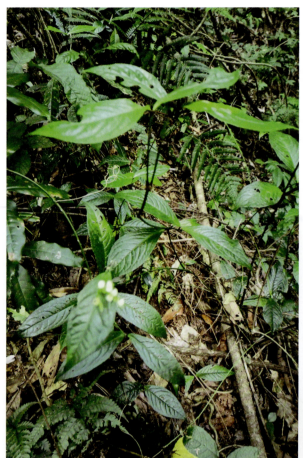

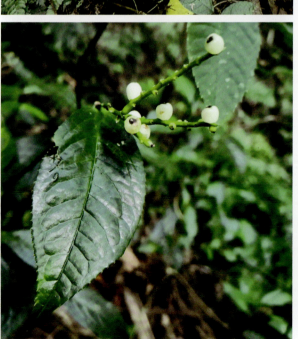

【特征】半灌木,茎圆柱形,无毛。叶对生,坚纸质,宽椭圆形、倒卵形至长倒卵形或倒披针形,顶端渐窄成长尖,基部楔形,边缘具腺头锯齿,两面无毛;侧脉5~9对。穗状花序顶生,两歧或总状分枝,复排列成圆锥花序式,具长总花梗;苞片三角形或宽卵形;花小,白色;雄蕊3枚,药隔合生成一卵状体,上部3浅裂,中央裂片较大,具1个2室的花药,两侧裂片较小,各具1个1室的花药,药隔不伸长,药室在药隔的中部或中部以上;子房卵形。果倒卵形,幼时绿色,成熟时白色。

【药用信息】全株入药,祛风除湿,活血化瘀,消肿止痛。

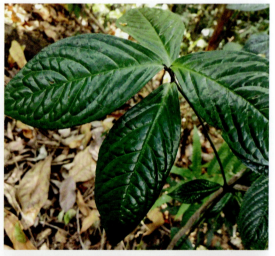

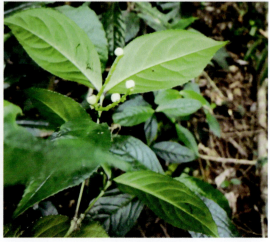

草珊瑚

Sarcandra glabra

金粟兰科 草珊瑚属

【特征】亚灌木，常绿。茎圆筒状，直立，节膨胀。托叶钻形，叶片椭圆形或卵形至卵状披针形，或宽椭圆形至长圆形，革质或纸质，在边缘齿上具腺，短尖，基部锐尖，楔形，或宽楔形，侧脉 5～7，稍突出在两面。穗状花序顶生，通常分枝，多少成圆锥花序状；苞片三角形；花黄绿色；雄蕊 1 枚，肉质，棒状至圆柱状，花药 2 室，生于药隔上部之两侧，侧向或有时内向；子房球形或卵形，无花柱，柱头近头状。核果球形，熟时亮红色。

【药用信息】能清热解毒、祛风活血、消肿止痛、抗菌消炎。

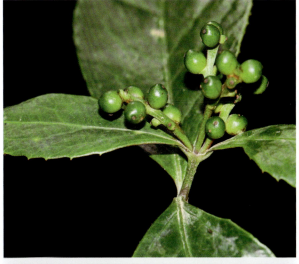

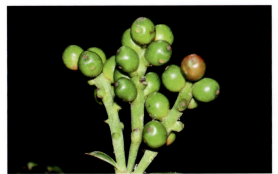

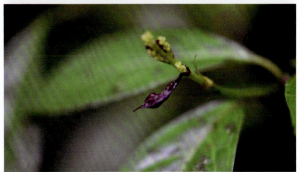

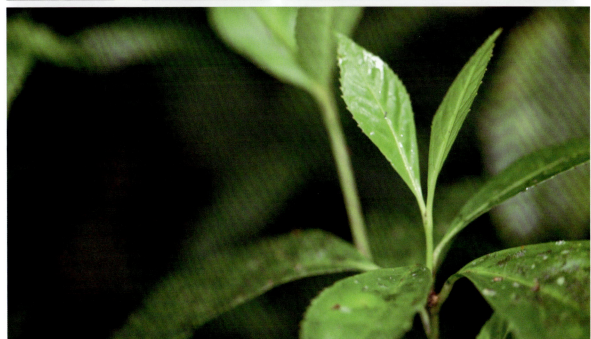

黄花草 *Arivela viscosa*
白花菜科 黄花草属

【特征】一年生直立草本；茎被粘质腺毛，有异味。掌状复叶，小叶3~7，薄草质，倒卵形或倒卵状长圆形，中间1片最大，侧生小叶渐小，侧脉3~7对；无托叶。总状花序顶生，具3裂的叶状苞片；花梗被毛；萼片披针形，背面具粘质腺毛；花瓣黄色，窄倒卵形或匙形，无爪；雄蕊10~30，着生花盘上；子房圆柱形，密被腺毛，着生花盘上，无雌蕊柄。果圆柱形，有纵网纹，被粘质腺毛，顶端具喙。种子黑褐色，有皱纹。

【药用信息】种子供药用，含粘液酸与甲氧基一三羟基黄酮。

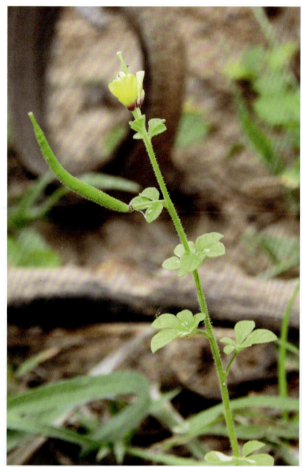
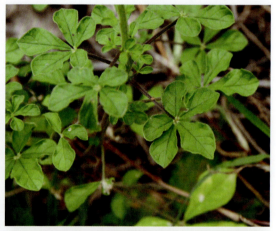
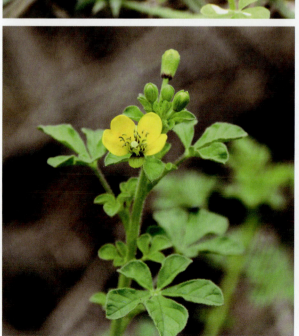
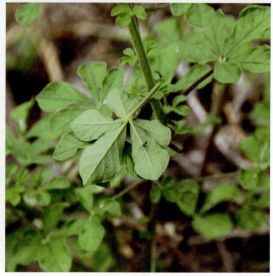

皱子鸟足菜

Cleome rutidosperma

白花菜科 鸟足菜属

【特征】一年生草本,茎直立、开展或平卧,分枝疏散,无刺,茎、叶柄及叶背脉上疏被无腺疏长柔毛,有时近无毛。叶具3小叶,小叶椭圆状披针形,有时近斜方状椭圆形,顶端急尖或渐尖、钝形或圆形,基部渐狭或楔形,几无小叶柄,边缘有具纤毛的细齿,中央小叶最大,侧生小叶较小,两侧不对称。花单生于茎上部较小的具短柄叶片叶腋内,花梗纤细;萼片绿色,背部被短柔毛,边缘有纤毛;花瓣4,基部渐狭延成短爪,近倒披针状椭圆形,全缘,两面无毛;花盘不明显,雄蕊6。果线柱形,两端变狭,顶端有喙。种子近圆形,背部横向脊状皱纹,皱纹上有细乳状突起。

【药用信息】种子煎剂外用疗创伤脓肿;全草入药,主治下气,可煎水洗痔。捣烂敷风湿痹痛,擂酒饮止疟;制成混敷剂,能疗头痛,局部疼痛及预防化脓累积;因有抗痉挛作用,亦为产科临床用药。

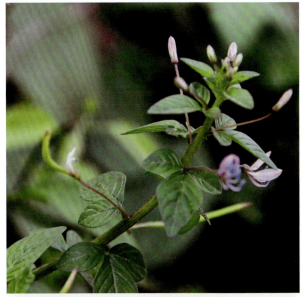

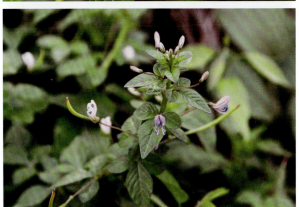

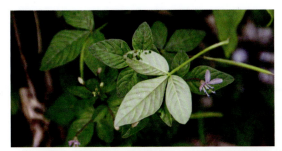

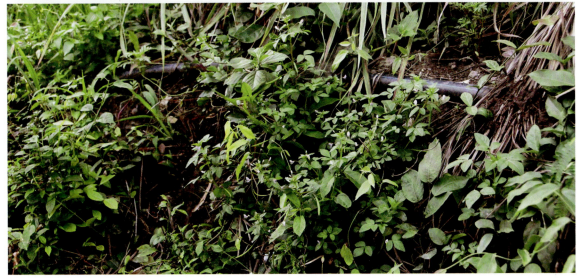

万寿竹 *Disporum cantoniense*

秋水仙科 万寿竹属

【特征】根粗长，肉质；根状茎粗，多少匍匐，无匍匐茎。叶纸质，披针形或窄椭圆状披针形，先端渐尖或长渐尖，基部近圆。花梗稍粗糙；花紫色；花被片斜出，倒披针形，边缘有乳头状突起，具基部距；雄蕊内藏。浆果，有2~5暗棕色种子。

【药用信息】根状茎供药用，有益气补肾、润肺止咳之效。

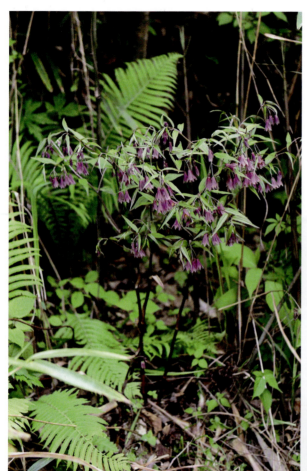
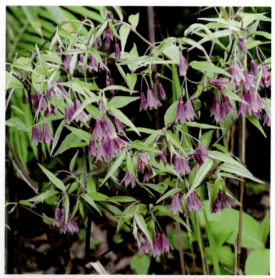
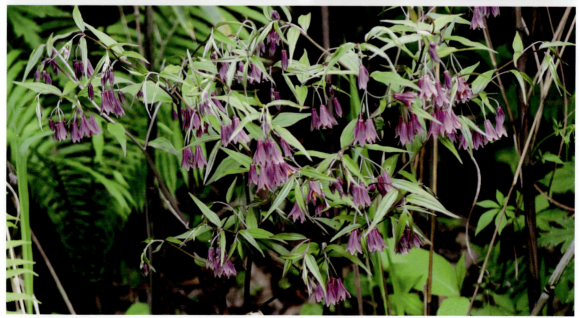

使君子

Combretum indicum

使君子科 风车子属

【特征】攀缘状灌木，小枝被棕黄色柔毛。叶对生或近对生，卵形或椭圆形，先端短渐尖，基部钝圆，上面无毛，下面有时疏被棕色柔毛，侧脉7~8对；叶柄无关节，幼时密被锈色柔毛。顶生穗状花序组成伞房状；苞片卵形或线状披针形，被毛；萼筒被黄色柔毛，先端具广展、外弯萼齿；花瓣先端钝圆，初白色，后淡红色；雄蕊10，不伸出冠外，外轮生于花冠基部，内轮生于中部；子房具3胚珠。果卵圆形，具短尖，无毛，具5条锐棱，熟时外果皮脆薄，青黑或栗色。种子圆柱状纺锤形，白色。

【药用信息】种子入药，治小儿寄生蛔虫。

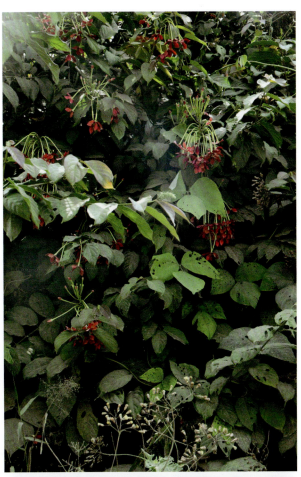

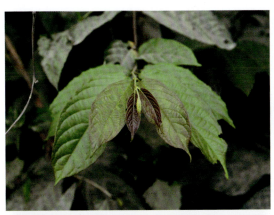

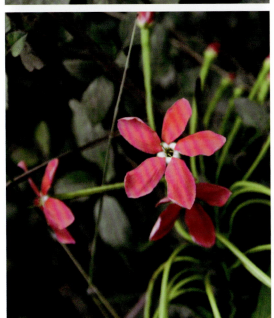

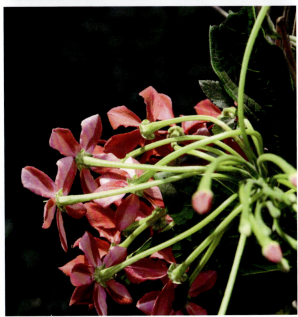

石风车子

Combretum wallichii

使君子科 风车子属

【特征】藤本,稀灌木或小乔木状,幼枝扁,有槽,密被鳞片和微柔毛,后渐脱落。叶对生或互生,椭圆形或长圆状椭圆形,稀卵形,先端短尖或渐尖,稀钝圆,基部渐窄,两面无毛,密被微小圆形乳突,侧脉(5~)7~9对,在背面凸起,脉腋有锈色或白色长硬毛;叶柄被褐色鳞片及微柔毛。穗状花序腋生或顶生,在枝顶排成圆锥花序状;苞片线形或披针形;花4数;萼筒漏斗状或近钟形,萼齿三角形;花盘环状;花瓣与萼齿等长,倒披针形,渐窄成爪;雄蕊8,超出萼齿,长于花柱,子房四棱形,密被鳞片,花柱粗,无毛;胚珠4。果具4翅,近圆形或扁椭圆形,稀近倒卵形或椭圆形,翅红色,有绢丝光泽,被白色或金黄色鳞片。

【药用信息】叶入药,祛风除湿,解毒驱虫。

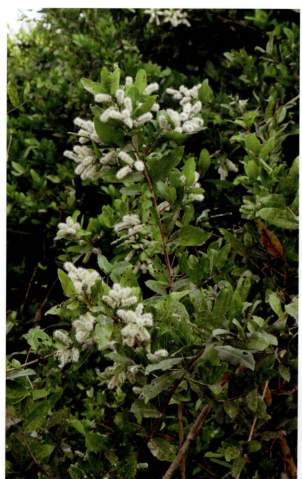

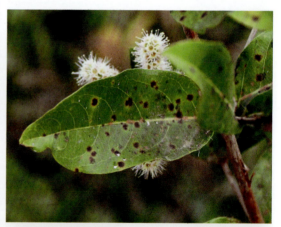

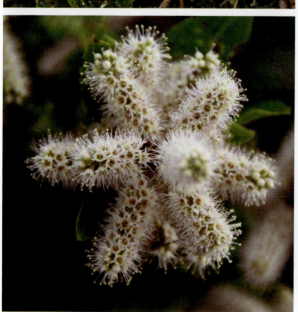

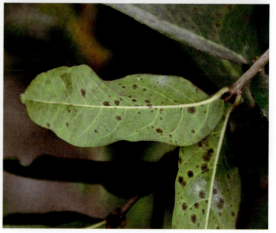

Getonia floribunda

使君子科 萼翅藤属

萼翅藤

【特征】披散攀缘灌木或大藤本,枝下垂。叶对生,椭圆形或卵形,先端钝圆或渐尖,基部钝圆,全缘,上面被柔毛或无毛,中脉及侧脉被毛,下面密被鳞片及柔毛,侧脉5~8(~10)对,连同网脉在两面明显;叶柄密被柔毛。总状花序,腋生和聚生于枝顶端,形成大型圆锥花序,花序轴被柔毛,苞片脱落,花小,两性;苞片卵形或椭圆形,密被柔毛;花萼杯状,萼筒具5棱,被柔毛,5裂,裂片三角形,直立,两面密被柔毛,外面疏具鳞片;无花瓣;雄蕊10,2轮,5枚与花萼对生,5枚生于萼裂间,花丝无毛,花药2室;子房1室,下位,花柱锥形,单一胚珠3,垂悬。假翅果窄圆形,被柔毛,具5棱,宿萼裂片翅状,被毛。种子1,子叶卷曲。

【药用信息】叶用作强壮药和去毒药。

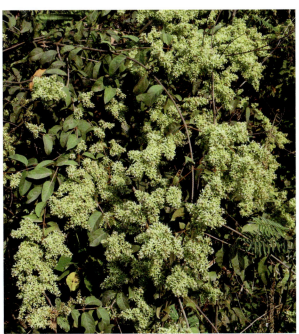

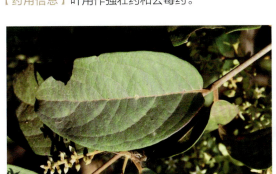

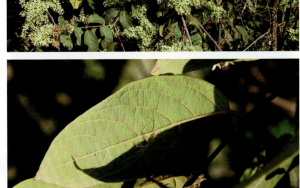

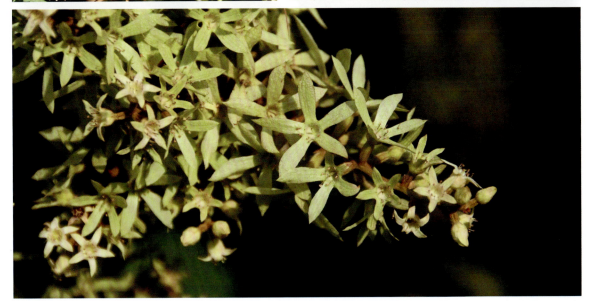

蛛丝毛蓝耳草 *Cyanotis arachnoidea*

鸭跖草科 蓝耳草属

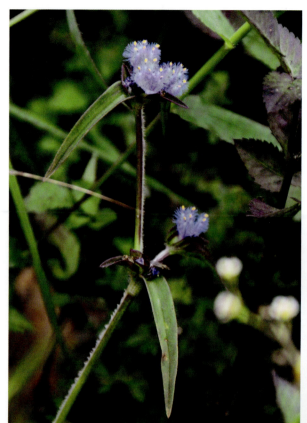

【特征】多年生草本，根须状。主茎短缩；主茎的叶丛生，禾叶状或带状，上面疏生蛛丝状毛至近无毛，下面常密被毛；可育茎被蛛丝状毛；叶鞘几密被蛛丝状毛。基生叶莲座状，可育叶生于叶丛下部，披散或匍匐，节上生根，有疏或密蛛丝状毛。花无梗；萼片线状披针形，基部连合，外被蛛丝状毛；花瓣蓝紫、蓝或白色，比萼片长；花丝被蓝色蛛丝状毛。蒴果小，宽长圆状三棱形，顶端密生细长硬毛。种子灰褐色，有小窝孔。

【药用信息】根入药，通经活络、除湿止痛。

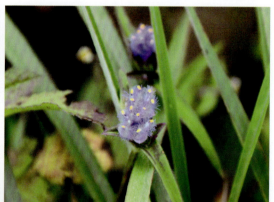

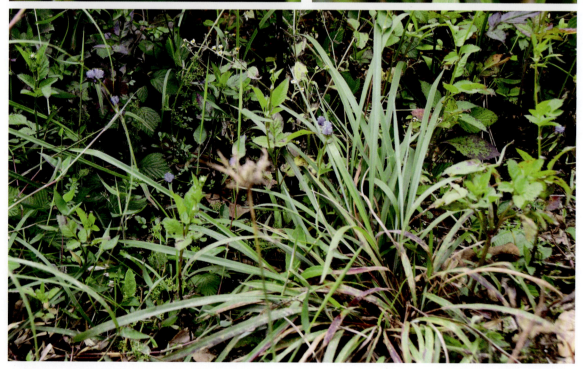

云南聚花草

Floscopa yunnanensis

鸭跖草科 聚花草属

【特征】粗壮草本。茎被微毛。叶有柄;叶片长椭圆形,顶端渐尖,两面粗糙;具棕色斑点,口部有硬睫毛。圆锥花序单个顶生,总梗及聚伞花序轴密被短毛;聚伞花序多而密集,有花数朵;苞片杯状;花梗近无毛,弓曲上升;萼片宿存,比果短。蒴果2室,室背开裂,卵状球形,每室有种子1颗。种子半圆形,灰褐色,具粗大的格状网纹,并有小而白色的颗粒状附属物,胚盖棕色,位于背侧。

【药用信息】具有清热利水,解毒功效。

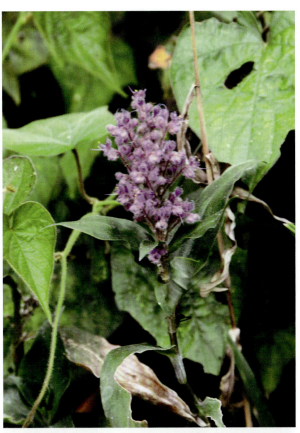

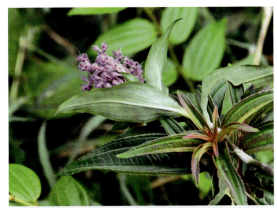

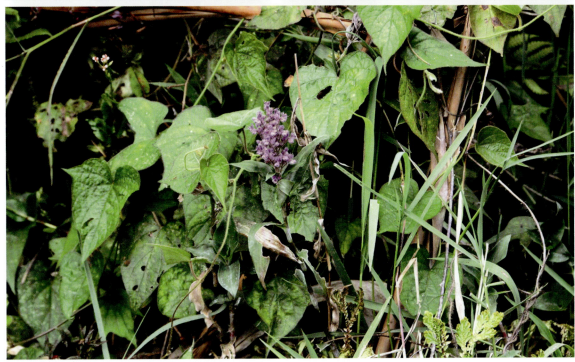

菟丝子 *Cuscuta chinensis*

旋花科 菟丝子属

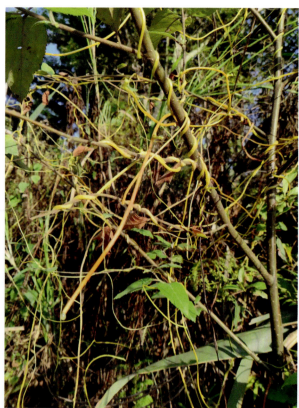

【特征】一年生寄生草本。茎缠绕,黄色,纤细。花序侧生,少花至多花密集成聚伞状伞团花序,花序无梗;苞片及小苞片鳞片状;花萼杯状,中部以上分裂,裂片三角状;花冠白色,壶形,裂片三角状卵形,先端反折;雄蕊生于花冠喉部,鳞片长圆形,伸至雄蕊基部,边缘流苏状;花柱2,等长或不等长,柱头球形。蒴果球形,为宿存花冠全包,周裂。种子2~4,卵圆形,淡褐色,粗糙。

【药用信息】种子药用,有补肝肾、益精壮阳、止泻的功能。

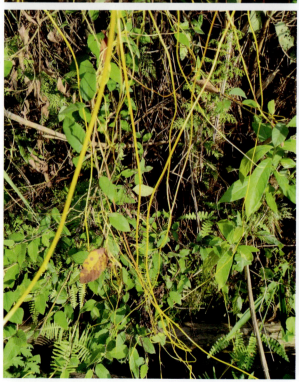

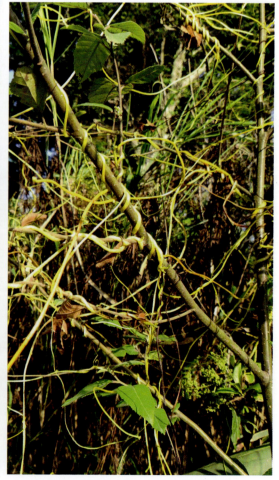

Hewittia malabarica

旋花科 猪菜藤属

猪菜藤

【特征】一年生缠绕草本,茎被柔毛。叶卵状心形,先端短尖,全缘或3裂,两面疏被柔毛,有时被黄色腺点,侧脉5~7对。聚伞花序腋生;苞片2,长圆状披针形,生于花梗顶部,宿存;萼片5,外3片卵形,果期稍增大,内2片小;花冠钟状,黄或白色,喉部以下带紫色,瓣中带密被长柔毛,冠檐5浅裂;雄蕊5,内藏,花丝具细乳突,基部箭形,着生花冠筒内,花药长圆形;子房1室或上部不完全2室,胚珠4,花柱丝状,柱头2裂,裂片卵状长圆形。蒴果球形,被毛,4瓣裂;为宿萼包被。种子2~4,卵圆状三棱形,无毛。

【药用信息】叶和根等药用,治疖疮,创伤,尖尾线虫。

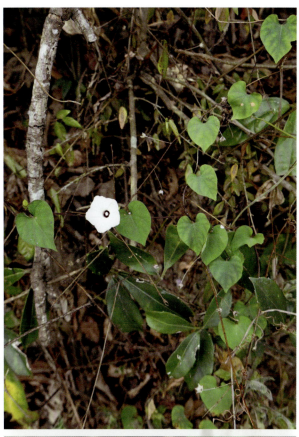

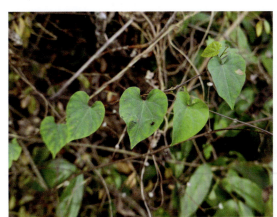

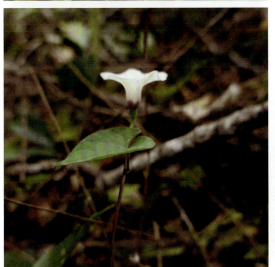

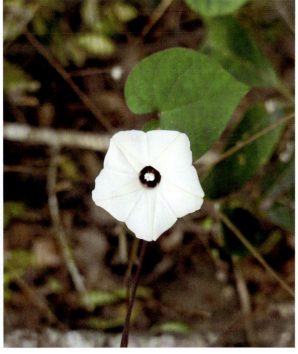

盒果藤

Operculina turpethum

旋花科 盒果藤属

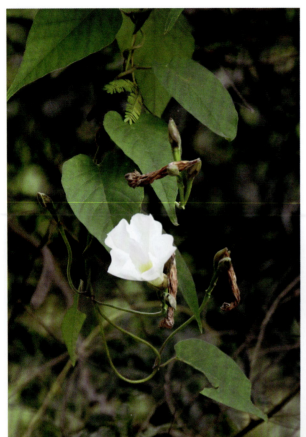

【特征】大型多年生缠绕草本，根肉质，长而多分枝。茎具 3～5 翅，幼枝密被毛。叶心状圆形、卵形、宽卵形、卵状披针形或披针形，先端尖或渐尖，基部心形、平截或楔形，全缘或浅裂；叶柄具窄翅，密被毛或近无毛。聚伞花序常具 2 花；苞片 2，长圆形；花梗与花序梗均密被短柔毛，果时棒状；萼片宽卵形或卵圆形，外萼片 2，密被短柔毛，内萼片 3，稍短，无毛；花冠白、粉红或淡紫色，宽漏斗状，无毛，被黄色小腺点，冠檐 5 裂；雄蕊及花柱内藏。蒴果扁球形。种子 4，具三棱，无毛。

【药用信息】根皮用作泻药。

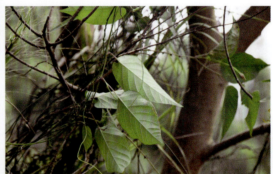

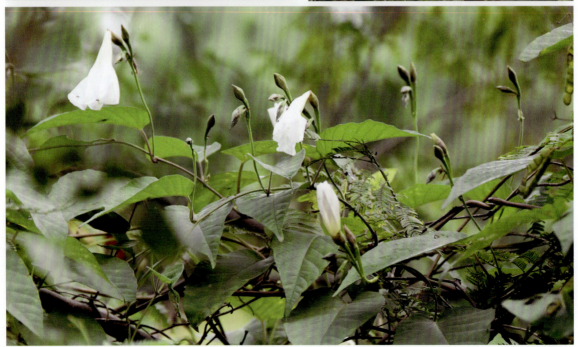

Crypteronia paniculata 隐翼木

隐翼木科 隐翼木属

【特征】乔木,枝条扁圆,有皮孔及纵纹,无毛。叶宽椭圆形或披针形,6～8对,向叶缘弧形延展互相连接,针形,先端急尖或短尾尖,基部圆或楔形,边缘微波状,侧下面叶脉凸出,细脉网状。总状花序腋生,细长而柔软;花白或乳白绿色,细小,多达150余朵,密集。蒴果扁球形,顶端有喙,花柱宿存。种子椭圆形,扁,微小而极多,沿一侧有半透明膜翅。

【药用信息】可用作兴奋剂。

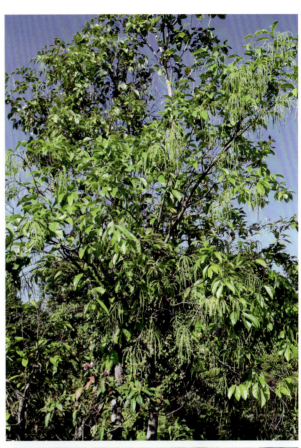

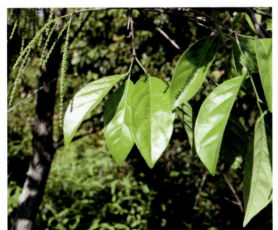

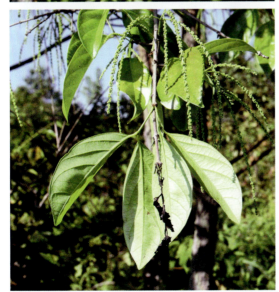

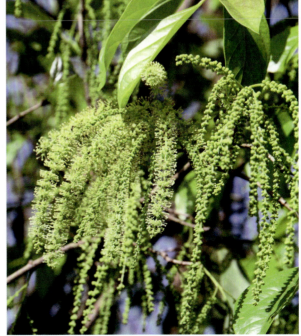

红瓜
Coccinia grandis

葫芦科 红瓜属

【特征】攀缘草本，多分枝，有棱角，无毛。叶宽心形，常有5角，稀近5中裂，两面被颗粒状小凸点，先端钝圆，基部有数个腺体，叶下面腺体明显，穴状；卷须不分歧。雌雄异株；雌花、雄花均单生；萼筒宽钟形，裂片线状披针形；花冠白或稍黄色，5中裂，裂片卵形；雄蕊3，花丝及花药合生，花药近球形，药室折曲；退化雄蕊3，近钻形。果纺锤形，熟时深红色。种子黄色，长圆形，两面密被小疣点，顶端圆。

【药用信息】根可退烧，果实可治糖尿病。

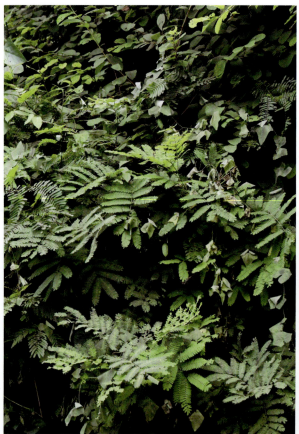

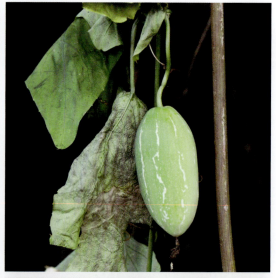

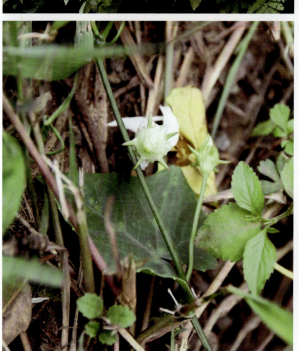

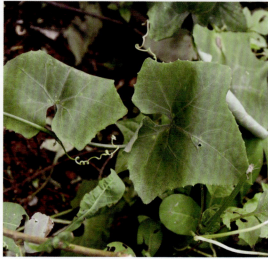

Diplocyclos palmatus 毒瓜

葫芦科 毒瓜属

【特征】攀缘草本,根块状;卷须2歧,疏被柔毛;叶宽卵圆形,掌状5深裂。雌雄同株,雌、雄花常各数朵簇生在同一叶腋;雄花花梗无毛,花萼裂片开展,钻形;花冠绿黄色,裂片卵形,具3脉;雄蕊3,花丝离生,花药卵形,药室折曲。果近无柄,球形,不裂,果皮平滑,黄绿至红色,间以白色纵纹。种子少数,卵形,褐色,两面凸起,环以隆起环带。

【药用信息】果和根入药,解毒消肿。

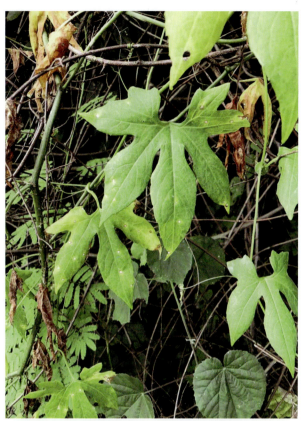

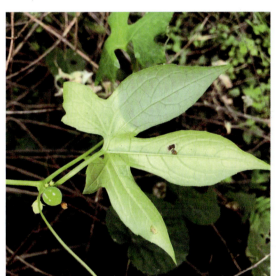

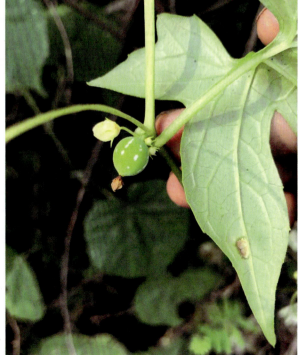

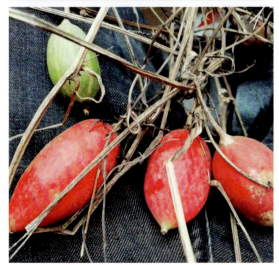

苦瓜 *Momordica charantia*
葫芦科 苦瓜属

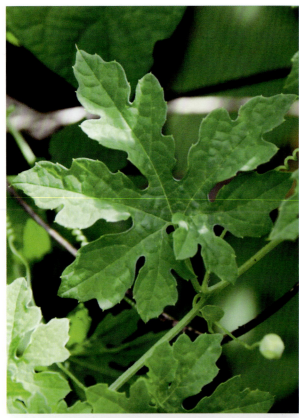

【特征】一年生攀缘状柔弱草本；茎、枝被柔毛。卷须不分歧；叶卵状肾形或近圆形，5～7深裂，裂片卵状长圆形，具粗齿或有不规则小裂片。雌花单生；花梗基部常具1苞片；子房密生瘤状突起。果纺锤形或圆柱形，多瘤皱，成熟后橙黄色，顶端3瓣裂。种子多数，具红色假种皮，两端各具3小齿，两面有刻纹。

【药用信息】根、藤及果实入药，清热解毒。

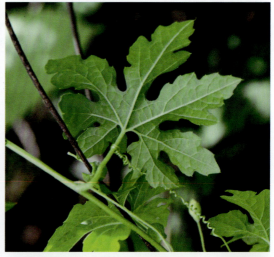

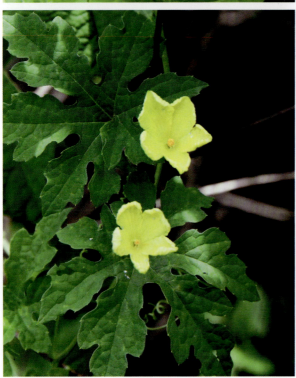

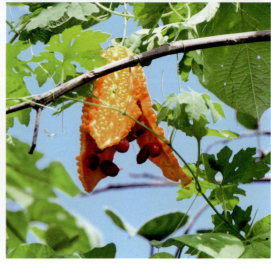

Solena heterophylla

茅瓜

葫芦科 茅瓜属

【特征】攀缘草本,叶薄革质,卵形、长圆形、卵状三角形或戟形,不裂、3～5浅裂至深裂,卷须不分歧。雌雄异株;雄花10～20朵生于花序梗顶端,成伞房状花序;萼筒钟状,裂片近钻形;花冠黄色,三角形;雄蕊3,花药近圆形,药室弧曲。果红褐色,长圆状或近球形,近平滑。种子数枚,灰白色,近球形或倒卵形,边缘不拱起,无毛。

【药用信息】块根药用,能清热解毒、消肿散结。

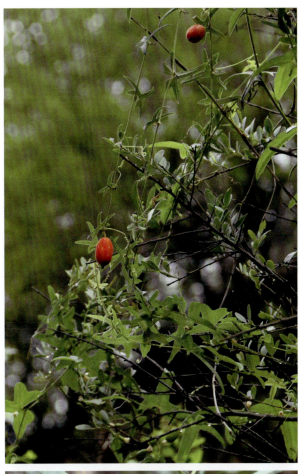

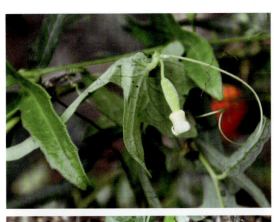

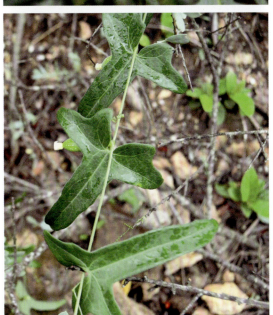

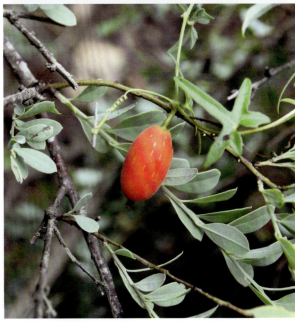

红花栝楼

Trichosanthes rubriflos

葫芦科 栝楼属

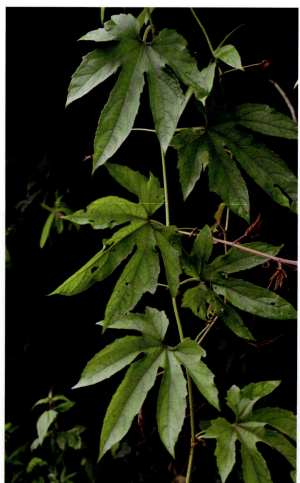

【特征】草质攀缘藤本;茎被柔毛。叶纸质,宽卵形或近圆形,掌状3～7深裂,裂片宽卵形、长圆形或披针形,全缘或具齿,叶基宽心形,叶上面被刚毛,后脱落成糙点,下面被柔毛,基出掌状脉5～7;叶柄被柔毛及刚毛,卷须3～5歧,疏被微柔毛。雄总状花序被微柔毛,具(6～)11～14花;苞片宽卵形或倒卵状菱形,具锐裂长齿;萼筒红色,被柔毛,裂片线状披针形,全缘或略具细齿;花冠粉红或红色,裂片倒卵形,具流苏;雌花单生;花梗被柔毛;花萼裂片及花冠同雄花;子房无毛。果宽卵形或球形,红色。种子长圆状椭圆形。

【药用信息】根入药,清肺化痰,解毒散结。

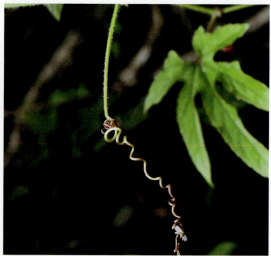

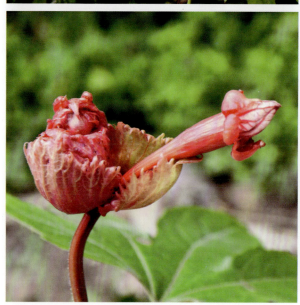

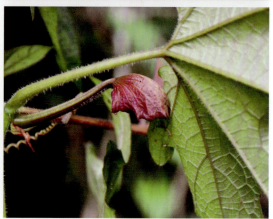

白薯莨

Dioscorea hispida

薯蓣科 薯蓣属

【特征】缠绕草质藤本,块茎卵圆形,褐色,有多数细长须根,断面白色或微带蓝色;茎左旋,圆柱形,有三角状皮刺。掌状复叶有 3 小叶;顶生小叶倒卵圆形或卵状椭圆形,侧生小叶较小,斜状椭圆形,偏斜,先端骤尖,全缘,下面疏生柔毛;叶柄密被柔毛。雄花序穗状组成圆锥状,密被柔毛;雄花外轮花被片小,内轮较大而厚;雄蕊 6,有时不全部发育。蒴果三棱状长椭圆形,硬革质,密被柔毛;每室 2 种子,着生果轴顶部。种翅向蒴果基部伸长。

【药用信息】块茎药用,有去瘀生新、消肿止痛之效。

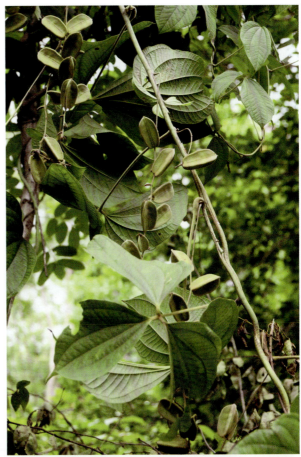

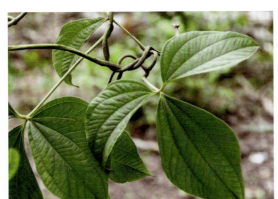

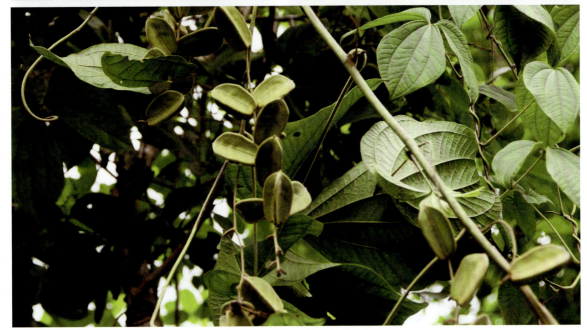

箭根薯 *Tacca chantrieri*
薯蓣科 蒟蒻薯属

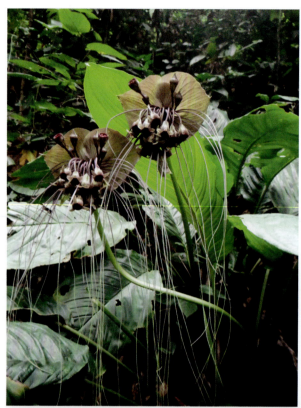

【特征】多年生草本,根状茎粗壮,近圆柱形。叶片长圆形或长圆状椭圆形,顶端短尾尖,基部楔形或圆楔形,两侧稍不相等,无毛或背面有细柔毛;叶柄基部有鞘。花葶较长;总苞片4,暗紫色,外轮2枚卵状披针形,内轮2枚宽卵形,无长柄;小苞片线形;伞形花序有5~18花;花被裂片6,紫褐色,外轮花被裂片披针形,内轮花被裂片较宽,先端具小尖头;雄蕊6,花丝顶端兜状;柱头弯曲成伞形,3裂,每裂片又2浅裂。浆果肉质,椭圆形,具6棱,紫褐色,花被裂片宿存。种子肾形,有条纹。

【药用信息】根状茎入药,清热解毒、消炎止痛。

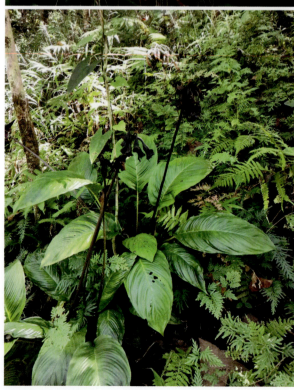
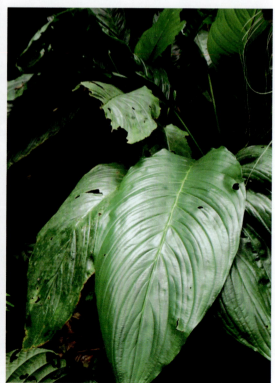

钝叶龙脑香

Dipterocarpus obtusifolius

龙脑香科 龙脑香属

【特征】常绿落叶大乔木,树皮褐色,具芳香树脂。叶革质,全缘或具波状圆齿,侧脉羽状,达边缘连结,网脉明显;托叶大,包围顶芽,脱落后留下环状托叶痕。总状花序,少花,有花3～9朵。花大,白色或粉红色,芳香;萼管呈罐状或杯状,与子房离生;花瓣通常旋转状排列,特别是外面边缘毛最多;花药线形,药室近等长,子房3室,每室具胚珠2枚,柱头稍膨大。果为坚果状,具种子1枚,包在花后膨大的萼管内,2枚花萼裂片增大为翅状。子叶大而厚,不相等;胚根不明显。

【药用信息】下气,消食。

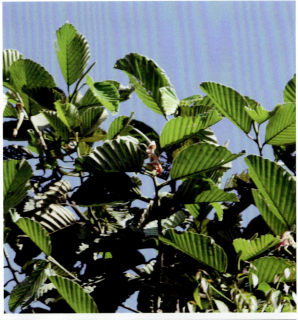
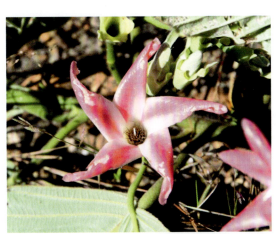
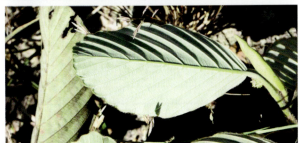
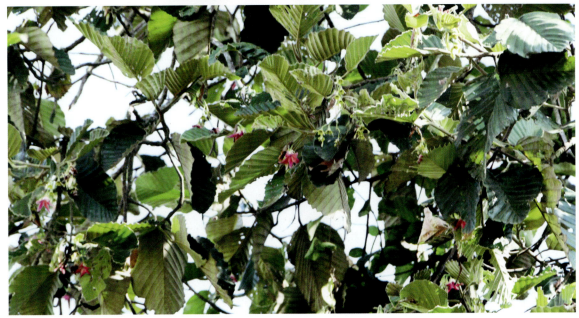

匙叶茅膏菜 *Drosera spatulata*

茅膏菜科 茅膏菜属

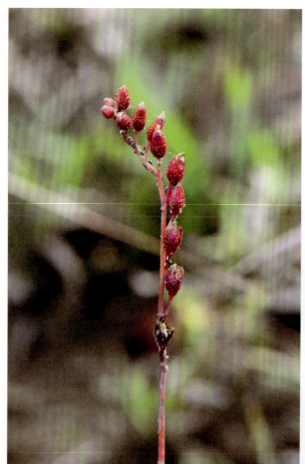

【特征】草本,茎短小。叶基生,莲座状排列,幼叶向托叶处一次折叠;叶倒卵形、匙形或楔形,边缘密被长腺毛,上面腺毛较短,下面近无毛;叶柄下部无毛,上部具腺毛,托叶膜质,深裂。聚伞花序花葶状,1~2条;花序梗、花梗和花萼均被头状腺毛;苞片不裂,钻形、线形或倒披针形;花萼钟状,5裂;花瓣5,紫红色,倒卵形;雄蕊5;子房椭圆形,花柱3~4。蒴果3~4瓣裂。种子多数,细小,黑色,脉纹蜂巢状。

【药用信息】止血、镇痛。

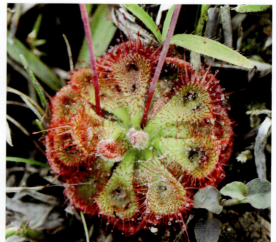

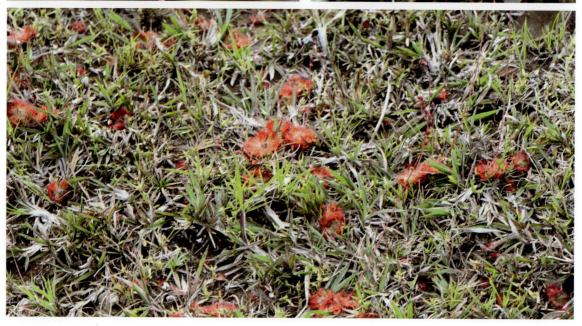

Craibiodendron stellatum

杜鹃花科 金叶子属

金叶子

【特征】小乔木或灌木,枝无毛。叶厚革质,椭圆形,先端圆或微凹,基部钝或近圆,边缘外卷,两面无毛或沿中脉疏生柔毛,下面疏生黑色腺点,侧脉 14 ~ 18 对,平行。圆锥花序,花序轴多少被灰色微毛;苞片早落;花白色、芳香;小苞片窄三角形,外被柔毛;花冠钟状,外被柔毛,裂片与筒部近等长;雄蕊内藏,花丝疏被柔毛,近中部膝曲;子房密被柔毛。蒴果扁球形,被柔毛。

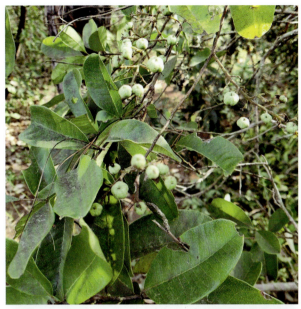

【药用信息】根入药,用于治风湿性关节疼痛。

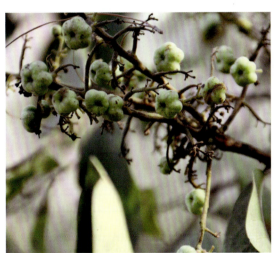

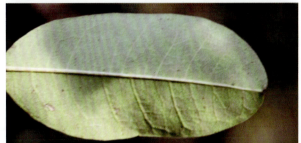

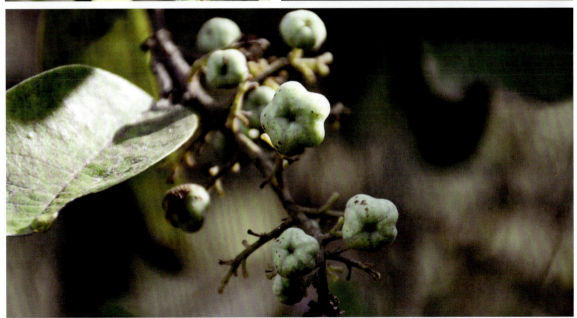

滇南杜鹃

Rhododendron hancockii

杜鹃花科 杜鹃花属

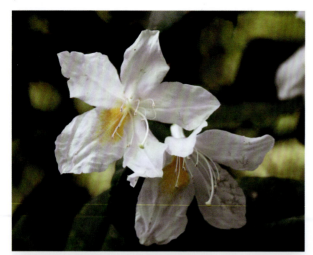

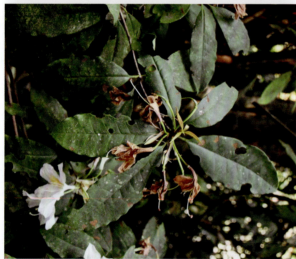

【特征】常绿灌木或乔木,小枝粗壮,灰褐色,无毛。叶革质,集生枝顶,倒卵形或长圆状倒披针形,先端短渐尖,向基部渐狭,边缘微反卷,有时具不明显的刚毛状小睫毛,上面干后深绿色,下面淡灰褐色,中脉和侧脉在上面明显凹陷,下面凸出,侧脉未达叶缘连结,两面无毛。花芽长卵圆形,两端渐尖,鳞片干膜质至革质,卵形至阔倒卵形或长圆状披针形,边缘及内面被白色短柔毛;花单生于枝顶叶腋;花梗被淡黄褐色短柔毛,后近于无毛;花萼裂片形状多变,面基部被短柔毛;花冠白色,阔漏斗形,5深裂,裂片阔倒卵形或卵状椭圆形,无毛或上部边缘内面被微柔毛,基部具淡黄色斑点,花冠管圆筒状;雄蕊10,不等长,比花冠短,花丝扁平,中部以下被柔毛;子房长圆柱形,密被淡黄褐色短柔毛。蒴果圆柱状,具纵肋,先端变细呈喙状,被短柔毛。

【药用信息】全株药用,行气活血、补虚。

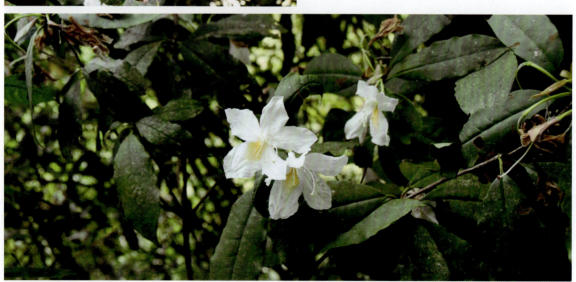

白桐树

Claoxylon indicum

大戟科 白桐树属

【特征】小乔木或灌木状,幼枝、花序被灰色短茸毛。叶卵形或卵圆形,先端钝或尖,基部楔形或圆钝,具不规则锯齿,两面被疏毛;叶柄顶端具2小腺体。雌雄异株;花序各部均被茸毛;雄花3~7朵簇生于苞腋;雌花常单朵生于苞腋;雄蕊15~25,腺体长卵形,顶端具柔毛。蒴果3圆棱,被灰色茸毛。种子红色。

【药用信息】根部供药用,治风湿痛。

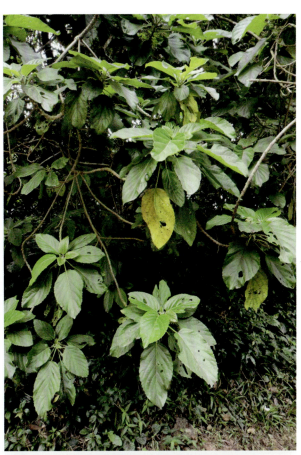

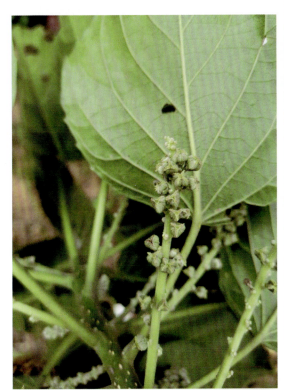

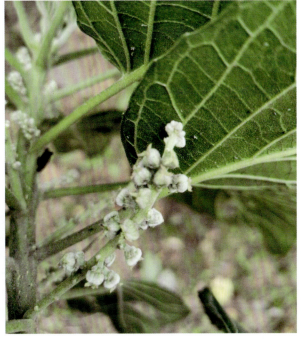

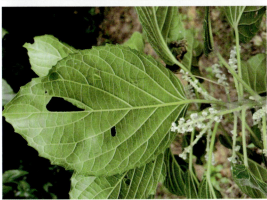

波氏巴豆

Croton bonplandianus

大戟科 巴豆属

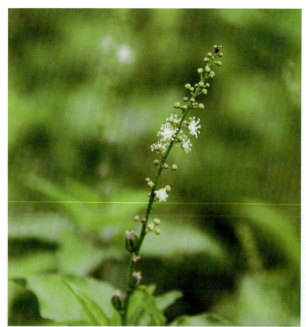

【特征】矮生灌木,高达45cm,分枝密集;茎圆形,坚硬,绿色,具纵列白色点状腺体。叶卵状披针形,基部渐狭,边缘微锯齿状,先端渐尖,幼时两侧具致密星芒状鳞片,老时下方稀疏,上方无毛。花序顶生,雄花向上,雌花向下。雄花有柄,花萼5枚,绿色,尖端褐色;花冠5,明亮,膜质;雄蕊14～15枚,白色;腺体5,红色,排列呈圆形,摘除花药后可见;雌花子房明显,绿色;花萼5,绿色,疏生短柔毛;花柱3,粉红色,顶端褐色,深二分体,基部合生,宿存,水平;果深绿色,白色点状腺,球状体3个。种子3,有时败育1粒,幼嫩种子白色,具明显的种阜,种阜下面褐色,成熟时黑色,硬,胚乳白色。

【药用信息】种子供药用,作峻泻药;根、叶入药,治风湿骨痛。

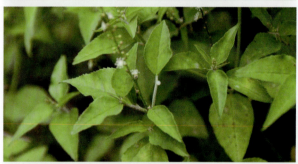

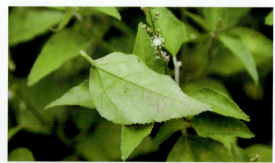

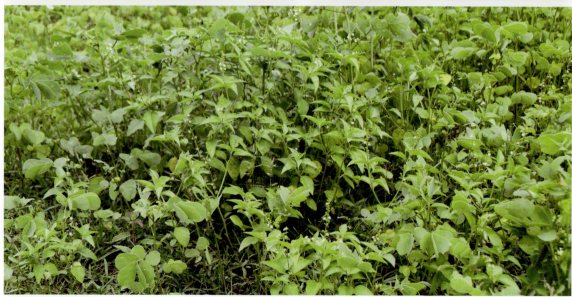

鸡骨香

Croton crassifolius

大戟科 巴豆属

【特征】灌木,幼枝、幼叶、老叶下面、花序和果均密被星状茸毛。叶卵形或长圆形,先端钝或短尖,基部近圆或微心形,近全缘或具细齿,齿间有时具腺体,基脉3(~5)出;叶柄顶端或叶基部有2枚具柄杯状腺体。花序总状;苞片具线形撕裂齿,齿端有头状腺体;雄花萼片和花瓣近等长,雄蕊14~20;雌花子房密被黄色茸毛,花柱4深裂。蒴果近球形,被星状毛。种子椭圆形,褐色。

【药用信息】根入药,理气止痛、祛风除湿。

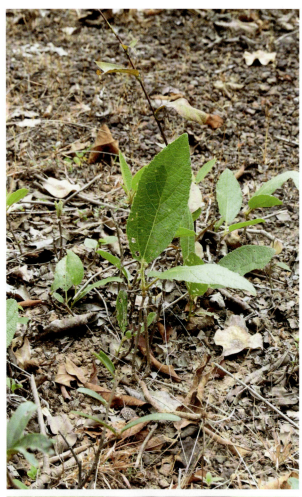
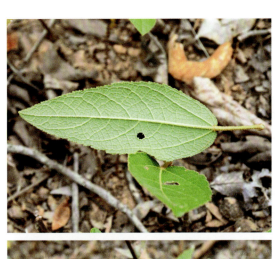
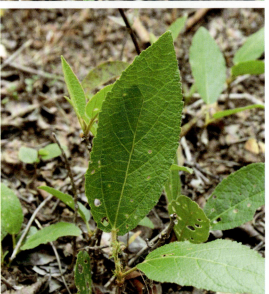
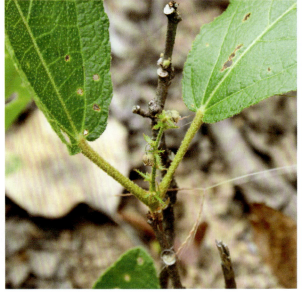

硬毛巴豆　*Croton hirtus*

大戟科　巴豆属

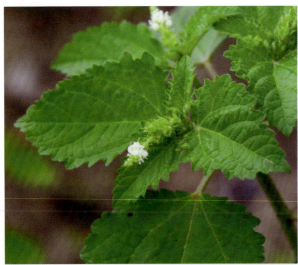

【特征】直立的一年生草本植物，或多或少有分枝，全株被长的星状毛。叶互生，宽阔，椭圆形至菱形，锯齿边缘深。花序小，总状花序顶生，绿色，无花冠，基部为雌花，顶端为白色花冠的雄花。蒴果三裂，被星毛覆盖。种子具一个微小的种阜。

【药用信息】同巴豆属植物。

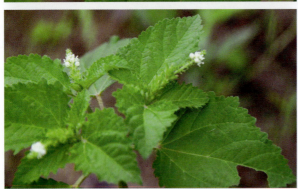
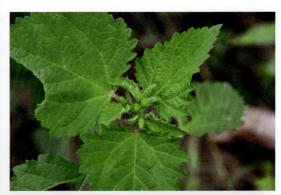
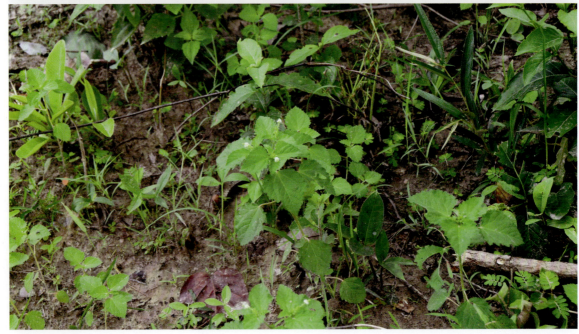

越南巴豆

Croton kongensis

大戟科 巴豆属

【特征】灌木,一年生枝条、叶、叶柄、花序和果均密被苍灰色至灰棕色紧贴鳞腺;老枝苍灰色,鳞腺脱落。叶纸质,卵形至椭圆状披针形,顶端渐尖,稀短尖,基部圆形至阔楔形,全缘,干后上面常暗褐色,鳞腺稀少,下面苍灰色至灰褐色;基出脉3条,侧脉3~5对,远离边缘弯拱连结;叶柄顶端有2枚杯状腺体。总状花序,顶生,苞片卵状披针形;雄花:萼片卵形,被鳞腺;花瓣长椭圆形至线形,边缘被茸毛;雄蕊12枚,花丝下部被绵毛;雌花:萼片披针形,被鳞腺;子房近球形,被鳞腺,花柱2裂。蒴果近球形;种子卵状,暗红色。

【药用信息】同巴豆属植物。

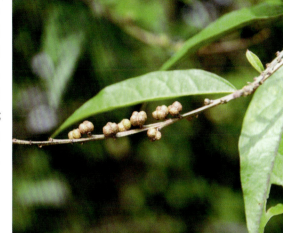
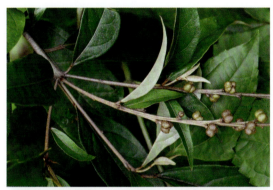
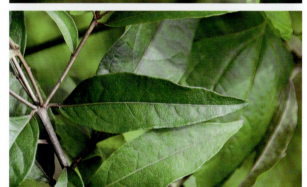
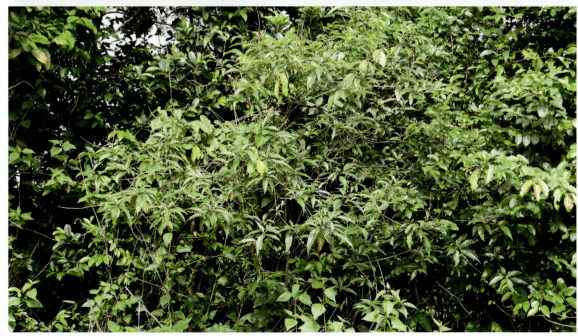

光叶巴豆 *Croton laevigatus*

大戟科 巴豆属

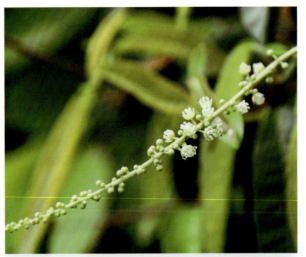

【特征】灌木至小乔木;嫩枝、叶柄和花序均密生蜡质贴伏星状鳞毛;枝条的毛渐脱落,呈银灰色。叶密生于枝顶,纸质,椭圆形、长圆状椭圆形至倒披针形,顶端渐尖,向基部渐狭,边缘有细锯齿,齿间弯缺处常有1枚腺体,嫩叶上面近无毛,下面散生很快脱落星状鳞毛,成长叶无毛,干后苍灰色;侧脉10~13对;下面基部中脉两侧各有1枚无柄的半圆形腺体;托叶钻状,早落。总状花序,簇生于枝顶;雄花:萼片密被贴伏星状鳞毛;花瓣长圆形,边缘被绵毛;雄蕊12~15枚;雌花:萼片与雄花相似;花瓣细小;子房密被蜡质贴伏星状鳞毛。蒴果倒卵状,散生贴伏星状鳞毛。

【药用信息】以根入药,能活血散瘀,退热止痛。

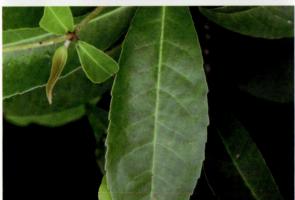

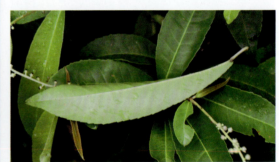

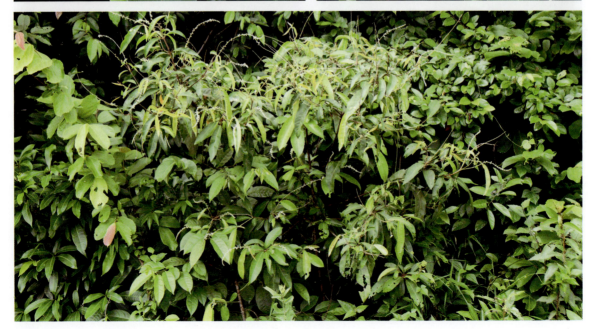

Endospermum chinense

大戟科 黄桐属

黄桐

【特征】乔木,幼枝、花序及果均被灰黄色星状微柔毛,老枝无毛。叶椭圆形或卵圆形,先端短尖或钝圆,基部宽楔形、钝圆或浅心形,全缘,两面近无毛或下面疏生微星状毛,基部有2球形腺体,侧脉5～7对,托叶被毛。花序生于枝条近顶部叶腋,苞片卵形。雄花花萼杯状,有4～5枚浅圆齿;雌花花萼杯状,具3-5枚波状浅裂,被毛,宿存;花盘环状,2～4齿裂;子房近球形,被微茸毛,2～3室,花柱短,柱头盘状。果近球形,果皮稍肉质。种子椭圆形。

【药用信息】树叶、树皮入药,舒筋活络、祛瘀生新和消肿镇痛。

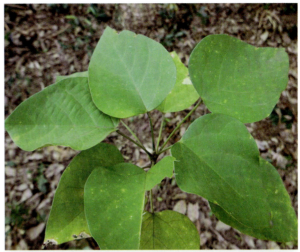

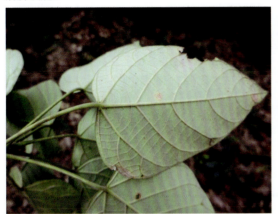

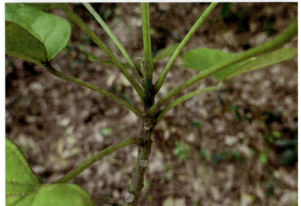

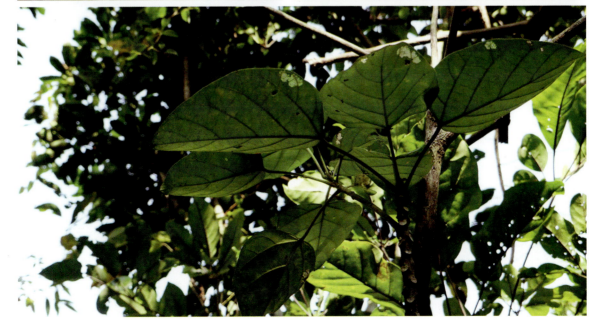

土瓜狼毒

Euphorbia prolifera

大戟科 大戟属

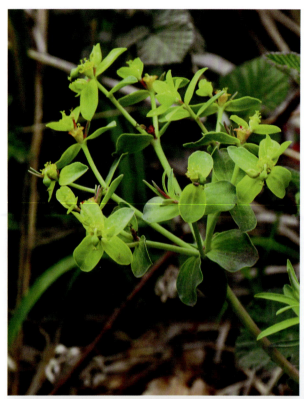

【特征】多年生草本,全株光滑无毛;根圆柱状,少分枝或不分枝。茎基部极多分枝(有时具不育枝),向上直立或斜展。叶互生,线状长圆形,先端钝圆,基部渐狭或近平截;侧脉多发自叶基,不明显;无叶柄;总苞叶4~6枚,卵状长圆形至阔卵状长圆形,先端圆或尖,基部渐狭,无柄;苞叶2枚,卵形,先端尖或圆,基部圆或近平截。花序单生于二歧分枝顶端,基部无柄;总苞阔钟状,先端5裂,裂片啮状或呈三角状,边缘及内侧具微柔毛;腺体4,偶为5~8,近于月牙形,但中部不明显凹陷,先端具两个不明显的角,褐色。蒴果卵球状,光滑无毛。种子卵球状,黄褐色,平滑且具斑状纹饰;种阜小,乳黄色,易脱落。

【药用信息】根入药,具消炎、杀菌、止痛和止血等功效。

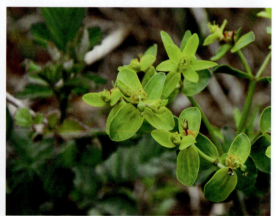

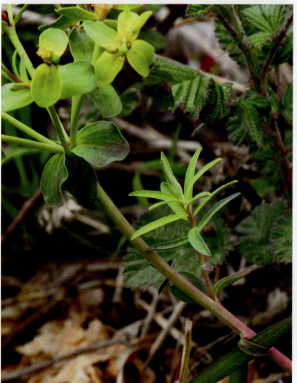

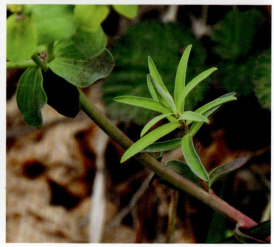

Euphorbia royleana

大戟科 大戟属

霸王鞭

【特征】肉质灌木,具丰富的乳汁。茎上部具数个分枝,幼枝绿色;茎与分枝具5~7棱,每棱均有微隆起的棱脊,脊上具波状齿。叶互生,密集于分枝顶端,倒披针形至匙形,先端钝或近平截,基部渐窄,边缘全缘;侧脉不明显,肉质;托叶刺状,成对着生于叶迹两侧,宿存。花序二歧聚伞状着生于节间凹陷处,且常生于枝的顶部;花序基部具柄;总苞杯状,黄色;腺体5,横圆形,暗黄色。蒴果三棱状,平滑无毛,灰褐色。种子圆柱状,褐色,腹面具沟纹;无种阜。

【药用信息】全株及乳汁入药,祛风、消炎、解毒。

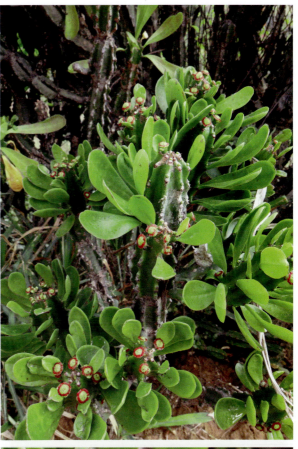

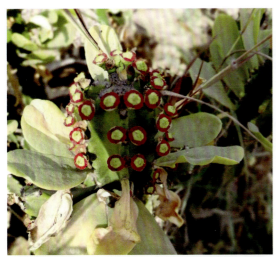

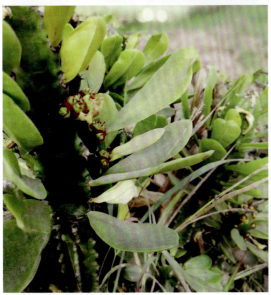

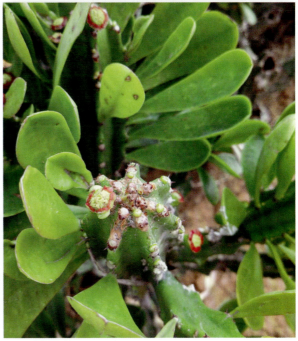

千根草

Euphorbia thymifolia

大戟科 大戟属

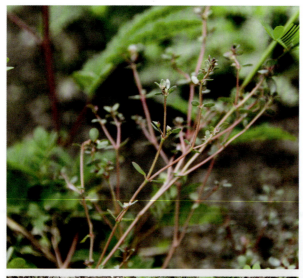

【特征】一年生草本，根纤细，具多数不定根；茎纤细，常匍匐状，基部极多分枝，疏被柔毛。叶对生，椭圆形、长圆形或倒卵形，先端圆，基部偏斜，圆或近心形，有细齿，稀全缘，绿或淡红色，两面常疏被柔毛。花序单生或数序簇生叶腋，具短梗，疏被柔毛；总苞窄钟状或陀螺状，外面疏被柔毛，边缘5裂，裂片卵形，腺体4，被白色附属物；雄花少数，微伸出总苞边缘；雌花1，子房柄极短；子房被贴伏短柔毛，花柱分离。蒴果卵状三棱形，被贴伏短柔毛，熟时不完全伸出总苞。种子长卵状四棱形，暗红色，棱面具4~5横沟；无种阜。

【药用信息】全草入药，清热利湿、收敛止痒。

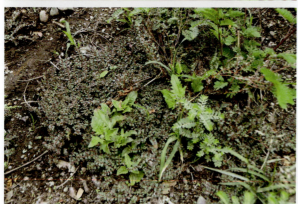
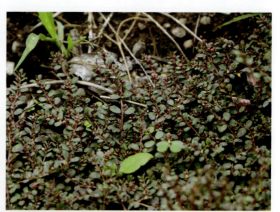
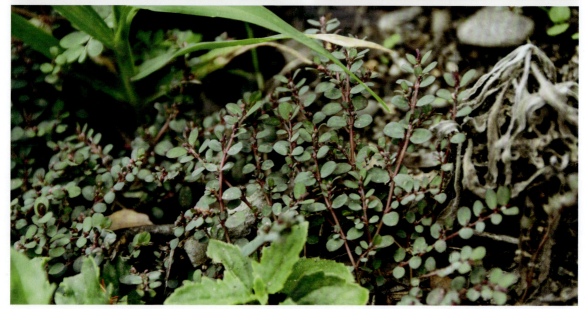

Jatropha gossypiifolia

大戟科 麻风树属

棉叶珊瑚花

【特征】多年生落叶灌木或小乔木,树皮光滑,苍白色,具乳汁,无毛。嫩叶紫红色,渐变绿色,叶背紫红色。单叶互生,近革质,掌状深裂3或4,裂片线状披针形或羽状,叶缘具锯齿,叶柄具刚毛,紫红色;托叶细裂为刚毛状。花红色,聚伞花序,腋生;花总梗长被毛,中部以上分枝。雄花萼裂片5枚,近圆形,无毛;雌花同;雄花5枚,匙形;雌花同;花单性,雌雄同株;开花时往往雄花多,雌花少。蒴果近球形,嫩果绿色,成熟时裂成3个2等裂的分果爿。成熟种子为黑色。

【药用信息】茎叶树皮入药,作驱虫剂,治疗发烧。

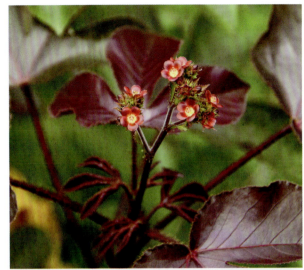

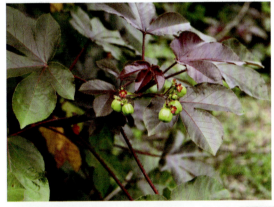

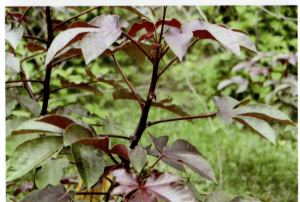

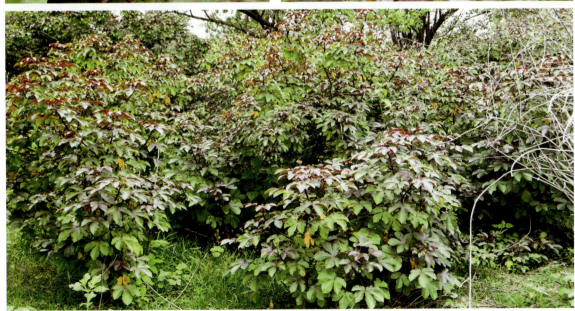

毛桐 *Mallotus barbatus*
大戟科 野桐属

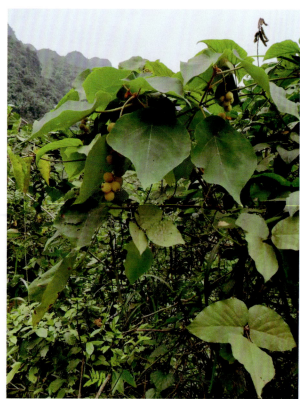

【特征】小乔木，嫩枝、叶柄和花序均被黄棕色星状长茸毛。叶互生，纸质，卵状三角形或卵状菱形，先端渐尖，基部圆或平截，具锯齿或呈波状。花雌雄异株，总状花序顶生，雄花序多分枝；苞片线形，花萼裂片卵形；雄花雄蕊75～85，雌花花柱3～5，基部稍合生。蒴果球形，密被淡黄色星状毛及紫红色软刺。种子卵形，黑色，光滑。

【药用信息】主治骨折，骨结核，狂犬咬伤。

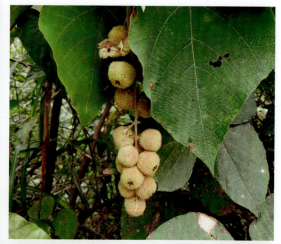

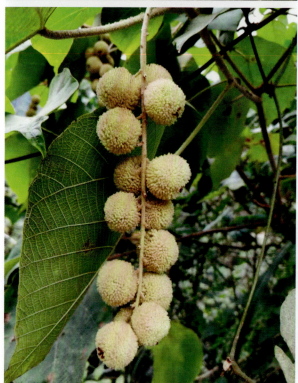

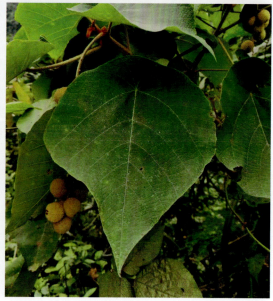

小果野桐

Mallotus microcarpus

大戟科 野桐属

【特征】灌木，幼枝被白色微柔毛。叶互生，纸质，卵形或卵状三角形，先端尖或长渐尖，基部平截，稀圆，具锯齿，上部常具2浅裂或粗齿，上面疏被白色柔毛及星状毛，下面毛较密，散生黄色腺体，基脉3～5出，侧脉4～5对。花雌雄同株或异株，总状花序；雄花苞片卵形；花萼裂片卵形，不等大；雄蕊50～70；雌花苞片钻形；花萼裂片与雄花同。蒴果扁球形，钝三棱，具3个分果爿，疏生粗短软刺及密生灰白色长柔毛，散生橙黄色腺体。种子卵形，灰黑色。

【药用信息】活血，解毒，消肿。

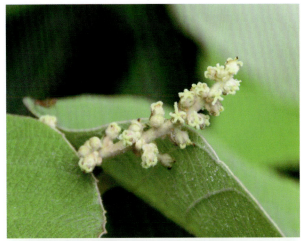
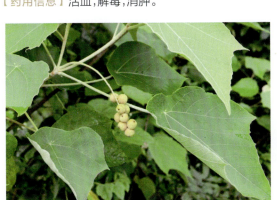
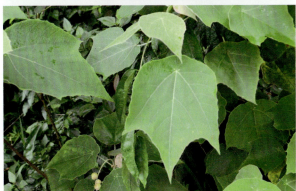
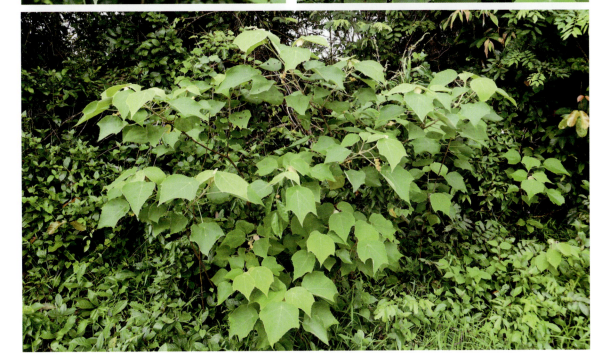

粗糠柴 *Mallotus philippensis*

大戟科 野桐属

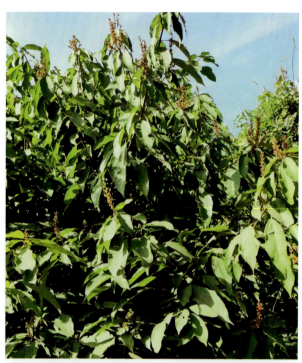

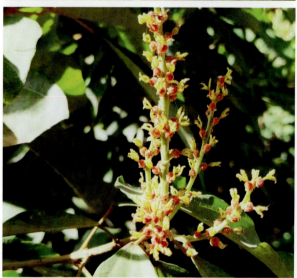

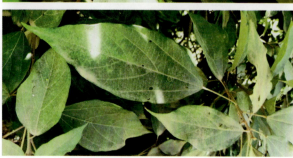

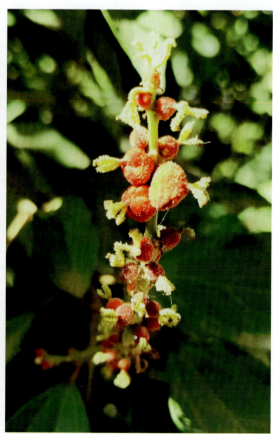

【特征】小乔木或灌木,小枝、嫩叶和花序均密被黄褐色短星状柔毛。叶互生或有时小枝顶部的对生,近革质,卵形、长圆形或卵状披针形,顶端渐尖,基部圆形或楔形,边近全缘,上面无毛,下面被灰黄色星状短茸毛,叶脉上具长柔毛,散生红色颗粒状腺体;基出脉3条,侧脉4~6对;近基部有褐色斑状腺体2~4个;叶柄两端稍增粗,被星状毛。花雌雄异株,花序总状,顶生或腋生,单生或数个簇生;雄花1~5朵簇生于苞腋,花萼裂片3~4枚,长圆形,密被星状毛,具红色颗粒状腺体;雌花花萼裂片3~5枚,卵状披针形,外面密被星状毛;子房被毛,花柱2~3枚,柱头密生羽毛状突起。果:蒴果扁球形,具2(~3)个分果爿,密被红色颗粒状腺体和粉末状毛。种子卵形或球形,黑色,具光泽。

【药用信息】根可清热利湿;果上腺体粉末可驱虫。

野桐

Mallotus tenuifolius

大戟科 野桐属

【特征】小乔木或灌木。树皮褐色;嫩枝具纵棱,枝、叶柄和花序轴均密被褐色星状毛。叶纸质,互生,稀小枝上部有时近对生,形状多变,顶端急尖、凸尖或急渐尖,基部圆形、楔形,稀心形,近叶柄具黑色圆形腺体。叶下面疏被星状粗毛。花雌雄异株,花序总状或下部有分枝,苞片钻形,花蕾球形,顶端急尖,花柱具疣状突起和密被星状毛。雌花序总状,不分枝。蒴果近扁球形,钝三棱形,密被有星状毛的软刺和红色腺点。

【药用信息】活血,健脾,健胃,消炎,涩肠,清热平肝,收敛止血。

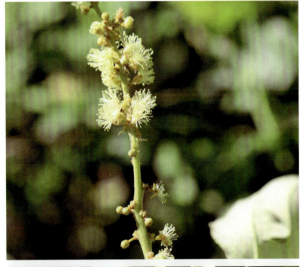

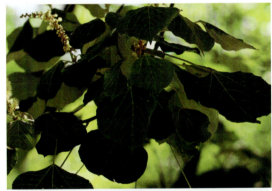

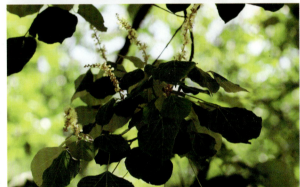

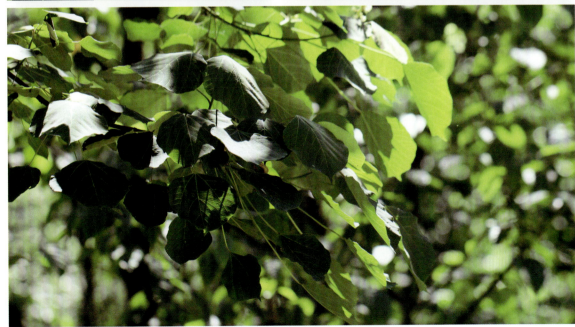

木薯

Manihot esculenta

大戟科 木薯属

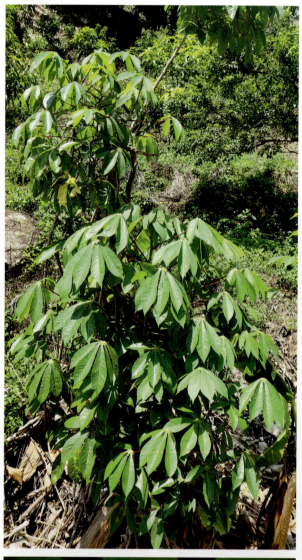

【特征】灌木,块根圆柱状。叶纸质,近圆形,掌状深裂近基部,裂片3～7,倒披针形,先端渐尖,全缘;叶柄稍盾状着生,托叶全缘或具1～2条刚毛状细裂。圆锥花序;萼带紫红色,有白霜;雄花花萼内面被毛,花药顶部被白毛;子房具6纵棱,柱头外弯,摺扇状。蒴果椭球形,具6条波状纵翅。种子稍具3棱,种皮硬壳质,具斑纹,光滑。

【药用信息】叶入药,消肿解毒。

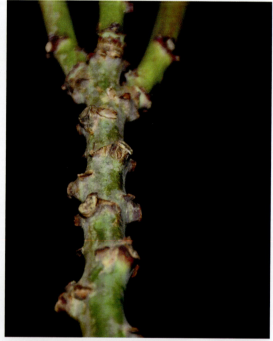

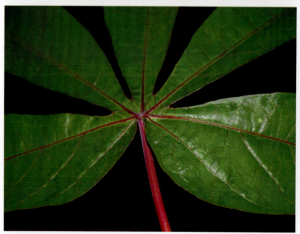

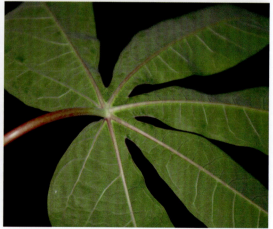

顶花木巴戟

Morinda leiantha

大戟科 巴戟天属

【特征】直立灌木至小乔木；枝深棕色，具棱，有短粗毛或近无毛。叶薄纸质，干时深棕色，长圆状披针形、狭披针形、菱状披针形或倒披针形，顶端渐尖，基部渐狭成柄，全缘，上面无毛或有短柔毛，下面粗糙，无毛或脉处有短柔毛；侧脉每边 5～8 条，细弱，网脉不明显；托叶卵状三角形至卵状披针形，急尖，全缘或顶端 2 浅裂。头状花序长圆形，生于枝顶或腋生；总花序梗上部通常 2～4 分枝，每分枝具头状花序 1；花多数，无梗，每花具钻形苞片 3～5，排成一排；花丝无毛，花药长圆状线形，内藏，2 室，纵裂；花柱内藏，柱头球形，2 裂，子房 3～4 室，每室具胚珠 1 颗；胚珠扁圆形或长圆形，着生于子房隔下部，横生。幼果桑果状。

【药用信息】主治阳痿遗精、宫冷不孕、月经不调、少腹冷痛、风湿痹痛、筋骨痿软。

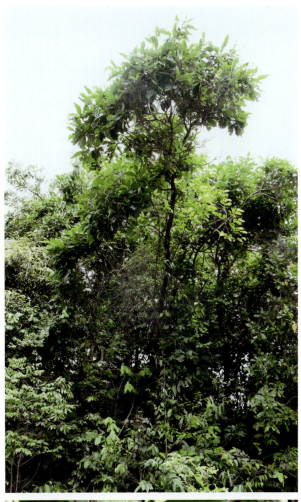

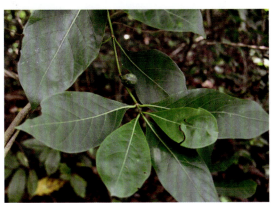

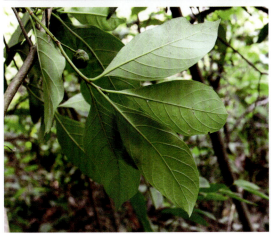

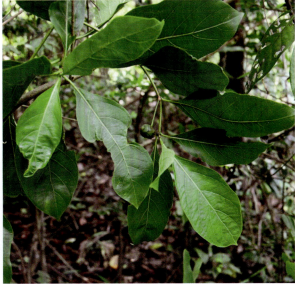

白木乌桕

Neoshirakia japonica

大戟科 白木乌桕属

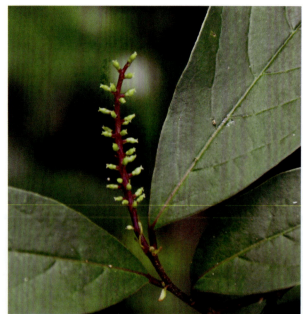

【特征】灌木或乔木,带灰褐色。叶互生,纸质,叶卵形、卵状长方形或椭圆形,顶端短尖或凸尖,基部钝、截平或有时呈微心形,两侧常不等,全缘,背面中上部常于近边缘的脉上有散生的腺体;叶柄两侧薄,呈狭翅状,顶端无腺体;托叶膜质,线状披针形。花单性,雌雄同株常同序,聚集成顶生纤细总状花序,雌花数朵生于花序轴基部,雄花数朵生于花序轴上部,有时整个花序全为雄花;花萼杯状,3裂,裂片有不规则的小齿;雄蕊3枚,稀2枚,常伸出于花萼之外,花药球形,略短于花丝。蒴果三棱状球形,分果爿脱落后无宿存中轴。种子扁球形,无蜡质的假种皮,有雅致的棕褐色斑纹。

【药用信息】根皮入药,利尿消肿。

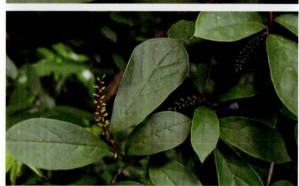
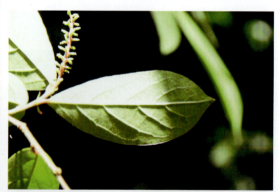
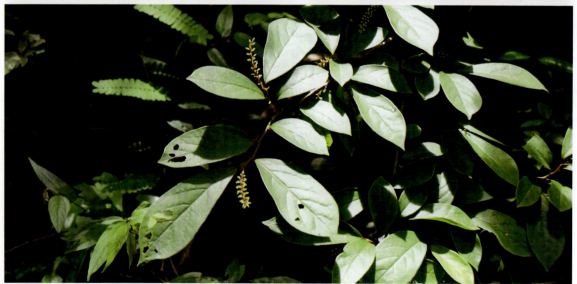

叶轮木

Ostodes paniculata

大戟科 叶轮木属

【特征】乔木,枝、叶无毛。叶薄革质,卵状披针形或长圆状披针形,先端渐尖或尾状,基部圆或宽楔形,侧脉7~8对;托叶早落。花雌雄异株;聚伞圆锥状花序无毛或疏被贴伏微柔毛;雄花萼片5,2片较窄,花瓣5,白色,雄蕊约25枚;雌花花梗花后棒状增粗,萼片、花瓣与雄花同,花盘环状。蒴果扁球形,被微茸毛,密生疣突,中果皮木质。种子褐色,有黄色斑纹。

【药用信息】茎枝和果实中提取分离得到两个具有抗癌活性的化学成分,其乙醇提取物有提高实验性狗低血压和对肠痉挛有镇痉的作用。

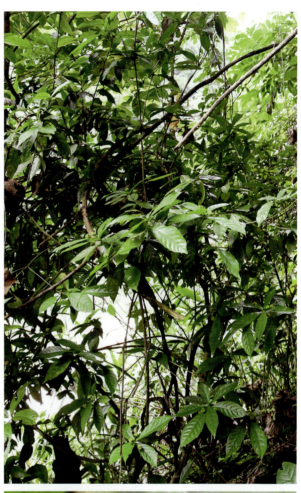

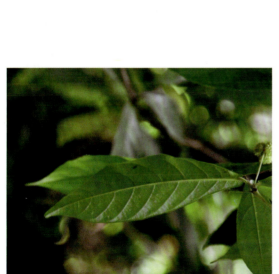

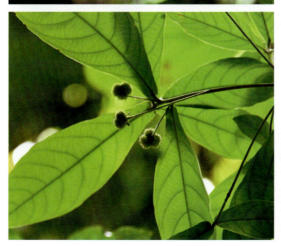

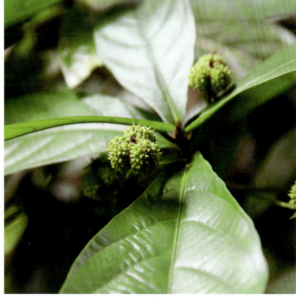

蓖麻 *Ricinus communis*

大戟科 蓖麻属

【特征】一年生粗壮草本或草质灌木。叶互生,近圆形,掌状7~11裂,裂片卵状披针形或长圆形,具锯齿;叶柄粗,中空,盾状着生,顶端具2盘状腺体,基部具腺体,托叶长三角形,合生,早落。花雌雄同株,无花瓣,无花盘;总状或圆锥花序,顶生,后与叶对生,雄花生于花序下部,雌花生于上部,均多朵簇生苞腋;花梗细长;子房密生软刺或无刺,3室,每室1胚珠,花柱3,顶部2裂,密生乳头状突起。蒴果卵球形或近球形,具软刺或平滑。种子椭圆形,光滑,具淡褐色或灰白色斑纹,胚乳肉质;种阜大。

【药用信息】叶能消肿拔毒,止痒;根可祛风活血,止痛镇静。

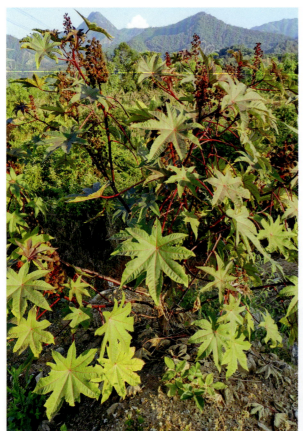

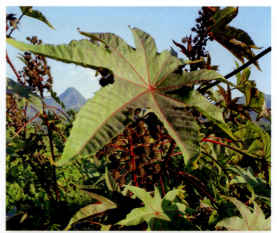

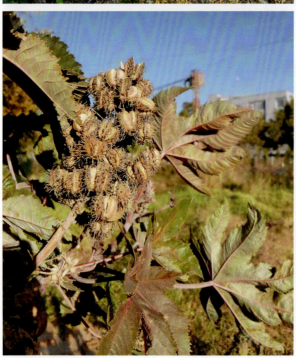

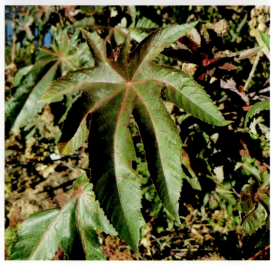

Strophioblachia fimbricalyx

大戟科 宿萼木属

宿萼木

【特征】灌木,幼枝被柔毛,旋脱落;皮孔细小。叶膜质,卵状披针形、卵形或倒卵状披针形,先端通常渐尖,基部宽楔形或近全缘,老叶两面无毛,侧脉6~8对。总状花序聚伞状,花序轴无毛;雄花萼片卵圆形,花瓣倒卵形,与萼片近等长,腺体宽扁,雄蕊15~30;雌花萼片卵形,花后增大,宿存,边缘密生长具柄腺毛,无花瓣,花盘环状。蒴果卵球形,稍扁,具3纵沟,无毛,红褐色。

【药用信息】抗炎抗菌,抗肿瘤,降血脂。

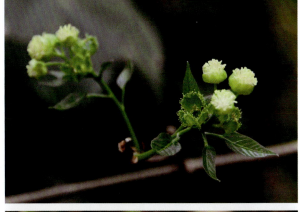
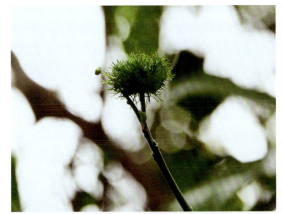
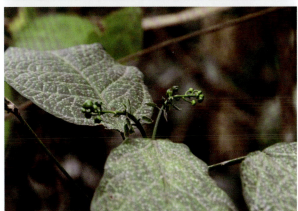
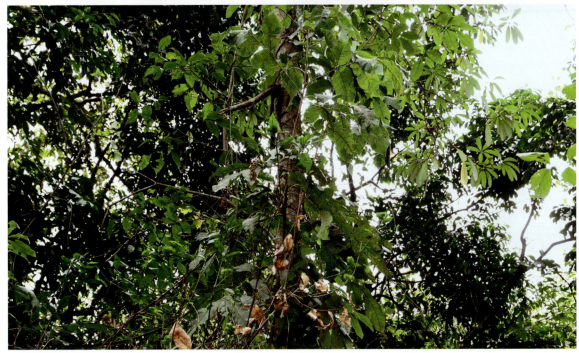

山乌桕

Triadica cochinchinensis

大戟科 乌桕属

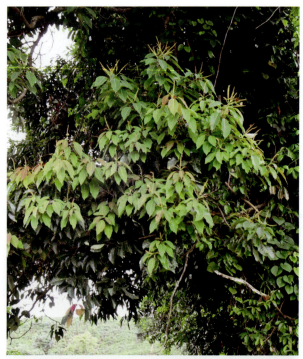

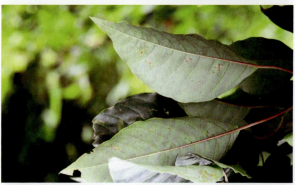

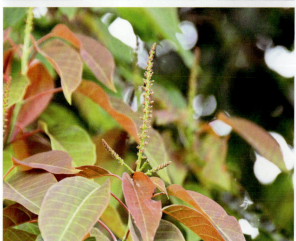

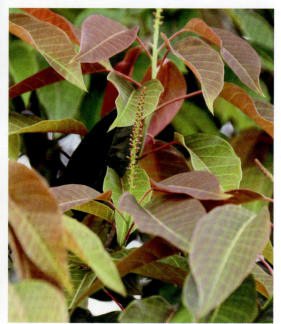

【特征】乔木或灌木,各部均无毛。小枝灰褐色,有皮孔。叶互生,纸质,嫩时呈淡红色,叶片椭圆形或长卵形,顶端钝或短渐尖,基部短狭或楔形,背面近缘常有数个圆形的腺体;中脉在两面均凸起,于背面尤著,侧脉纤细,8~12对,互生或有时近对生,略呈弧状上升,离缘弯拱网结,网脉很柔弱,通常明显;叶柄纤细,顶端具2毗连的腺体;托叶小,近卵形,易脱落。花单性,雌雄同株,顶生总状花序,雌花生于花序轴下部,雄花生于花序轴上部或有时整个花序全为雄花。雄花花梗丝状;苞片卵形,顶端锐尖,基部两侧各具一长圆形或肾形腺体,每一苞片内有5~7朵花;小苞片小,狭;花萼杯状,具不整齐的裂齿;花丝短,花药球形。雌花花梗粗壮,圆柱形;苞片几与雄花的相似,每一苞片内仅有1朵花;花萼3深裂几达基部,裂片三角形,顶端短尖,边缘有疏细齿;子房卵形,3室,花柱粗壮,柱头3,外反。蒴果黑色,球形,分果爿脱落后而中轴宿存,种子近球形,外薄被蜡质的假种皮。种子近球形,薄被蜡质假种皮。

【药用信息】根皮及叶药用,治跌打扭伤、痈疮、毒蛇咬伤及便秘等。

异叶三宝木

Trigonostemon flavidus

大戟科 三宝木属

【特征】灌木,小枝密被黄褐色长硬毛,老枝粗糙,几无毛。叶纸质,倒披针形至长圆状倒披针形。顶端短渐尖,尖头尾状,基部渐狭,基端耳状或近心形,全缘或中部以上有不明显疏细齿,两面疏生长柔毛,边缘具睫毛;侧脉每边8~10条,在近叶缘处弯拱消失;叶柄密被黄棕色长硬毛。花雌雄异序(或同序),雄花序总状,腋生,具少数花;苞片4~5枚,线状披针形,多少呈镰状;雄花萼片5枚,被长硬毛,其中3枚较大;花瓣倒卵状椭圆形,暗紫红色;腺体5枚;雄蕊3枚,花丝合生。雌花单生叶腋,花梗短,或有时生于花序上部;萼片披针形,被长硬毛;花瓣与雄花同;腺体5枚;子房密被毛,花柱顶端2裂。宿存萼片和苞片均呈披针形,长约2cm。蒴果近球形,具3纵沟,密被黄褐色长硬毛。种子扁球状,栗褐色,具黄色斑纹,平滑。

【药用信息】茎入药,可抗菌、抗肿瘤、抗病毒。

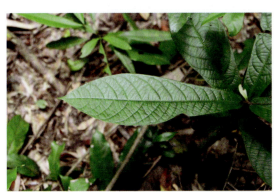

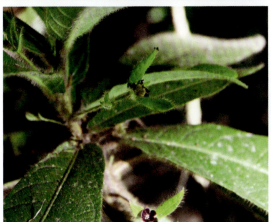

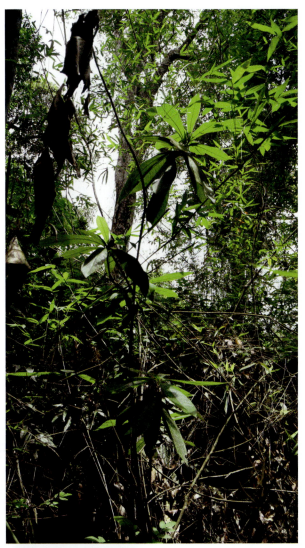

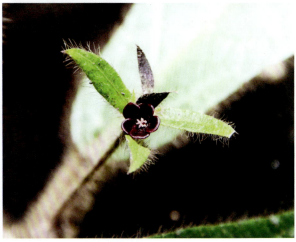

Trigonostemon reidioides

Trigonostemon reidioides

大戟科 三宝木属

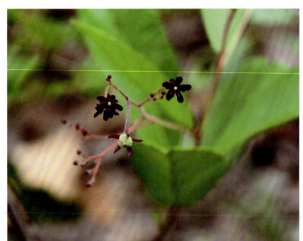

【特征】灌木,小枝被短柔毛,光泽明亮。托叶三角形。叶柄稀疏有毛;叶片狭长或宽长圆形,倒披针形或卵圆形披针形,纸质,两侧多毛,基部钝圆,边缘腺锯齿状,尖锐,侧脉8～12对。花序总状,腋生。雄花:萼片倒卵形,外被毛;花瓣倒披针形或倒卵形,深红色;盘状隆起,波浪状;雄蕊3。雌花:萼片5,长椭圆形,外稀疏被毛;花瓣5,倒卵形,深红色;圆盘状;子房短小。果实球形,被柔毛。种子球形。

【药用信息】同三宝木属植物。

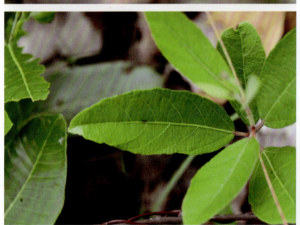
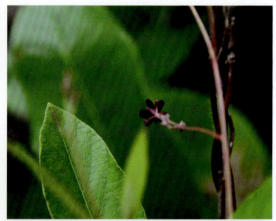
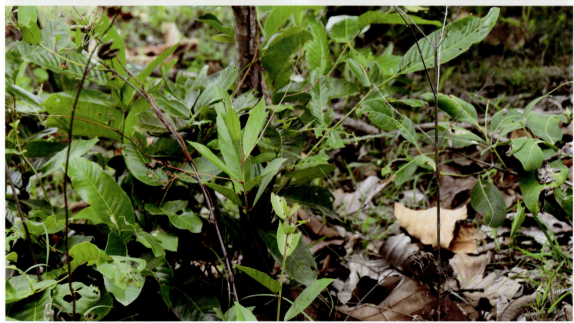

Vernicia fordii

油桐

大戟科 油桐属

【特征】落叶乔木。叶卵圆形,先端短尖,基部平截或浅心形,全缘,叶柄与叶近等长。花雌雄同株,先叶或与叶同放;萼2～3裂,被褐色微毛,花瓣白色,有淡红色脉纹,倒卵形;雄花雄蕊8～12,外轮离生,内轮花丝中部以下合生;雌花子房3～8室。核果近球形,果皮平滑。

【药用信息】根,下气消积,利水化痰,驱虫;叶,清热消肿,解毒杀虫;花,清热解毒,生肌。

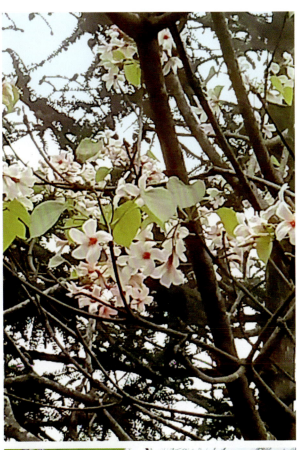

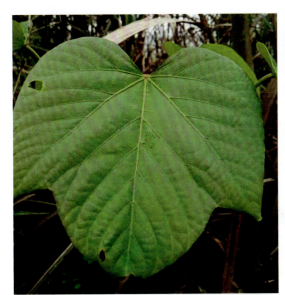

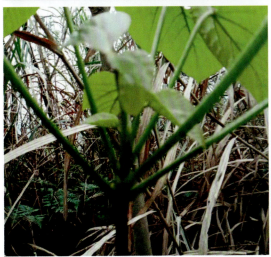

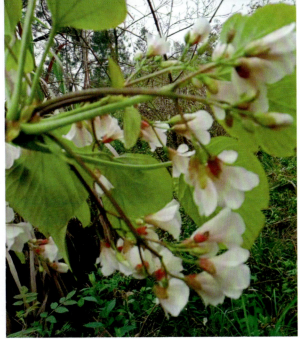

木油桐

Vernicia montana

大戟科 油桐属

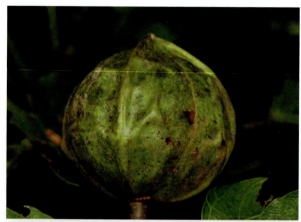

【特征】落叶乔木。叶宽卵形,先端短尖或渐尖,基部心形或平截,全缘或2~5浅裂,老叶下面沿脉被柔毛,掌状脉5;叶柄无毛,顶端有2具柄杯状腺体。花序生于当年已发叶枝条,雌雄异株或同株异序;萼无毛,2~3裂,花瓣白色或基部紫红色,有紫红脉纹;雄花雄蕊8~10,2轮;雌花子房密被褐色毛。核果卵球状,具3纵棱,有网状皱纹。种子3,扁球形,种皮厚,有疣突。

【药用信息】含木油桐醇,止痛消肿,凉血解毒。

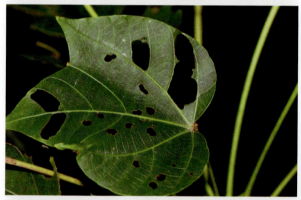
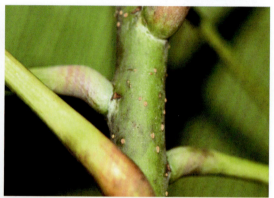
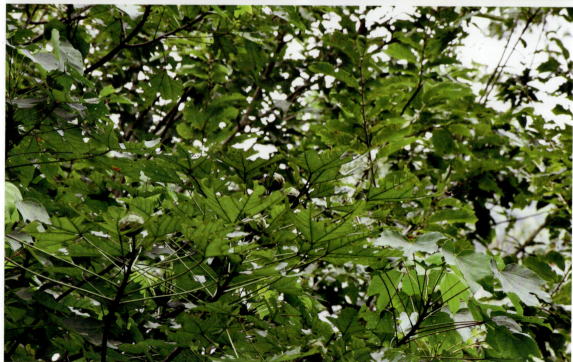

Biancaea sappan

苏木

豆科 云实属

【特征】小乔木,具疏刺,除老枝、叶下面和荚果外,多少被细柔毛。二回羽状复叶;羽片 7～13 对;小叶 10～17 对,紧靠,无柄,长圆形或长圆状菱形,先端微缺,基部歪斜,以斜角着生于羽轴上;侧脉明显。花梗被细柔毛;花托浅钟形;萼片 5,稍不等,下面 1 片较大,呈兜状;花瓣黄色,宽倒卵形,最上面 1 片基部带粉红色,具瓣柄;雄蕊稍伸出,花丝下部密被柔毛;子房被灰色茸毛,具柄,花柱细长,被毛,柱头截平。荚果木质,稍压扁,近长圆形或长圆状倒卵形,基部稍窄,先端斜向平截,上角有外弯或上翘的硬喙,不开裂,红棕色,有光泽。种子 3～4。

【药用信息】干燥心材入药,行血祛瘀,消肿止痛。

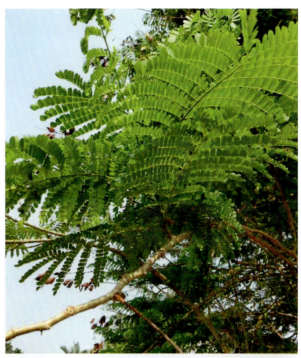

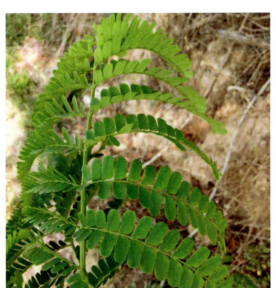

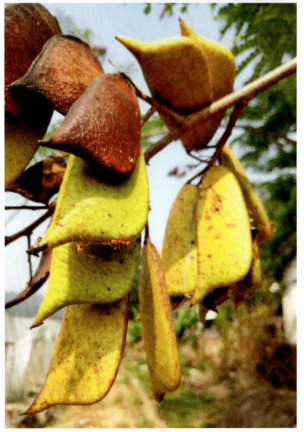

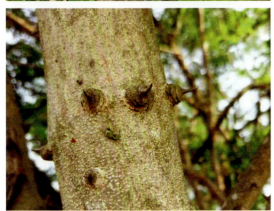

二歧山蚂蝗

Bouffordia dichotoma

豆科 二歧山蚂蟥属

【特征】披散草本或亚灌木，基部木质，分枝及茎明显具棱，被贴伏长直毛和伸展钩状毛。叶为羽状三出复叶，有时近茎基部具1小叶；托叶宿存，抱茎，三角形，先端锐尖至渐尖，基部明显偏斜，心形，具明显的耳，无毛或近无毛，具线纹；叶柄被毛；小叶厚纸质，侧脉每边8～13条，直达叶缘处；小托叶三角形或卵形。总状花序顶生和腋生，或为顶生圆锥花序，总花梗被钩状毛，花稀疏，每2～3朵生于花序节上；苞片狭卵形，宿存，外面被毛，内面无毛，无小苞片；花萼漏斗形密被长直毛和短钩状毛，4裂，裂片狭三角形，长约1mm，与萼筒等长，上部裂片2裂；花冠紫色至堇色，旗瓣倒卵形或宽倒卵形，基部有短瓣柄；翼瓣、龙骨瓣具短瓣柄；雄蕊二体；子房密被柔毛，有胚珠5～6。荚果狭长圆形，密被钩状毛，腹背缝线浅缢缩，略呈念珠状，有荚节5～6；荚节近方形至长圆形，多少具网脉。

【药用信息】解热，利尿。

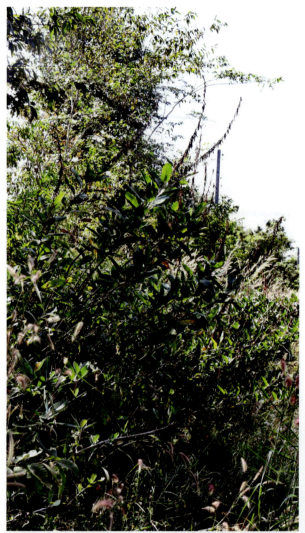

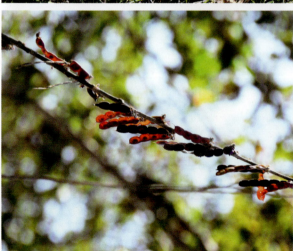

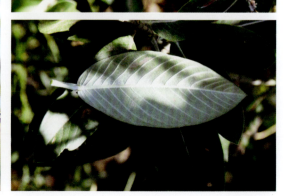

距瓣豆

Centrosema pubescens

豆科 距瓣豆属

【特征】多年生草质藤本,各部稍被柔毛;茎纤细。叶具羽状3小叶;托叶卵形或卵状披针形,宿存;顶生小叶椭圆形、长圆形或近卵形,先端急尖或短渐尖,基部钝或圆,两面薄被柔毛,侧脉5~6对,近边缘处连结;侧生小叶稍小,微偏斜;小托叶刚毛状;顶生者较长。总状花序腋生;花序顶部常密集2~4花;苞片与托叶相似;花萼5裂齿,上部2齿多少合生,下部1齿最长,线形;小苞片具明显线纹,与萼贴生,长于苞片;花冠淡紫红色,旗瓣背面密被柔毛,近基部具一短距,翼瓣一侧具下弯的耳,龙骨瓣宽而内弯,各瓣均具短瓣柄。荚果线形,扁平,先端渐尖,具直细的长喙,果瓣近背腹两缝线均凸起,呈脊状。种子7~15,长椭圆形,无种阜,种脐小。

【药用信息】距瓣豆的甲醇提取物中含有丰富的黄酮类化合物槲皮素,具有较高的抗微生物活性和较强的抗氧化活性。

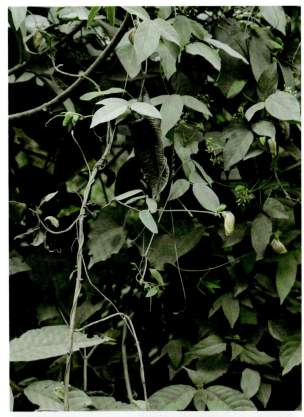
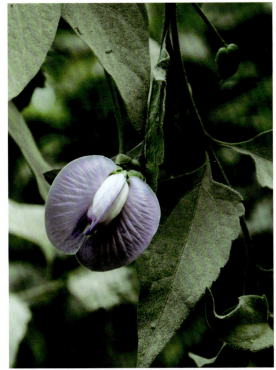
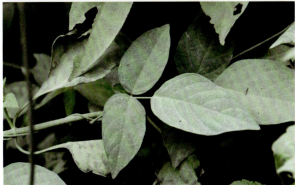
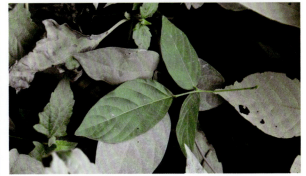

铺地蝙蝠草 *Christia obcordata*

豆科 蝙蝠草属

【特征】多年生平卧草本，茎与枝极纤细，被灰色短柔毛。叶通常具3小叶，稀单小叶；叶柄丝状；顶生小叶多肾形、圆三角形或倒卵形，先端平截而微凹，基部宽楔形，侧生小叶较小，倒卵形、心形或近圆形，上面无毛，下面疏被毛，侧脉3~5对。总状花序多顶生，每节生1花；花小；花萼半透明，被灰色柔毛，裂片与萼筒等长，上部2裂片稍合生；花冠蓝紫或玫瑰红色，略长于花萼。荚果有荚节4~5，完全藏于萼内；荚节圆形，无毛。

【药用信息】全株入药，利水通淋，散瘀，解毒。

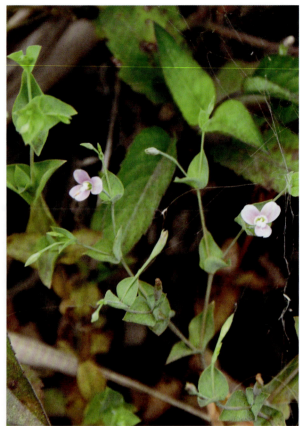
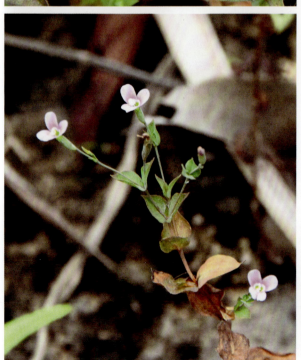
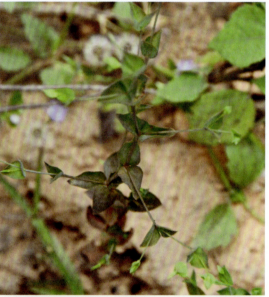
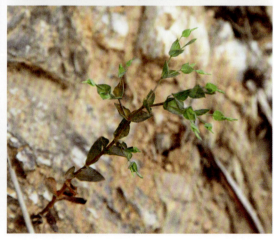

巴豆藤

Craspedolobium unijugum

豆科 巴豆藤属

【特征】攀缘灌木,茎圆柱形,灰白色,粗糙,小枝初被淡黄色茸毛,后秃净,具细棱。羽状复叶;叶轴密被茸毛;托叶针刺状;小叶仅1对,纸质,阔卵形,顶生小叶大,先端急尖,基部近心形,侧生小叶左右2枚不等大,上面除中脉被茸毛外,光滑无毛,平坦,下面密被淡黄色细硬毛,侧脉7~8对,平行近叶缘环结,细脉横向连成网状,隆起;小叶柄被茸毛;小托叶刺毛状。圆锥花序腋生或顶生,被毛,生花枝2~4,节短;花多数;小苞片贴萼生;花梗与萼同被红色茸毛;花萼筒状,萼齿三角形,尖头,略短于萼筒;花冠米黄色,旗瓣圆形,具黑色斑点,无胼胝体,翼瓣具双耳,龙骨瓣截形;雄蕊二体,对旗瓣的1枚离生;子房线形,密被茸毛,花柱短于子房,胚珠10粒。荚果线形,顶端尖,基部具短颈。种子球形,种子处鼓胀,种子间缢缩成串珠状,密被黄色茸毛,迟裂,有种子4~6粒。

【药用信息】根入药,行血调经,祛风除湿。

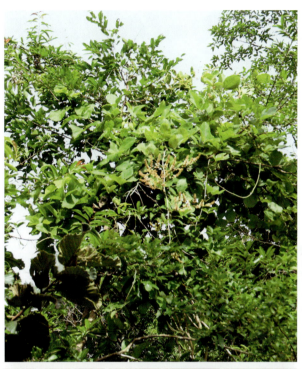

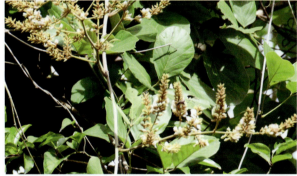

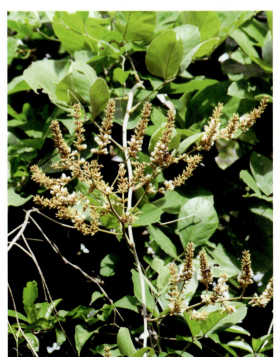

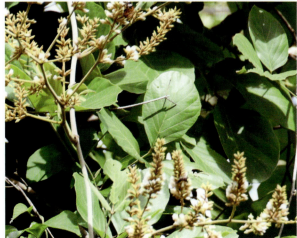

四棱猪屎豆

Crotalaria tetragona

豆科 猪屎豆属

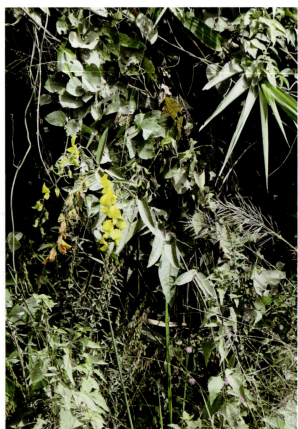

【特征】多年生平卧草本,茎与枝极纤细,被灰色短柔毛。叶通常具3小叶,稀单小叶;叶柄丝状;顶生小叶多肾形、圆三角形或倒卵形,先端平截而微凹,基部宽楔形,侧生小叶较小,倒卵形、心形或近圆形,上面无毛,下面疏被毛,侧脉3~5对。总状花序多顶生,每节生1花;花小;花萼半透明,被灰色柔毛,裂片与萼筒等长,上部2裂片稍合生;花冠蓝紫或玫瑰红色,略长于花萼。荚果有荚节4~5,完全藏于萼内;荚节圆形,无毛。

【药用信息】全株入药,利水通淋,散瘀,解毒。

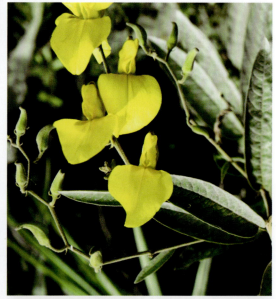

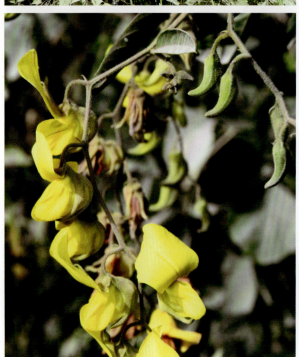

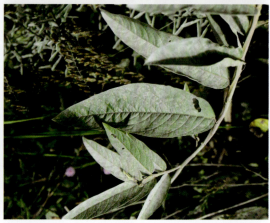

Desmodium oblongum

豆科 山蚂蝗属

长圆叶山蚂蝗

【特征】灌木,直立,多分枝,疏生有钩状毛。有小叶1;具密、小、钩或直紧贴的毛;叶片长圆形或长圆状披针形,背面密被压短柔毛,脉疏生细钩毛,正面无毛,沿脉有毛。圆锥花序顶生或腋生,花序松弛,每节2花。花萼裂片约等长筒部。花冠紫色或堇色;标准近圆形到宽倒卵形,短有爪;翅斜长圆形,耳状,短爪;龙骨爪。雄蕊单体雄蕊的。子房贴伏短柔毛,6~9胚珠。

【药用信息】根及全草入药,祛风活络,解毒消肿。

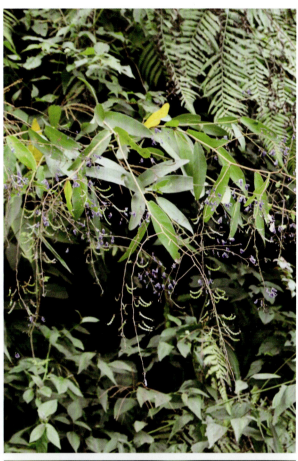

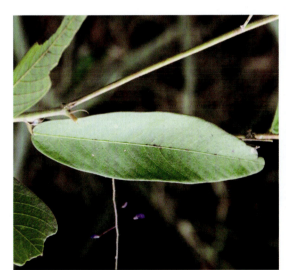

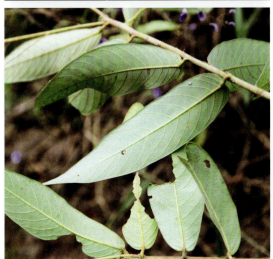

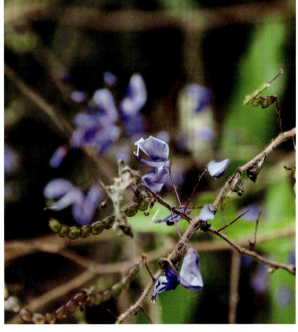

鸡头薯

Eriosema chinense

豆科 鸡头薯属

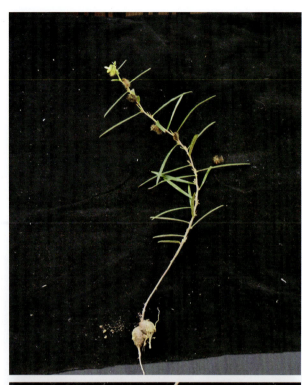

【特征】多年生直立草本，密被锈色长柔毛。托叶线形至线状披针形，有细脉纹，被毛，宿存；叶仅具单小叶，披针形，先端钝或急尖，基部圆形或有时微心形，上面及叶缘散生棕色长柔毛，下面被灰白色短茸毛，沿主脉密被棕色长柔毛；近无柄。总状花序腋生，极短，通常有花1~2朵；苞片线形；花萼钟状，5裂，裂片披针形，被棕色近丝质柔毛；花冠淡黄色，旗瓣倒卵形，背面略被丝质毛，基部具2枚下垂、长圆形的耳，翼瓣倒卵状长圆形，一侧具短耳，龙骨瓣比翼瓣短，但形状相仿；子房密被白色长硬毛，花柱内弯，无毛。荚果菱状椭圆形，成熟时黑色，被褐色长硬毛。种子2颗，小，肾形，黑色，种脐长线形，珠柄着生于种脐的一端。

【药用信息】块根入药，滋阴、清热解毒、祛痰、消肿。

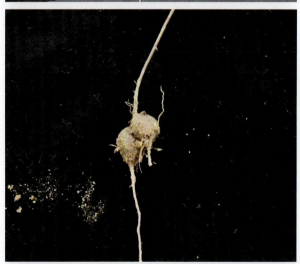

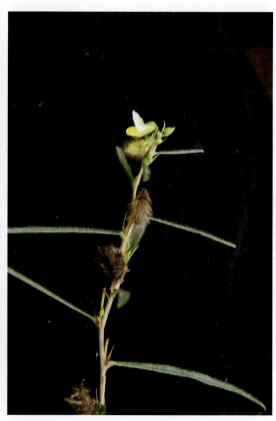

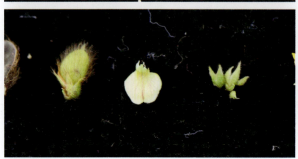

宽叶千斤拔

Flemingia latifolia

豆科 千斤拔属

【特征】直立灌木,幼枝密被锈色茸毛。叶具指状3小叶;托叶披针形,早落;叶柄粗壮,具窄翅,被灰色短柔毛;顶生小叶椭圆形或椭圆状披针形,先端渐尖或急尖,基部宽楔形或圆,两面被短柔毛,下面密被黑色腺点,侧生小叶偏斜。总状花序腋生或顶生,1～3聚生于叶腋;花序梗甚短,与序轴均密被诱色茸毛;花排列甚紧密;苞片椭圆形或椭圆状披针形,先端钝,外面密被锈色茸毛;花萼筒状,长约1cm,裂片5,上方2裂片合生;花冠紫红色或粉红色。荚果椭圆形,膨胀,被锈色茸毛。种子2粒。

【药用信息】根供药用,祛风除湿、舒筋活络、强筋壮骨、消炎止痛。

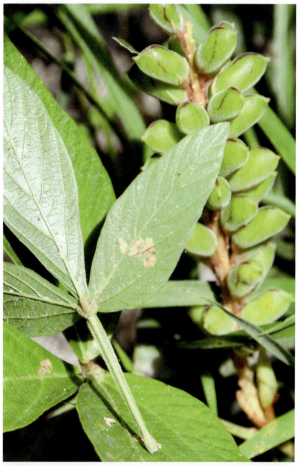

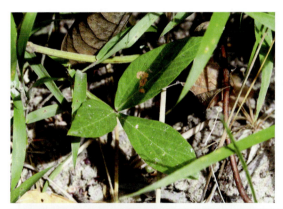

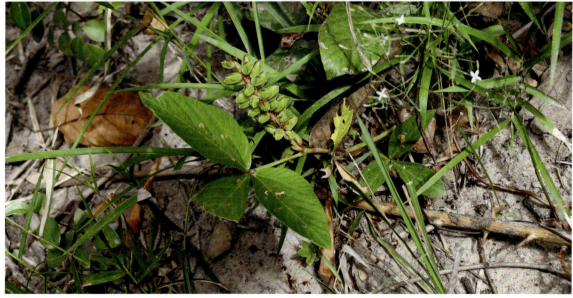

大叶千斤拔

Flemingia macrophylla

豆科 千斤拔属

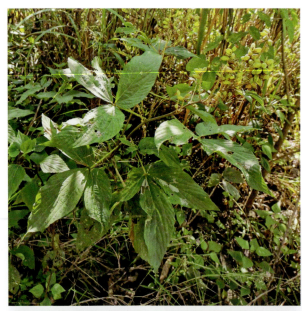

【特征】直立灌木,幼枝密被灰色或灰褐色丝质柔毛。叶具掌状3小叶;托叶披针形,早落;叶柄具窄翅,被丝质柔毛;顶生小叶宽披针形至椭圆形,先端渐尖,基部楔形,两面除沿脉被灰褐色丝质柔毛外,其余无毛,下面被黑褐色腺点;侧生小叶略小,偏斜。总状花序常数枚簇生于叶腋;花序梗不明显,花序轴承密被灰褐色柔毛;苞片三角状卵形,先端渐尖;花多而密;花萼钟状,密被丝质短柔毛,裂片5,线状披针形;花冠紫红色,旗瓣长椭圆形,瓣片基部具短瓣柄,两侧各具1耳,翼瓣窄椭圆形,龙骨瓣稍长于翼瓣;子房被丝质毛。荚果椭圆形,疏被短柔毛。种子1~2。

【药用信息】根供药用,祛风活血,强腰壮骨,治风湿骨痛。

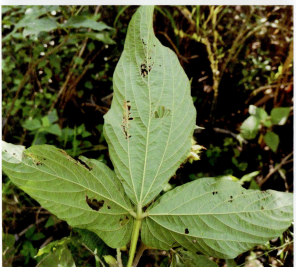

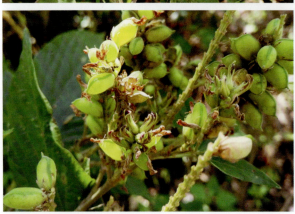

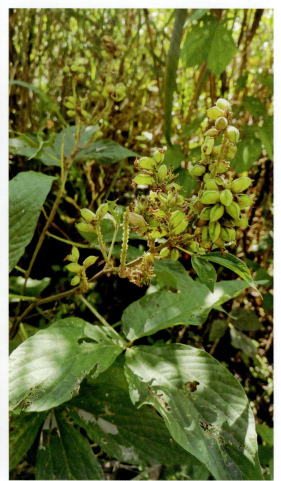

Galactia tenuiflora
豆科 乳豆属

乳豆

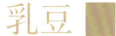

【特征】多年生草质藤本,茎密被灰白色或灰黄色长柔毛。小叶纸质,椭圆形,两端钝圆,先端微凹入,具小凸尖,上面深绿色,疏被短柔毛,下面密被灰白或黄绿色长柔毛;侧脉 4~7 对,纤细,两面微凸起;小托叶针状。总状花序腋生,花冠淡蓝色,旗瓣倒卵形,龙骨瓣稍长于翼瓣,背部微弯,基部具小耳;对旗瓣的 1 枚雄蕊完全离生,花药长圆形;子房无柄,扁平,密被长柔毛,有胚珠约 10 颗,花柱突出,顶部弯,无毛。荚果线形,初时被长柔毛,后渐变无毛。种子肾形,棕褐色。

【药用信息】从乳豆种子中分离出一种新的抗 H 凝集素。

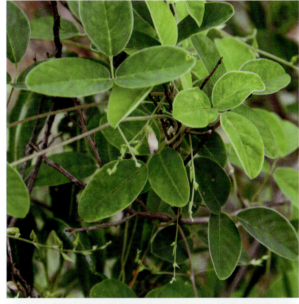
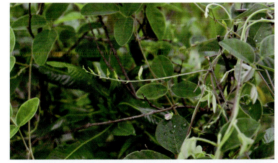
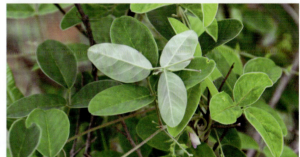
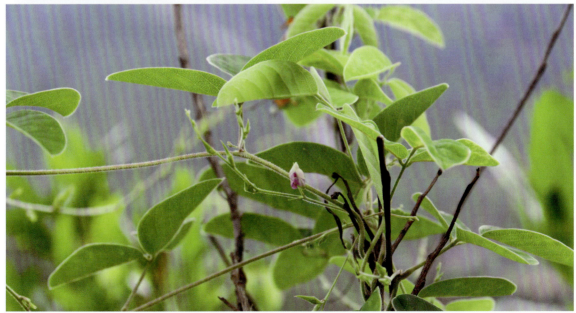

皂荚

Gleditsia sinensis

豆科 皂荚属

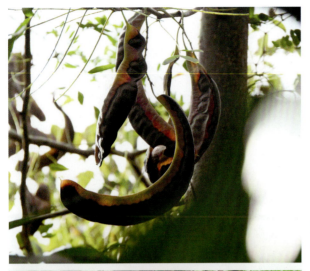

【特征】落叶乔木,刺圆柱形,常分枝。叶为一回羽状复叶;小叶卵状披针形或长圆形,先端急尖或渐尖,顶端圆钝,基部圆或楔形,中脉在基部稍歪斜,具细锯齿,上面网脉明显。花杂性,黄白色,总状花序;萼片4,两面被柔毛,花瓣4,被微柔毛,雄蕊6~8;子房缝线上及基部被柔毛。荚果带状,肥厚,劲直,两面膨起;果瓣革质,褐棕或红褐色,常被白色粉霜,有多数种子。或荚果短小,稍弯呈新月形,俗称猪牙皂,内无种子。

【药用信息】荚、子、刺均入药,祛痰通窍、镇咳利尿、消肿排脓、杀虫治癣。

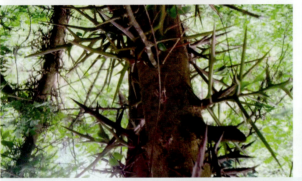
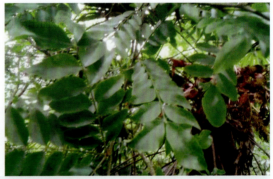
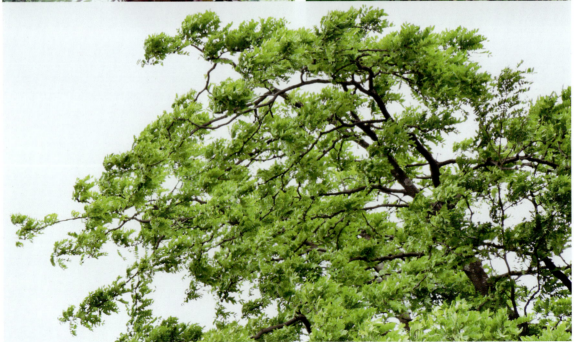

Guilandina minax

豆科 鹰叶刺属

喙荚云实

【特征】有刺藤本,各部被短柔毛。二回羽状复叶;托叶锥状;羽片5~8对;小叶6~12对,对生,椭圆形或长圆形,先端圆钝或急尖,基部圆,微偏斜,两面沿中脉被短柔毛。总状花序或圆锥花序顶生;苞片卵状披针形,先端短渐尖;萼片5;花瓣5,白色,有紫红色斑点,倒卵形,先端圆钝,基部靠合,外面和边缘有毛;雄蕊10,较花瓣稍短,花丝下部密被长柔毛;子房密生细刺,花柱稍超出雄蕊,无毛。果:荚果长圆形,顶端圆钝,有喙,果瓣密生针状刺。种子4~8,椭圆状球形,一侧稍凹陷,有环状纹。

【药用信息】根茎叶入药,清热解暑,消肿,止痛,止痒。

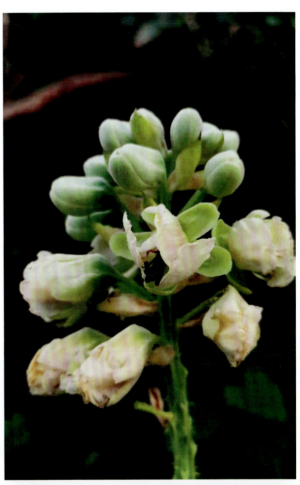

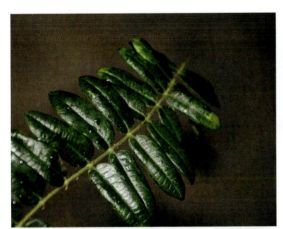

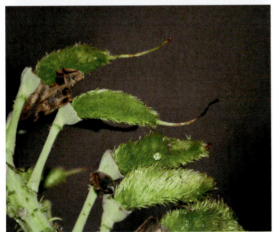

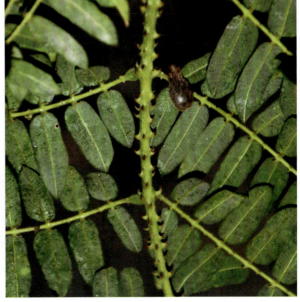

肾叶山蚂蝗

Huangtcia renifolia

豆科 肾叶山蚂蟥属

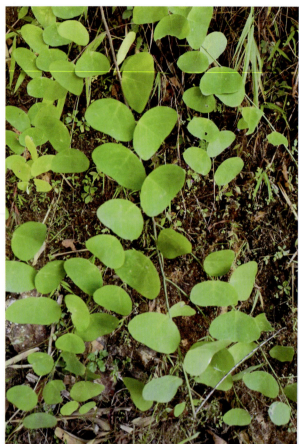

【特征】亚灌木,多分枝,通常无毛。叶为单小叶;叶柄纤细;小叶膜质,肾形或扁菱形,通常宽大于长,两端平截或先端微凹,基部宽楔形,两面无毛,侧脉3～4对。圆锥花序顶生或腋生总状花序;花序梗纤细;花疏离,2～5生于每节上,有时单生于叶腋;花梗疏生小钩状毛;花萼上部裂片全缘;花冠白、淡黄或紫色,旗瓣倒卵形,具宽短瓣柄,翼瓣窄长圆形,龙骨瓣长椭圆形,均具长瓣柄;雄蕊单体。荚果窄长圆形,腹缝线直或稍缢缩,背缝线稍缢缩或深缢缩,有2～5荚节。

【药用信息】全草入药,可解热,利尿,活血,解毒。

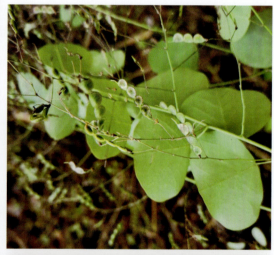

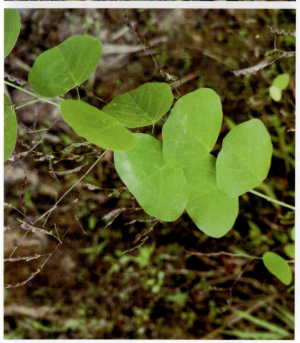

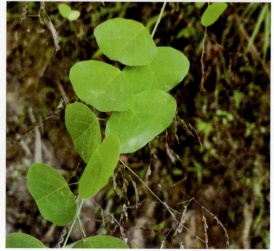

小叶细蚂蝗

Leptodesmia microphylla Ohashi

豆科 细蚂蝗属

【特征】多年生草本,平卧或直立;茎多分枝,纤细,通常红褐色,近无毛。叶具3小叶,有时为单小叶;小叶倒卵状长椭圆形或长椭圆形,较小叶先端圆,基部宽楔形,上面无毛,下面被疏柔毛或无毛,侧脉4~5对。总状花序顶生或腋生,被黄褐色开展柔毛;花6~10朵,花小;苞片卵形,被黄褐色柔毛;花梗纤细,略被短柔毛;花萼5深裂,密被黄褐色长柔毛,裂片线状披针形;花冠粉红色,与花萼近等长,旗瓣倒卵形或倒卵状圆形,中部以下渐狭;具短瓣柄,翼瓣倒卵形,具耳和瓣柄,龙骨瓣长椭圆形,较翼瓣长,弯曲;雄蕊二体;子房线形,被毛。荚果,腹背两缝线浅齿状,通常有荚节3~4,有时2或5,荚节近圆形,扁平,被小钩状毛和缘毛或近于无毛;有网脉。

【药用信息】根及全草入药,健脾利湿,止咳平喘,解毒消肿。

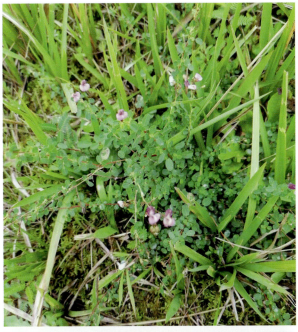

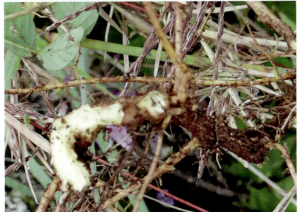

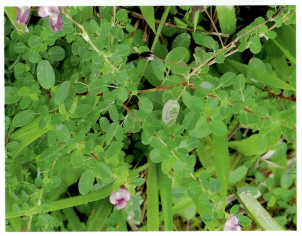

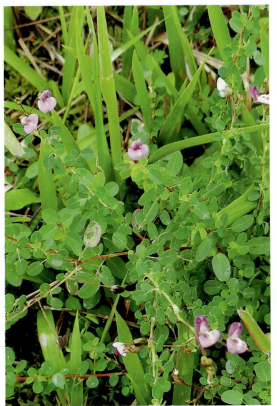

紫花大翼豆 *Macroptilium atropurpureum*
豆科 大翼豆属

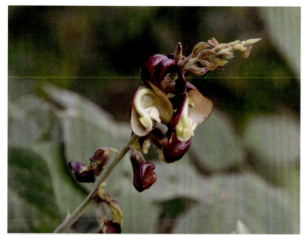

【特征】多年生蔓性草本,茎被短柔毛或茸毛,逐节生根。羽状复叶具3小叶;托叶卵形,被长柔毛,脉显露;小叶卵形至菱形,有时具裂片,侧生小叶偏斜,外侧具裂片,先端钝或急尖,基部圆形,上面被短柔毛,下面被银色茸毛。花萼钟状,被白色长柔毛,具5齿;花冠深紫色,旗瓣具长瓣柄。荚果线形,顶端具喙尖。种子12~15,长圆状椭圆形,具棕色及黑色大理石花纹,具凹痕。

【药用信息】舒筋活络,清热解毒,活血化瘀。

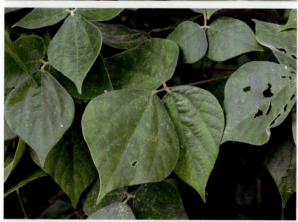
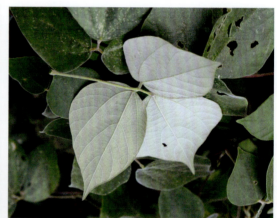
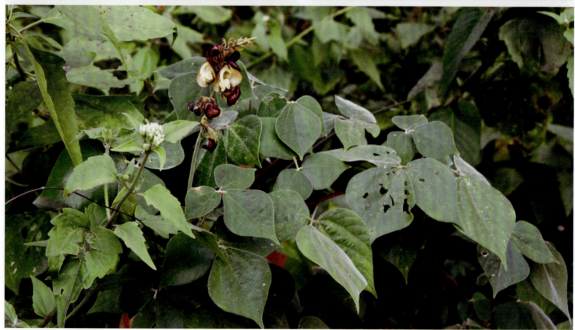

大翼豆

Macroptilium lathyroides

豆科 大翼豆属

【特征】一年生或二年生直立草本,有时蔓生或缠绕,茎密被短柔毛。羽状复叶具3小叶;托叶披针形,脉纹显露;小叶狭椭圆形至卵状披针形,先端急尖,基部楔形,上面无毛,下面密被短柔毛或薄被长柔毛,无裂片或微具裂片。花成对稀疏地生于花序轴的上部;花萼管状钟形;萼齿短三角形;花冠紫红色,旗瓣近圆形,有时染绿,翼瓣具白色瓣柄,龙骨瓣先端旋卷。荚果线形,密被短柔毛。种子18~30;斜长圆形,棕色或具棕色及黑色斑,具凹痕。

【药用信息】能缓解胸闷气短,增强免疫力,治疗呼吸系统疾病。活血,解毒。

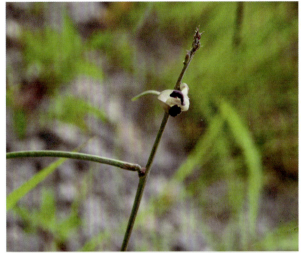

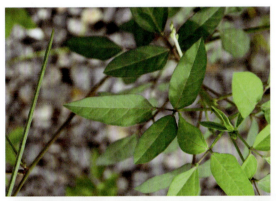

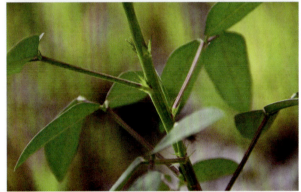

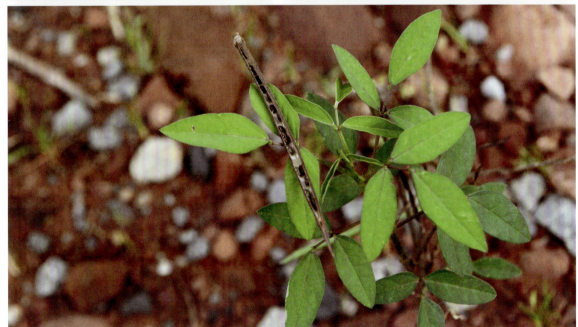

草葛

Neustanthus phaseoloides

豆科 草葛属

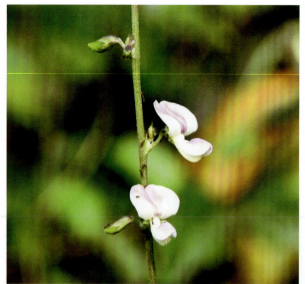

【特征】草质藤本,茎纤细,被黄色开展长硬毛。托叶基着生,卵状披针形;小叶宽卵形、菱形或卵状菱形,侧生的较小,基部偏斜,全缘或3裂,上面被紧贴的长硬毛,下面灰绿色,密被白色长硬毛。总状花序单生,中部以上着花;花聚生节上;花萼钟状,被紧贴长硬毛,下部的萼齿先端呈刚毛状,其余的三角形,较短;花冠浅蓝或淡紫色,旗瓣近圆形,翼瓣倒卵状长椭圆形,基部的一侧有宽而圆的耳,龙骨瓣镰刀状,顶端具短喙,基部平截,稍短于翼瓣;子房线形,疏被毛。荚果近圆柱形,仅幼时被紧贴的长硬毛。种子长圆形,两端平截。

【药用信息】可抗氧化,改善血脂,降血压血糖。

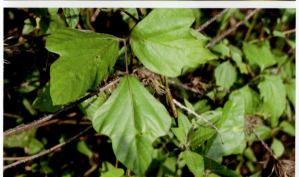
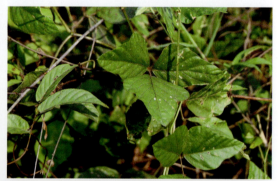
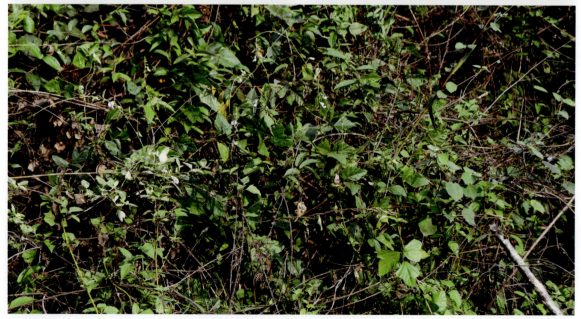

Phylacium majus

苞护豆

豆科 苞护豆属

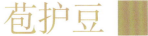

【特征】缠绕草本,基部稍木质。叶具3小叶;叶柄基部膨大,被贴伏柔毛;小叶纸质,卵状长圆形,侧生小叶略小,先端极钝,基部圆或稍心形,上面无毛,下面密被灰黄色短毛,侧脉8~10对。总状花序腋生,有时有1~2分枝,有倒向糙伏毛;花簇生;苞片兜状折叠,花后增大,有脉,外面无毛,内面被糙伏毛,每苞有花1.4朵,花萼外面被糙伏毛,5裂;花冠白色,近等长,旗瓣近圆形,瓣柄短,基部具明显的耳,翼瓣长圆形,具长耳,龙骨瓣近挺直,先端钝,具短耳,子房具短柄,基部有环状花盘。荚果卵形,先端急尖,被倒向贴伏毛,有网脉。种子1颗,肾形,棕色。

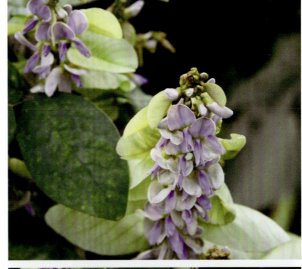

【药用信息】暂无相关信息。

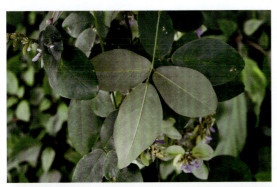
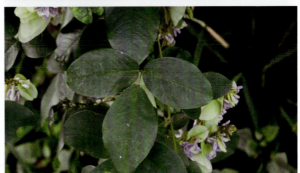
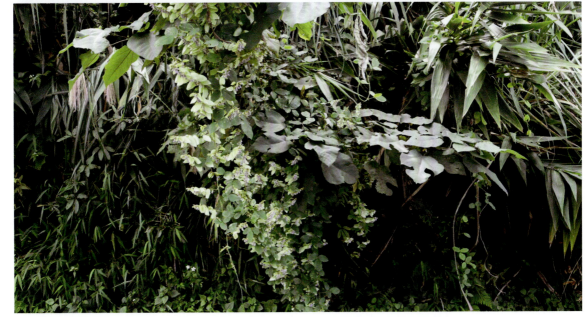

排钱树

Phyllodium pulchellum

豆科 排钱树属

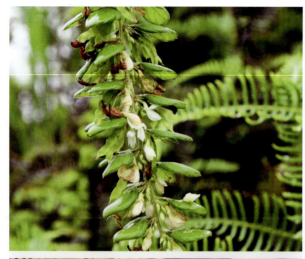

【特征】灌木,小枝被白或灰色短柔毛。叶具3小叶;叶柄密被灰黄色柔毛;小叶革质,顶生小叶卵形、椭圆形或倒卵形,先端钝或急尖,基部圆或钝,侧生小叶基部偏斜,上面近无毛,下面疏被短柔毛,侧脉6~10对。花萼被短柔毛;花冠白或淡黄色,旗瓣基部渐窄,具短宽的瓣柄,翼瓣基部具耳和瓣柄,龙骨瓣基部无耳但具瓣柄。荚果,腹、背两缝线稍缢缩,通常有荚节2,成熟时无毛或有疏短柔毛及缘毛。种子宽卵圆形或近圆形。

【药用信息】根叶入药,解表清热、活血散瘀。

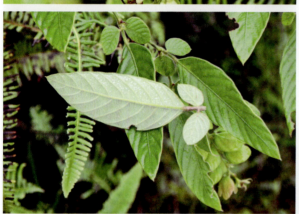
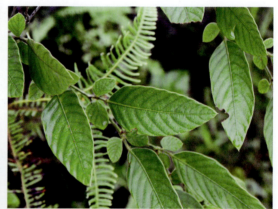
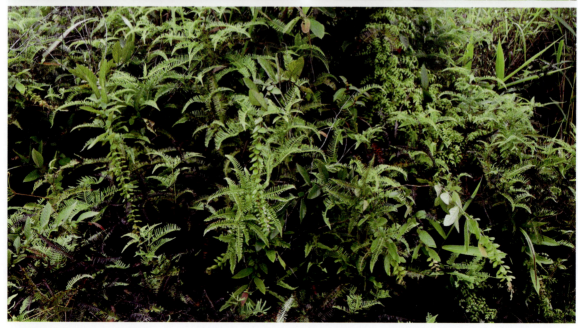

紫檀

Pterocarpus indicus

豆科 紫檀属

【特征】乔木,树皮灰色。羽状复叶,托叶早落;小叶3～5对,卵形,先端渐尖,基部圆形,两面无毛,叶脉纤细。圆锥花序顶生或腋生,多花,被褐色短柔毛;花梗顶端有2枚线形、易脱落的小苞片;花萼钟状,微弯,萼齿阔三角形,先端圆,被褐色丝毛;花冠黄色,花瓣有长柄,边缘皱波状;雄蕊10;子房具短柄,密被柔毛。荚果圆形,扁平,偏斜,种子部分略被毛,且网纹,周围具宽翅。种子1～2。

【药用信息】木材心部入药,可消肿、止血、镇痛。

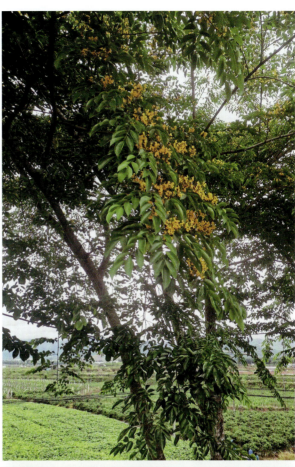

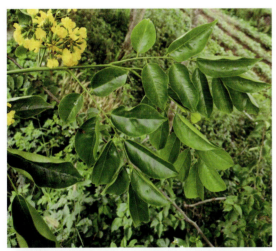

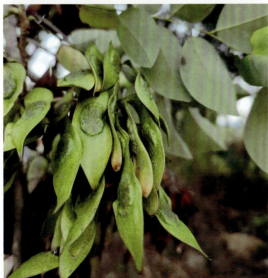

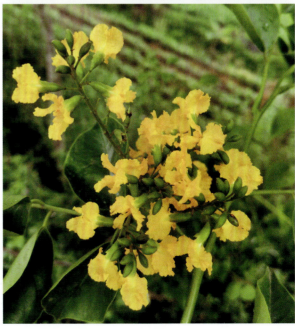

葛

Pueraria montana var. *lobata*

豆科 葛属

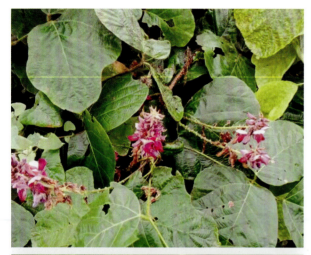

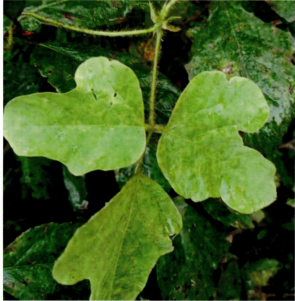

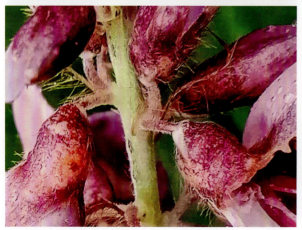

【特征】粗壮藤本，全体被黄色长硬毛，茎基部木质，有粗厚的块状根。托叶背着，卵状长圆形，具线条；小叶3裂，稀全缘，顶生小叶宽卵形或斜卵形，先端长渐尖，侧生小叶斜卵形，稍小，上面被淡黄色、平伏的疏柔毛，下面较密；小叶柄被黄褐色茸毛。总状花序，中部以上有较密集的花；花序轴的节上聚生2～3花；苞片线形至披针形，远长于小苞片；花萼钟形，被黄褐色柔毛，裂片披针形，渐尖，比萼筒略长；花冠紫色，旗瓣倒卵形，基部有2耳及一黄色硬痂状附属体，具短瓣柄，翼瓣镰状，较龙骨瓣为窄，基部有线形、向下的耳，龙骨瓣镰状长圆形，与翼瓣近等长，基部有极小、急尖的耳；对旗瓣的1枚雄蕊仅上部离生；子房线形，被毛。荚果长椭圆形，扁平，被褐色长硬毛。

【药用信息】根入药，可解表退热、生津止渴、止泻。

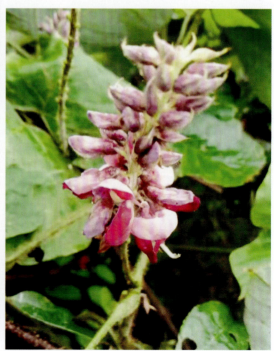

粉葛

Pueraria montana var. *thomsonii*

豆科 葛属

【特征】藤本。顶生小叶菱状卵形或宽卵形,侧生的斜卵形,先端急尖或具长小尖头,基部截平或急尖,全缘或具2～3裂片,两面均被黄色粗伏毛。苞片与小苞片近等长;旗瓣近圆形。荚果。

【药用信息】根入药,可解肌退热、生津止渴、透疹、升阳止泻、通经活络、解酒。

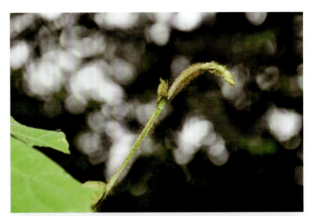
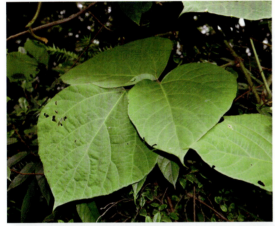
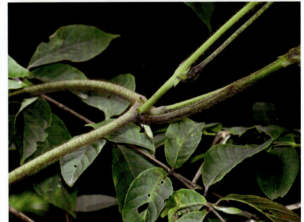
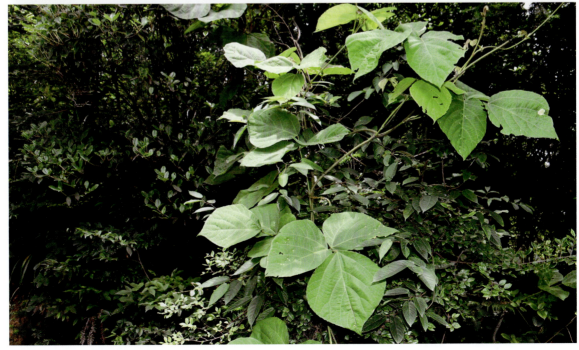

翅荚决明 *Senna alata*
豆科 决明属

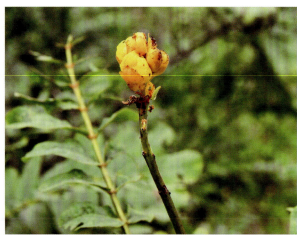

【特征】灌木。羽状复叶，在叶柄和叶轴上有窄翅；小叶6～12对，倒卵状长圆形或长圆形，先端圆钝并有小尖头，基部斜截形，两面均为绿色，下面叶脉明显凸起；叶轴与叶柄具窄翅。总状花序顶生和腋生，不分枝或有短分枝；花序梗长。荚果带形，在每一果瓣的中央有直贯的纸质翅，翅缘有圆钝齿。种子50～60，三角形，稍扁。

【药用信息】种子有驱蛔虫之效。

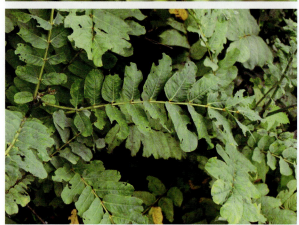

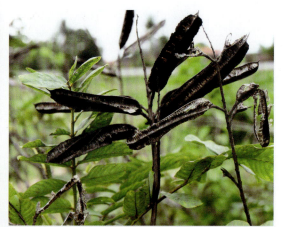

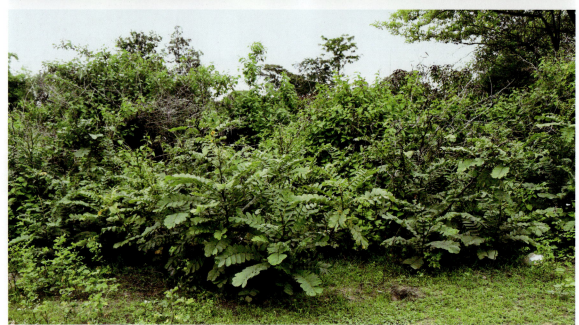

Senna tora

豆科 决明属 决明

【特征】直立粗壮的一年生亚灌木状草本。叶柄上无腺体；叶轴上每对小叶间有棒状的腺体1枚；小叶3对，膜质，倒卵形或倒卵状长椭圆形，顶端圆钝而有小尖头，基部渐狭，偏斜，上面被稀疏柔毛，下面被柔毛；托叶线状，被柔毛，早落。花腋生，通常2朵聚生；花梗丝状；萼片稍不等大，卵形或卵状长圆形，膜质，外面被柔毛；花瓣黄色，下面二片略长；能育雄蕊7枚，花药四方形，顶孔开裂，花丝短于花药；子房无柄，被白色柔毛。荚果纤细，近四棱形，两端渐尖，膜质。种子25，菱形，光亮。

【药用信息】种子入药，清肝明目，利水通便。

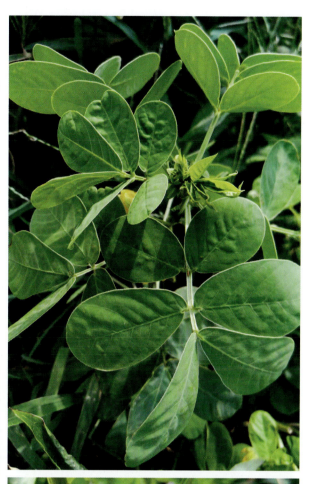

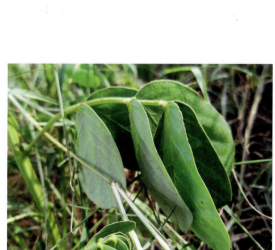

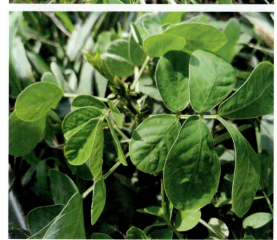

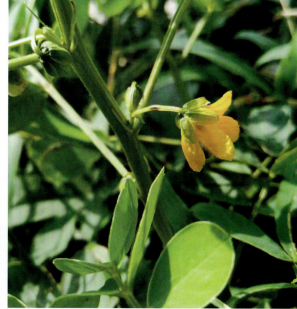

坡油甘

Smithia sensitiva

豆科 坡油甘属

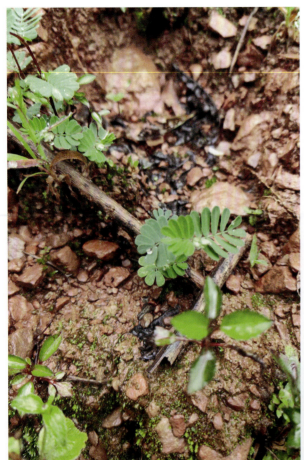

【特征】一年生灌木状草本。茎纤细,多分枝,无毛。偶数羽状复叶具小叶 3～10 对;托叶干膜质,基部下延,无毛;叶轴上面有小刺毛;小叶长圆形,先端钝或圆,具刚毛状短尖,边缘与下面中脉被刚毛。总状花序腋生;花 1～6 或更多密集于上部;小苞片 2,卵形,具纵脉,长及萼的 1/3,紧贴花萼,宿存;花萼硬纸质,具纵纹,疏被刚毛;花冠稍长于萼,黄色,旗瓣倒卵形,具短瓣柄,翼瓣短于旗瓣,龙骨瓣与翼瓣近等长;子房线形,胚珠多数。荚果有 4～5 荚节,荚节褶叠,密生乳头状突起,包藏于宿存花萼内。

【药用信息】全株用于治肝炎、疮毒、咳嗽、蛇伤。

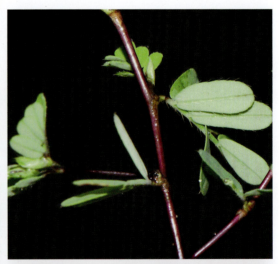

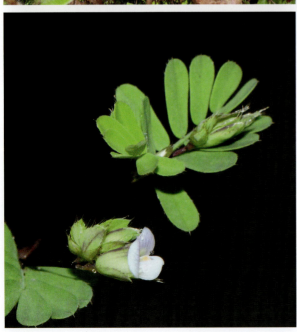

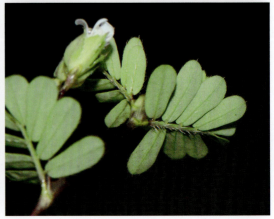

Spatholobus harmandii

光叶密花豆

豆科 密花豆属

【特征】攀缘藤本,幼枝被短柔毛,老后渐变无毛。小叶革质至厚革质,同形,侧生小叶两侧对称或近对称,长圆形、椭圆形或阔倒卵形,先端渐尖或圆且具一短钝头,小叶柄无毛或被疏短毛;具针状小托叶。圆锥花序腋生,单生或2～3个聚生,疏被棕褐色短柔毛或后变无毛;小苞片线形,生于花梗顶部,早落;花萼钟形,裂齿钝三角形,外面被疏短柔毛,里面的毛稍长而密;花瓣紫红色,旗瓣圆形,先端凹入;翼瓣与龙骨瓣长圆形,近等长,先端钝圆,基部一侧具1圆耳垂;子房无柄,被毛,花柱短,微弯,柱头头状。荚果被棕色短柔毛,先端钝,基部无果颈。种子长圆形或狭椭圆形,黑色,无光泽。

【药用信息】茎藤入药,舒筋活血。

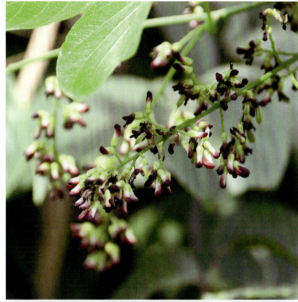
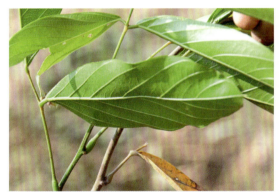
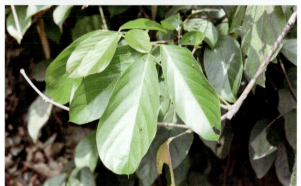
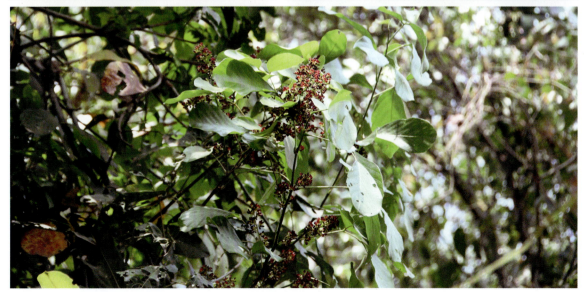

酸豆　*Tamarindus indica*

豆科　酸豆属

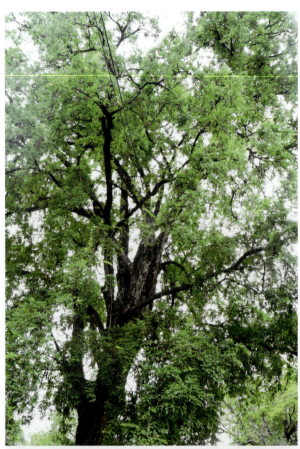

【特征】乔木,树皮暗灰色,不规则纵裂。小叶小,长圆形,先端圆钝或微凹,基部圆而偏斜,无毛。花黄色或杂以紫红色条纹;总花梗和花梗被黄绿色短柔毛;小苞片2枚,开花前紧包着花蕾;檐部裂片披针状长圆形,花后反折;花瓣倒卵形,与萼裂片近等长,边缘波状,皱折;雄蕊近基部被柔毛,花药椭圆形;子房圆柱形,微弯,被毛。荚果圆柱状长圆形,肿胀,棕褐色,直或弯拱,常不规则地缢缩。种子3~14,褐色,有光泽。

【药用信息】果实入药,为清凉缓下剂,有驱风和抗坏血病之功效。

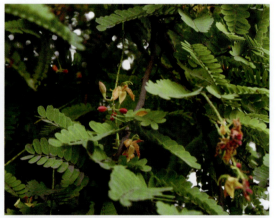

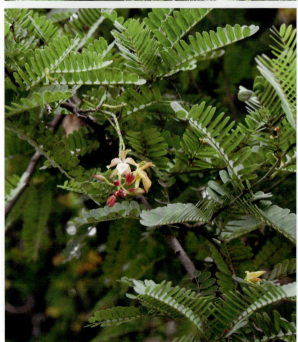

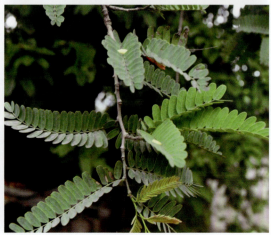

滇南狸尾豆
Uraria lacei

豆科 狸尾豆属

【特征】直立灌木,茎圆柱形,具纵条纹,粗壮,分枝亦粗壮,被黄色茸毛。叶为羽状三出复叶;托叶长卵形,先端钻形,密被锈色茸毛和柔毛;叶柄粗壮,具沟槽,基部膨大,被黄色开展柔毛;小叶纸质,长圆形或卵状披针形,侧生小叶略小,先端钝圆,具细尖,基部圆形,侧生小叶基部两侧常不对称,全缘或有时浅圆波状缘,上面被疏毛,下面被白色长柔毛,侧脉每边约13条;小托叶刺毛状;小叶柄密被锈色茸毛。圆锥花序顶生,花序轴被锈色茸毛和开展长柔毛;苞片卵形或圆卵形,外面被黄色柔毛;花梗较纤细,被柔毛;花萼5裂,裂片披针形,尖锐,与萼筒等长,上部2裂齿较短。荚果有荚节6,几无毛。

【药用信息】全草供药用,有消肿、驱虫之效。

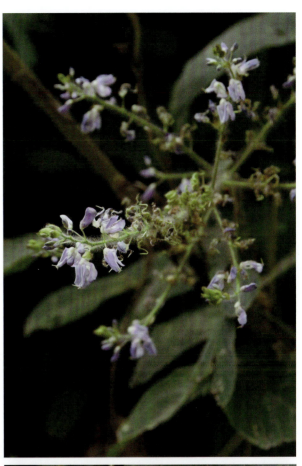

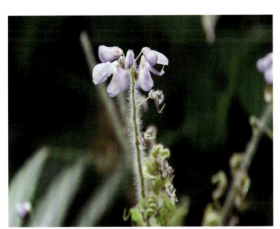

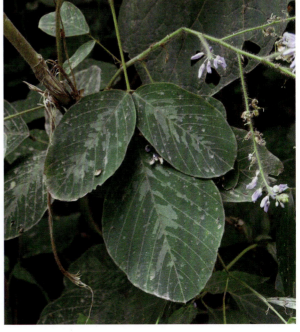

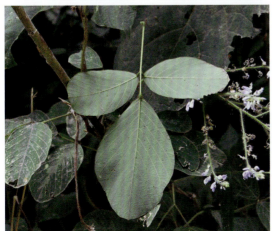

狸尾豆

Uraria lagopodioides

豆科 狸尾豆属

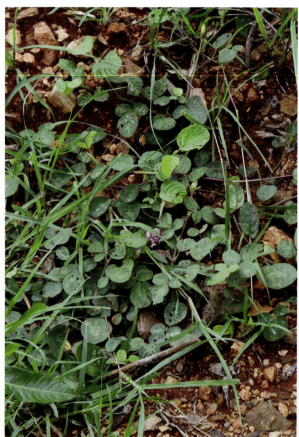

【特征】多年生草本,茎平卧或斜展,被短柔毛。叶多为3小叶,有时兼有单小叶;小叶纸质,顶生小叶近圆形、卵圆形或卵形,先端圆或微凹,有细尖,基部圆或心形,侧生小叶较小,上面粗糙,下面被灰黄色短柔毛,侧脉5～7对。总状花序顶生,花排列紧密;苞片宽卵形,顶端锥尖,密被灰色毛和缘毛;花萼5裂,上部2裂片三角形,下部3裂片刺毛状,被白色长柔毛;花冠浅紫色,旗瓣倒卵形,基部渐窄;子房无毛,胚珠1～2。荚果小,包藏于萼内,有荚节1～2;荚节椭圆形,黑褐色,膨胀,无毛,有光泽。

【药用信息】全草供药用,有消肿、驱虫之效。

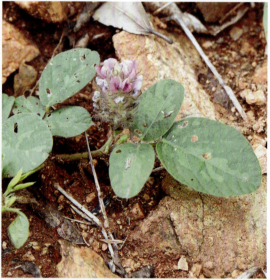

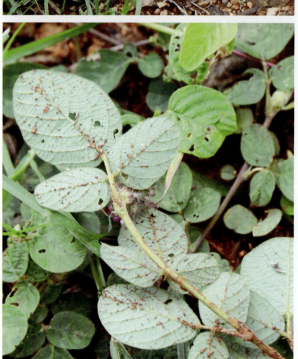

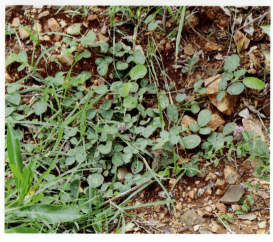

Uraria picta

美花狸尾豆

豆科 狸尾豆属

【特征】亚灌木或灌木,茎直立,被灰色短糙毛。叶具小叶5~7,少为9;小叶硬纸质,线状长圆形或窄披针形,先端窄而尖,基部圆,上面中脉及基部边缘被短柔毛,下面脉上毛较密,网脉细密。总状花序顶生,具密集的花;苞片长披针形,被长毛;花梗先端弯曲;花萼5深裂,裂片长于萼筒,刺毛状,下部裂片略长于上部裂片;花冠蓝紫色,旗瓣圆形,翼瓣耳形,龙骨瓣约与翼瓣等长,上部弯曲;子房无毛,胚珠3~5。荚果铅色,有光泽,无毛,有3~5荚节。

【药用信息】根供药用,有平肝、宁心、健脾之效。

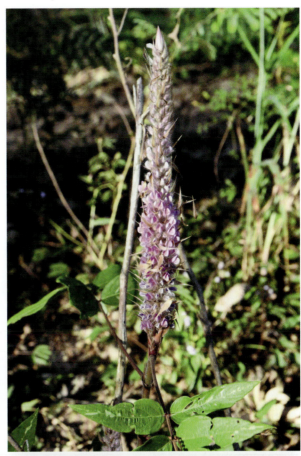

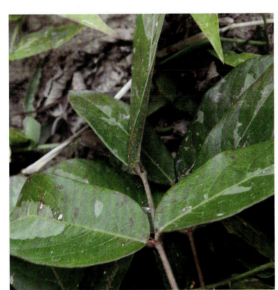

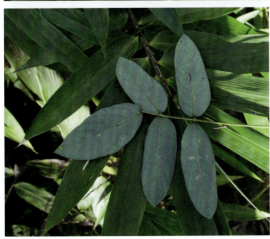

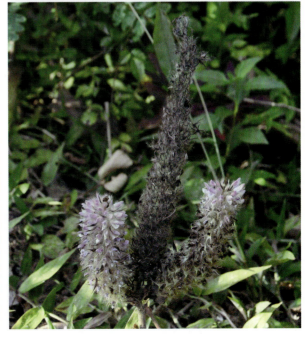

丁癸草 *Zornia gibbosa*

豆科 丁癸草属

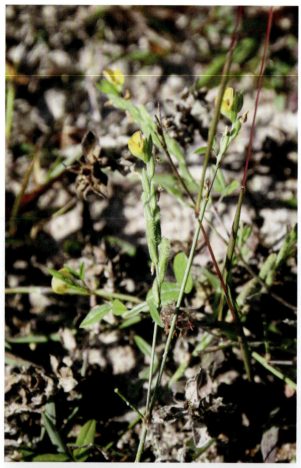

【特征】多年生矮小草本；茎多分枝，无毛。托叶披针形，基部下延，有脉纹，无毛；小叶2，卵状长圆形、倒卵形或披针形，先端急尖，有短尖，基部偏斜，两面无毛，下面有褐色或黑色腺点。总状花序腋生，有2～6(10)朵疏生的花；小苞片2，卵形，盾状着生，具缘，有纵脉，大部或几全部将花遮盖；花萼钟状，二唇形，被短柔毛；花冠黄色，旗瓣肾形，瓣片的宽稍大于长，具短瓣柄，翼瓣与龙骨瓣均与旗瓣近等长，瓣柄均甚缺，龙骨瓣无明显的耳；雄蕊10枚成1组；子房无柄，被柔毛。荚果有2～6荚节，通常长于宿存苞片，荚节近圆形，不开裂，有网纹及针刺。

【药用信息】根入药，可散痈疽，治疗疾。

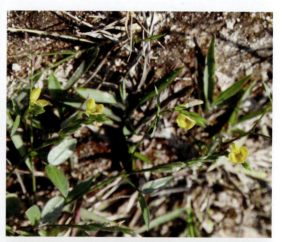

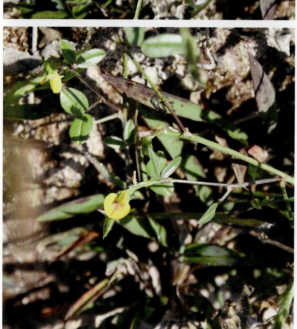

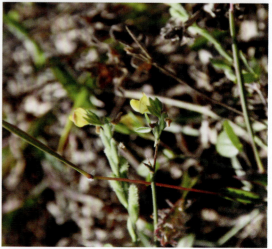

Gelsemium elegans

钩吻科 钩吻属

钩吻

【特征】常绿藤本。叶卵形或卵状披针形,先端渐尖,基部宽楔形或圆,侧脉5~7对。花冠黄色,漏斗状,内面具淡红色斑点,雄蕊5,着生花冠筒中部,花药伸出花冠筒喉部;柱头2裂,裂片再2裂。蒴果卵圆形或椭圆形,开裂前具2纵槽,熟时黑色,干后室间开裂为2个两裂果瓣,花萼宿存。种子20~40,肾形或椭圆形,具不规则齿状翅。

【药用信息】根茎枝叶入药,可消肿止痛,拔毒杀虫。

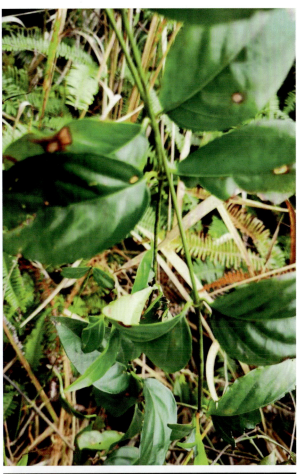

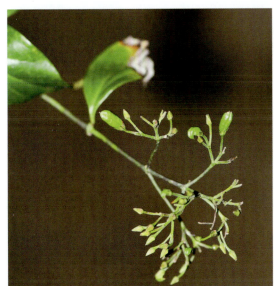

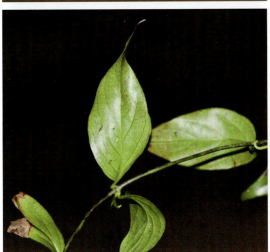

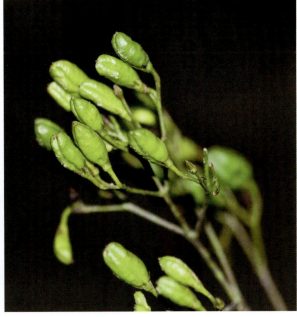

华南龙胆

Gentiana loureiroi

龙胆科 龙胆属

【特征】一年生矮小草本;茎少数丛生,分枝少。基生叶莲座状,窄椭圆形,密被"睫毛",上面被乳突;茎生叶椭圆形或椭圆状披针形。花单生枝顶;花萼钟形,裂片披针形或线状披针形,先端具小尖头;花冠紫色,漏斗形,裂片卵形,褶卵状椭圆形,先端平截,具不整齐细齿。蒴果倒卵圆形,顶端具宽翅,两侧具窄翅。

【药用信息】全草入药,清热利湿,解毒消痈。

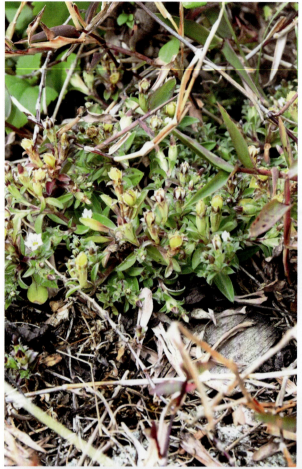
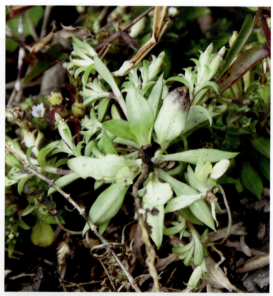
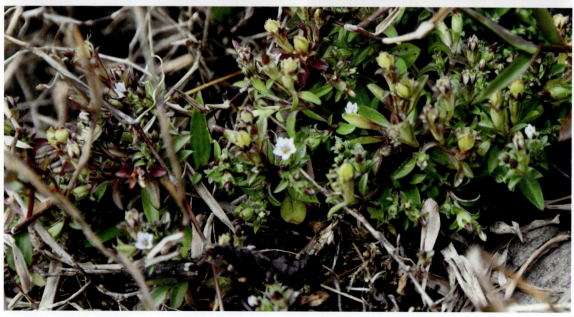

Helwingia japonica

青荚叶

青荚叶科 青荚叶属

【特征】落叶灌木,枝上叶痕显著。叶纸质,卵形或宽卵形,稀椭圆形,先端渐尖,基部宽楔形或近圆,边缘具刺状细锯齿;托叶线状分裂。花小,淡绿色,3~5基数;花萼小。浆果成熟时黑色。种子3~5。

【药用信息】全株药用,清热、解毒、活血、消肿。

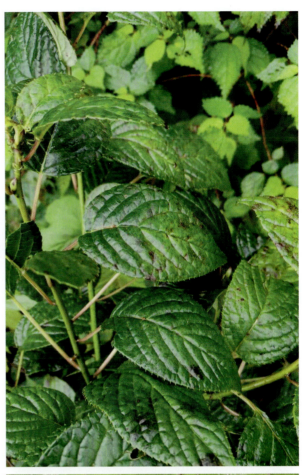

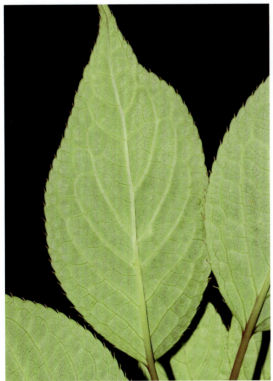

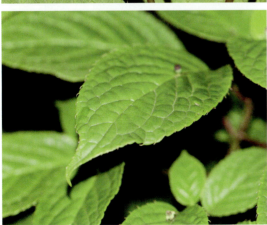

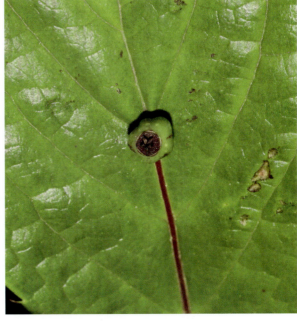

红花青藤

Illigera rhodantha

莲叶桐科 青藤属

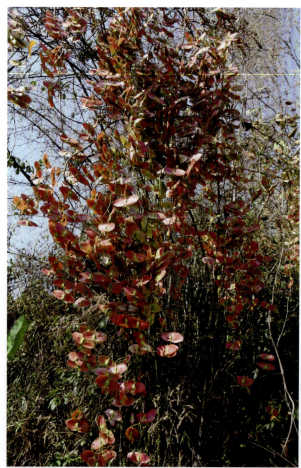

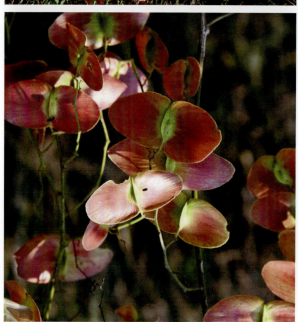

【特征】藤本。茎具沟棱,幼枝被金黄褐色茸毛。指状复叶互生,有小叶3;叶柄密被金黄褐色茸毛。小叶纸质,卵形至倒卵状椭圆形或卵状椭圆形,先端钝,基部圆形或近心形,全缘,上面中脉被短柔毛,下面中脉稍被毛或无毛,侧脉约4对,两面显著,网脉在下面显著。聚伞花序组成的圆锥花序腋生,狭长,较叶柄长,密被金黄褐色茸毛,萼片紫红色,长圆形,外面稍被短柔毛;花瓣与萼片同形,稍短,玫瑰红色;雄蕊5,被毛;附属物花瓣状,膜质,先端齿状,背部张口状,具柄;子房下部,花柱被黄色茸毛,柱头波状扩大成鸡冠状;花盘上腺体5,小。果具4翅,翅较大的舌形或近圆形。

【药用信息】祛风止痛,散瘀消肿。

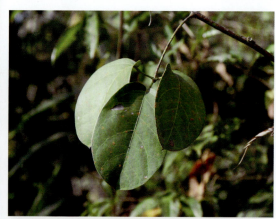

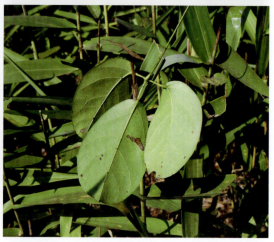

Dichroa yunnanensis

绣球科 常山属

云南常山

【特征】灌木,小枝圆柱形,具细条纹,稍被短柔毛,以后毛脱落。叶纸质,长圆形、椭圆形或长圆状披针形,先端短渐尖或急尖,基部楔形或阔楔形,边缘具细锯齿,上面疏被紧贴皱卷短柔毛和疏散长粗毛,下面被皱卷短柔毛,尤以叶脉上被毛较密,侧脉每边8~10条,斜举,稍弯拱,网脉稀疏,近横出;叶柄密被皱卷短柔毛。伞房状圆锥花序,展开,多花;花蓝色;花蕾球形;花萼杯状,外面疏被皱卷短柔毛,花瓣5,卵状长圆形或卵状披针形,内端具三角形尖角,以后伸直呈急尖,花后反折,稍肉质,无毛;子房半下位,4室,胚珠多颗。浆果近球形。种子小,斜卵状球形或梨形,浅棕色,具网纹。

【药用信息】根含有常山素,为抗疟疾重要用药。

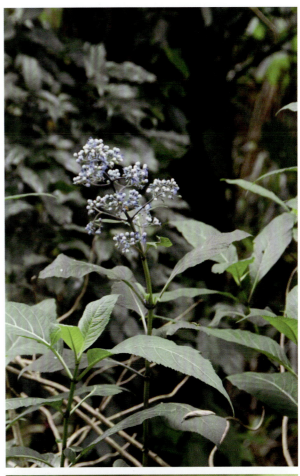

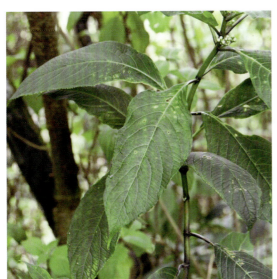

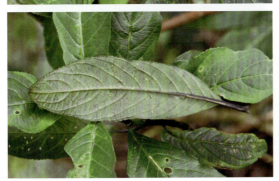

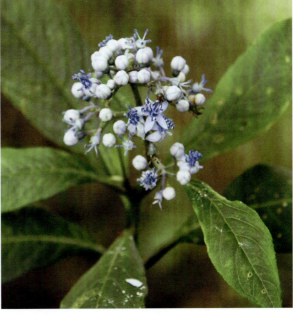

黄牛木

Cratoxylum cochinchinense

金丝桃科 黄牛木属

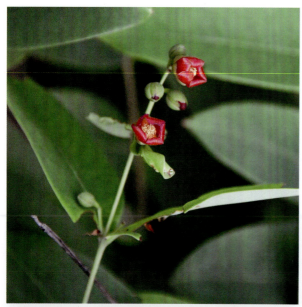

【特征】落叶灌木或乔木；全体无毛，树干下部有簇生的长枝刺；树皮灰黄色或灰褐色，平滑或有细条纹。枝条对生，幼枝略扁，无毛，淡红色，节上叶柄间线痕连续或间有中断。叶片椭圆形至长椭圆形或披针形，先端骤然锐尖或渐尖，基部钝形至楔形，坚纸质，两面无毛，上面绿色，下面粉绿色，有透明腺点及黑点，中脉在上面凹陷，下面凸起，侧脉每边8～12条，两面凸起，斜展，末端不呈弧形闭合，小脉网状，两面凸起；叶柄无毛。聚伞花序腋生或腋外生及顶生，花1～3朵，具梗。蒴果椭圆形，棕色，无毛，被宿存的花萼包被达2/3以上。种子每室5～8颗，倒卵形，基部具爪，不对称，一侧具翅。

【药用信息】根、树皮及嫩叶入药，治感冒、腹泻。

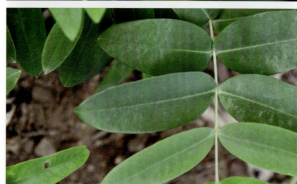

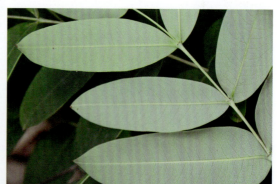

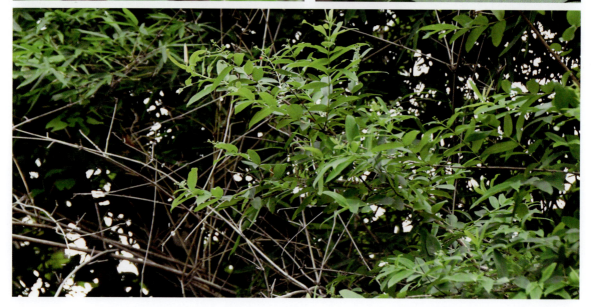

地耳草

Hypericum japonicum

金丝桃科 金丝桃属

【特征】一年生或多年生草本。叶卵形、卵状三角形、长圆形或椭圆形,先端尖或圆,基部心形抱茎至平截,基脉1～3,侧脉1～2对;无柄。花平展;萼片窄长圆形、披针形或椭圆形;花冠白、淡黄至橙黄色,花瓣椭圆形,先端钝,无腺点,宿存;雄蕊5～30,不成束,宿存;子房1室,花柱2～3,离生。蒴果短圆柱形或球形,无腺纹。

【药用信息】全草入药,清热解毒,止血消肿,治肝炎、跌打损伤以及疮毒。

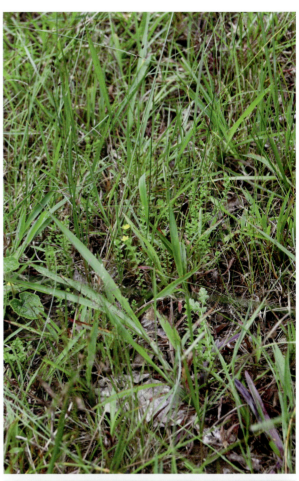

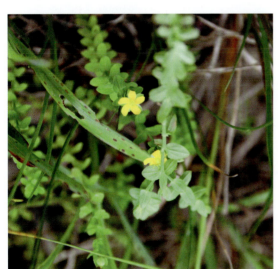

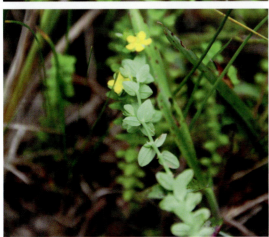

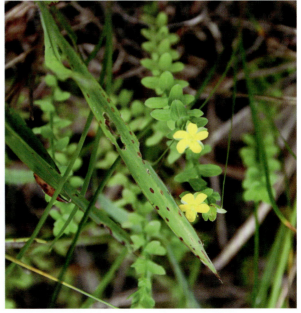

射干

Belamcanda chinensis

鸢尾科 射干属

【特征】多年生草本。根状茎斜伸，黄褐色。叶互生，剑形，无中脉，嵌迭状2列。花序叉状分枝；花梗及花序的分枝处有膜质苞片；花橙红色，有紫褐色斑点；花被裂片倒卵形或长椭圆形，内轮较外轮裂片稍短窄；雄蕊花药线形外向开裂；柱头有细短毛，子房倒卵形。蒴果倒卵圆形，室背开裂果瓣外翻，中央有直立果轴。种子球形，黑紫色，有光泽。

【药用信息】根状茎药用，清热解毒、散结消炎、消肿止痛、止咳化痰。

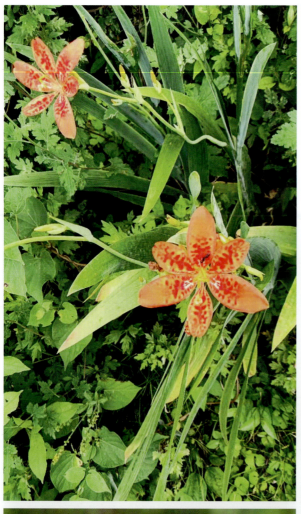
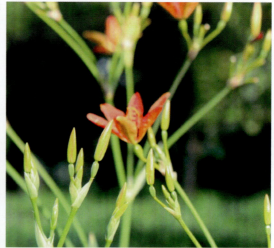
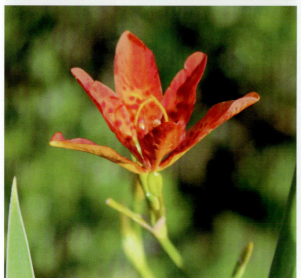
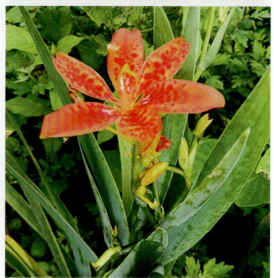

Crocosmia × *crocosmiiflora* 雄黄兰

鸢尾科 雄黄兰属

【特征】多年生草本植物。具扁球径。叶多基生,剑形,基部有抱茎叶鞘。花茎常 2～4 分枝,由多花聚成疏散的穗状花序,花冠漏斗状,深橙红色。蒴果。

【药用信息】球茎入药,治全身筋骨疼痛、各种疮肿、跌打损伤、外伤出血及腮腺炎等症。

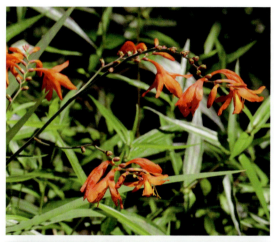
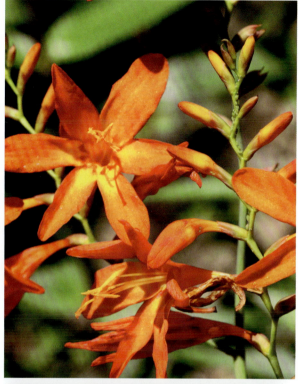
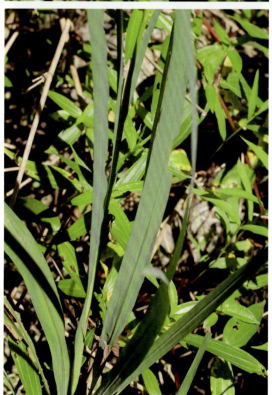
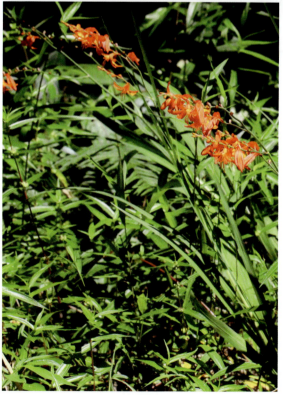

灯芯草 *Juncus effusus*

灯芯草科 灯芯草属

【特征】多年生草本,根状茎粗壮横走;茎丛生,直立。叶全部为低出叶,呈鞘状或鳞片状,包围在茎的基部,叶片退化为刺芒状。聚伞花序假侧生,含多花,花被片线状披针形,顶端锐尖,背脊增厚突出,黄绿色,边缘膜质,外轮者稍长于内轮;雄蕊3枚,花药黄色,雌蕊花柱极短,柱头3分叉。蒴果长圆形或卵形,黄褐色。种子卵状长圆形,黄褐色。

【药用信息】茎内白色髓心入药,可利尿、清凉、镇静。

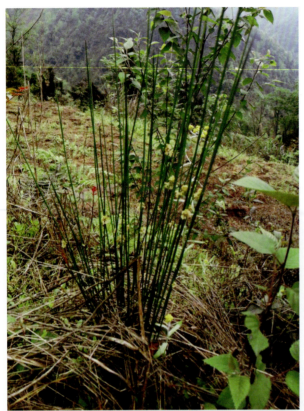
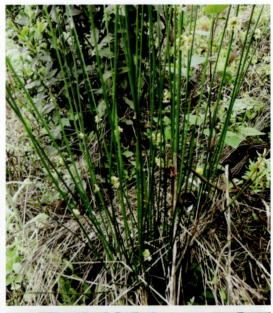
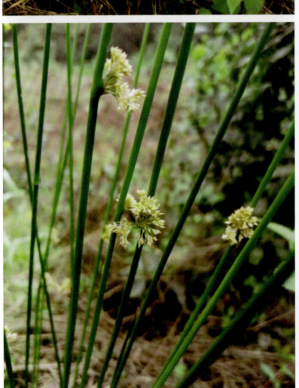
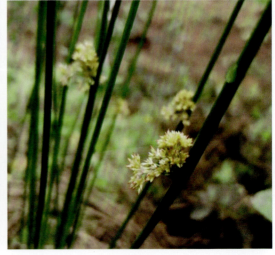

Callicarpa bodinieri

唇形科 紫珠属

紫珠

【特征】灌木,小枝、叶柄和花序均被粗糠状星状毛。叶卵状长椭圆形或椭圆形,先端渐尖或尾尖,基部楔形,具细锯齿,上面被短柔毛,下面被星状茸毛,两面被深红色腺点。聚伞花序,4~5次分歧;苞片细小,线形;花萼外被星状毛和暗红色腺点,萼齿钝三角形;花冠紫色,被星状柔毛和暗红色腺点;花药椭圆形,细小,药隔有暗红色腺点,药室纵裂;子房有毛。果球形,紫色。

【药用信息】根或全株入药,通经活血。

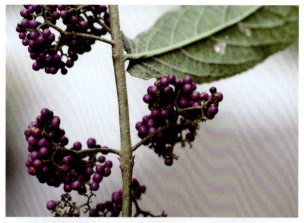
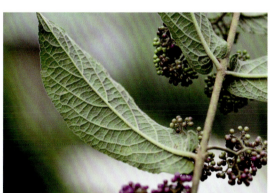
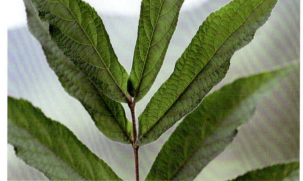
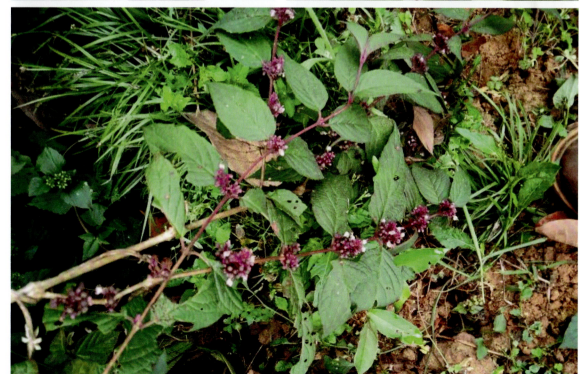

大叶紫珠

Callicarpa macrophylla

唇形科 紫珠属

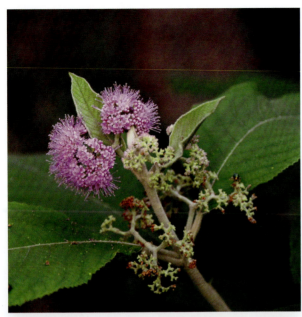

【特征】灌木,稀小乔木,小枝近四方形,密生灰白色粗糠状分枝茸毛,稍有臭味。叶片长椭圆形、卵状椭圆形或长椭圆状披针形,顶端短渐尖,基部钝圆或宽楔形,边缘具细锯齿,表面被短毛,脉上较密,背面密生灰白色分枝茸毛,腺点隐于毛中,侧脉8~14对,细脉在表面稍下陷;叶柄粗壮,密生灰白色分枝的茸毛。聚伞花序,5~7次分歧,被毛与小枝同,花序梗粗壮;苞片线形;萼杯状,被灰白色星状毛和黄色腺点,萼齿不明显或钝三角形;花冠紫色,疏生星状毛;花药卵形,药隔有黄色腺点,药室纵裂;子房被微柔毛。果实球形,有腺点和微毛。

【药用信息】叶或根可作内外伤止血药,治跌打肿痛、创伤出血、肠道出血、咳血、鼻衄。

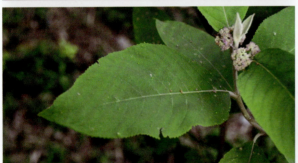

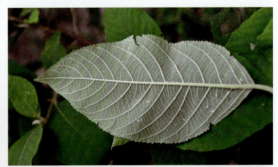

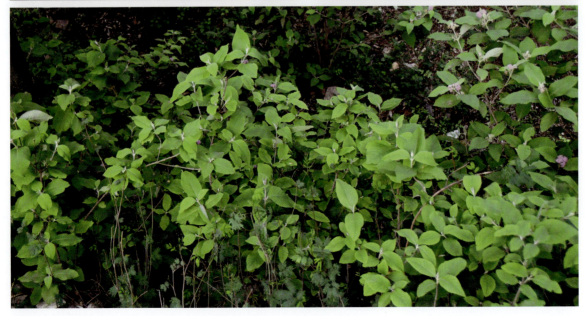

Callicarpa pedunculata

唇形科 大青属

杜虹花

【特征】灌木。叶卵状椭圆形或椭圆形,先端渐尖,基部钝圆,具细锯齿,上面被短硬毛,下面被灰黄色星状毛及黄腺点,中脉、侧脉隆起。花序常4～5歧分枝;花萼杯状,被星状毛及黄腺点,萼齿4,钝三角形;花冠淡紫或紫色,无毛,裂片钝圆;雄蕊较花冠长2倍,花药椭圆形,药室纵裂;子房无毛。果卵球形,紫色。

【药用信息】根茎花叶入药,补肾清血,治风湿、神经痛、喉痛等。

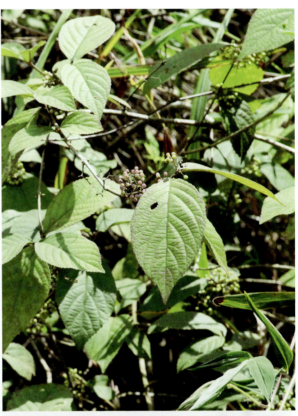

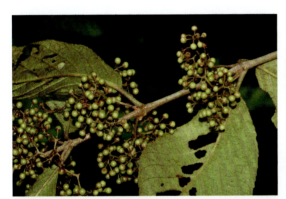

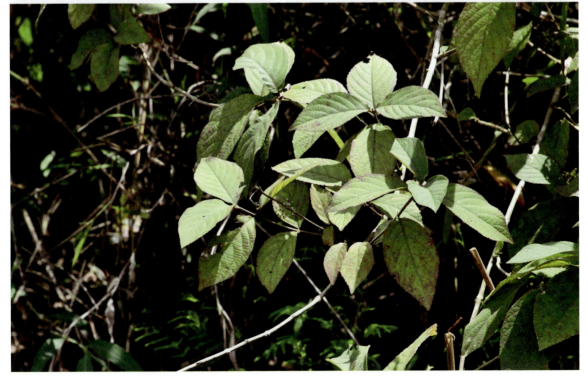

大青

Clerodendrum cyrtophyllum

唇形科 大青属

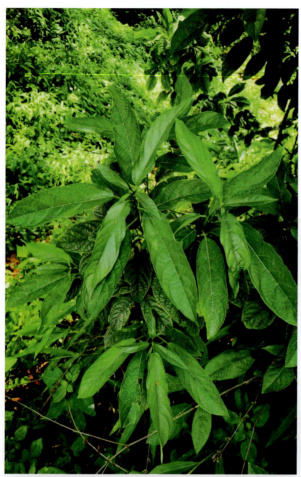

【特征】小乔木或灌木状,幼枝被柔毛。叶椭圆形或长圆状披针形,先端渐尖或尖,基部近圆,全缘或具圆齿,两面无毛或沿脉疏被柔毛,下面常被腺点。伞房状聚伞花序;苞片线形;花萼杯状,被黄褐色细茸毛及腺点;花冠白色,疏被微柔毛及腺点,裂片卵形。核果球形或倒卵圆形,蓝紫色,为红色宿萼所包。

【药用信息】根叶入药,清热泻火,利尿凉血,解毒。

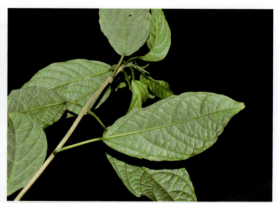

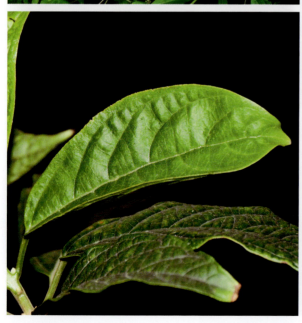

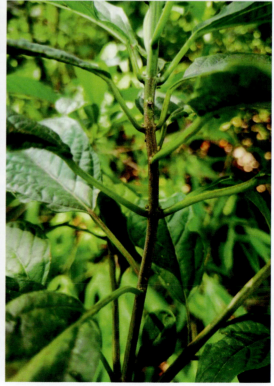

Clerodendrum kwangtungense

唇形科 大青属

广东大青

【特征】灌木,幼枝被柔毛。叶卵形或长圆形,先端渐尖,基部宽楔形,稀平截,全缘、微波状或具不规则锯齿,两面无毛或沿脉被柔毛;叶柄微被柔毛。伞房状聚伞花序,密被柔毛;苞片卵状披针形,小苞片窄披针形;花萼疏被柔毛,5深裂;花冠白色,疏被茸毛及腺点,裂片长圆形。核果球形,绿色,宿萼红色包果。

【药用信息】根入药,治脚软、风湿。

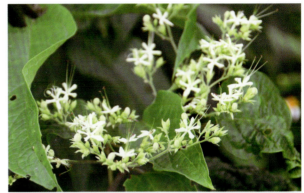

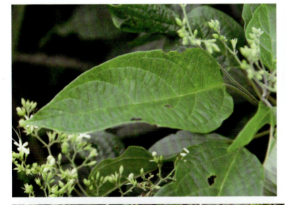

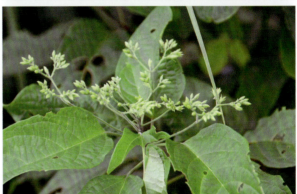

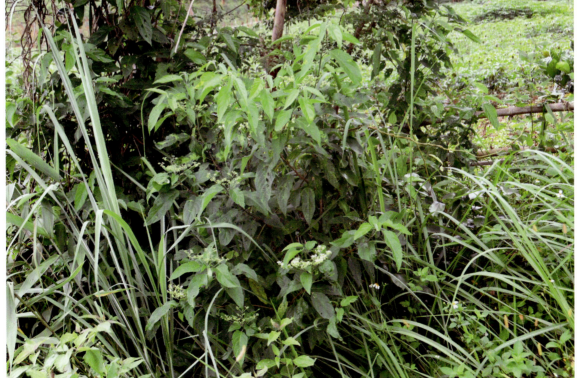

圆锥大青

Clerodendrum paniculatum

唇形科 大青属

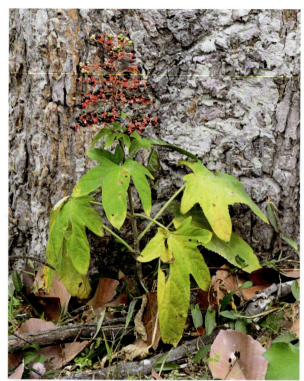

【特征】灌木,小枝四棱形,干后有深沟槽,髓坚实,近于无毛或被短柔毛。叶片宽卵形或宽卵状圆形,顶端渐尖,基部心形或肾形,近于戟状,边缘3~7浅裂呈角状,角尖,角间有疏短尖齿或近无齿,两面疏生短伏毛或近于无毛,仅脉上有短柔毛,背面密被盾状腺体,掌状脉;叶柄具纵沟,被黄褐色短柔毛。聚伞花序组成顶生的塔形圆锥花序,有长花序梗;苞片卵形、卵状披针形,具浅裂的角,有柄,小苞片线形;花萼外面有疏短柔毛,两面有不明显或明显的腺点,5深裂,裂片卵状披针形或披针形;花冠红色,外被短柔毛或散生腺点,内面无毛,有少数腺点,5裂片平展,倒卵形或长圆形;雄蕊与花柱均远伸出花冠外;柱头2浅裂。果实球形,干后有突起的网纹,宿萼初包果实,后开展反折。

【药用信息】清热解毒、凉血止血、消斑。

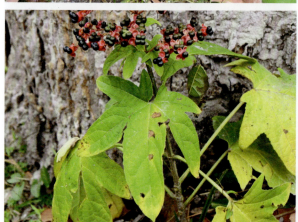

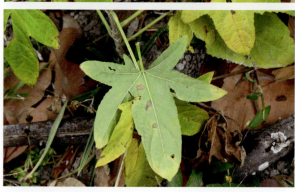

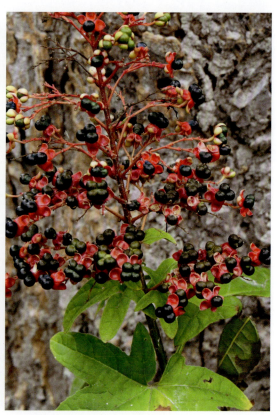

Clerodendrum serratum var. *amplexifolium*

唇形科 大青属

三台花

【特征】灌木,小枝四棱形或略呈四棱形,幼枝密被土黄色短柔毛,尤以节上更密,老枝暗褐色或灰黄色,毛渐脱落,具皮孔;髓致密,干后不中空。三叶轮生,叶片基部下延成耳状抱茎,通常叶和花序较大。开展的圆锥花序,顶生,花冠淡紫色,蓝色或白色。核果近球形,绿色,后转黑色,分裂为 1~4 个卵形分核,宿存萼略增大。

【药用信息】全株可防治疟疾。

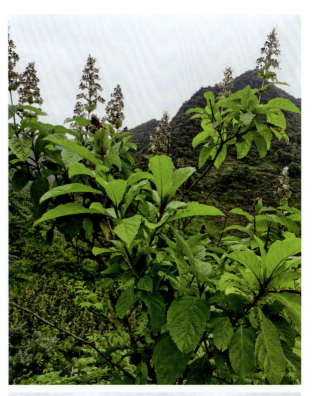

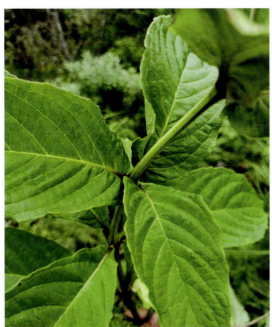

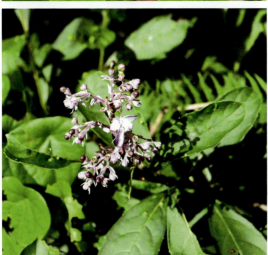

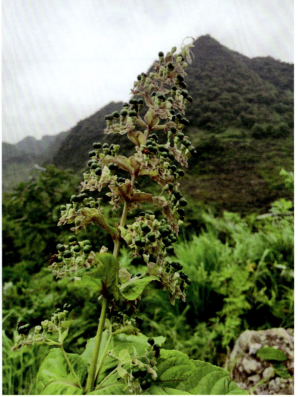

绒苞藤

Congea tomentosa

唇形科 绒苞藤属

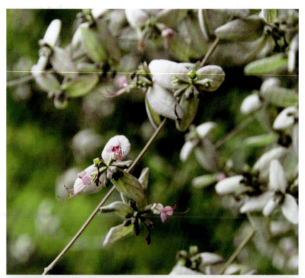

【特征】攀缘状灌木；小枝近圆柱形，幼时密生黄色茸毛，以后变灰白色，有环状节。叶片坚纸质，椭圆形、卵圆形或阔椭圆形，顶端尖至渐尖，很少钝，基部圆或近心形，表面幼时密生柔毛，老时疏生伏硬毛，至近无毛，背面密生长柔毛，侧脉5~6对，在背面隆起；叶柄密生长柔毛。聚伞花序有无柄花5~9朵，紫红色，密生白色长柔毛，排成圆锥花序；总苞片3~4枚，长圆形、宽椭圆形或倒卵状长圆形，顶端圆或微凹，青紫色；花萼漏斗状，外面密生黄色柔毛，内面被伏毛，顶端5裂，裂片长达萼管之半；花冠管长于花萼，除内面喉部有长柔毛环外余无毛；雄蕊4，花丝丝状，极伸出，花药近圆形；子房倒卵形，无毛，顶端有腺体；花柱伸出，柱头2浅裂。核果豌豆大小，顶端凹陷，包藏于稍膨大的宿萼内。

【药用信息】清热解毒，止咳平喘，保护肝脏。

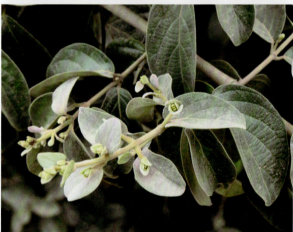

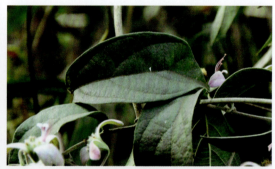

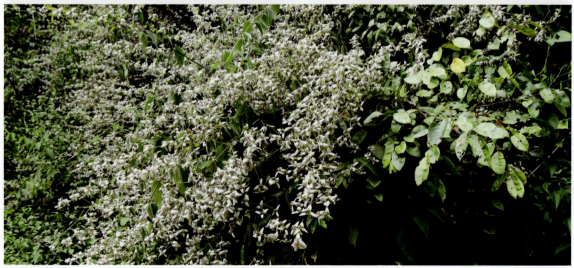

Gmelina arborea

唇形科 石梓属

云南石梓

【特征】落叶乔木，树干直；树皮灰棕色，呈不规则块状脱落；幼枝、叶柄、叶背及花序均密被黄褐色茸毛；幼枝方形略扁，有棱，老后渐圆，具皮孔，叶痕明显突起。叶片厚纸质，广卵形，顶端渐尖，基部浅心形至阔楔形，近基部有2至数个黑色盘状腺点，基生脉三出，侧脉3～5对，第三回侧脉近平行，在背面显著隆起；叶柄圆柱形，有纵沟。聚伞花序组成顶生的圆锥花序；花萼钟状，外面有黑色盘状腺点，顶端有5个三角形小齿；花冠黄色，外面密被黄褐色茸毛，内面无毛，两面均疏生腺点，二唇形，上唇全缘或2浅裂，下唇3裂，中裂片长而大，裂片顶端钝圆；雄蕊4，二强，长雄蕊及花柱略伸出花冠喉部；子房无毛，具腺点；花柱疏生腺点，柱头不等长2裂。核果椭圆形或倒卵状椭圆形，成熟时黄色，干后黑色。种子常仅有1颗。

【药用信息】可治风湿痹痛。

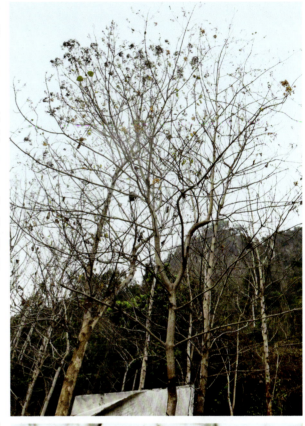

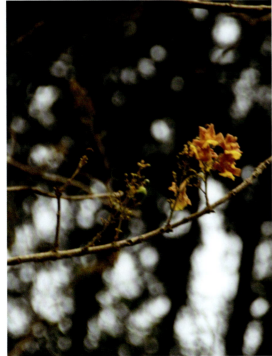

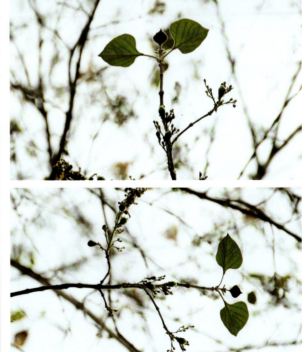

吊球草 *Hyptis rhomboidea*
唇形科 吊球草属

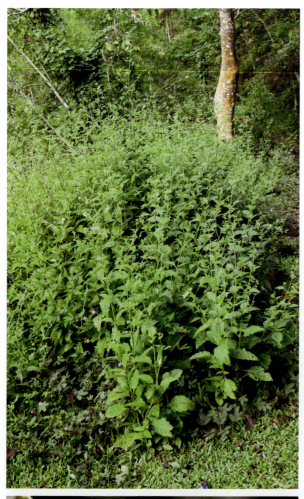

【特征】一年生草本,茎粗壮,沿棱被短柔毛。叶披针形,先端渐尖,基部窄楔形,具钝齿,上面疏被细糙硬毛,下面密被腺点,脉被柔毛;叶柄疏被柔毛。聚伞花序具多花,密集成头状花序;苞片多数,紧贴,披针形或线形,密被柔毛;花萼绿色,果时管状增大,被细糙硬毛,基部被长柔毛,萼齿锥尖;花冠乳白色,被微柔毛,冠筒喉部稍宽,上唇先端2圆裂,裂片卵形,反折,中裂片凹下,具柄,侧裂片三角形;雄蕊生于花冠喉部;花柱先端宽,2浅裂;花盘宽杯状;子房无毛。小坚果深褐色,长圆形,腹面具棱,基部具2白痕。

【药用信息】全草入药,治赤白痢、乳腺炎、痈疽、感冒发烧、头痛等症。

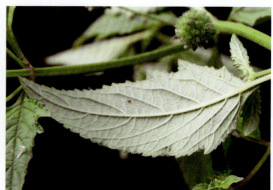

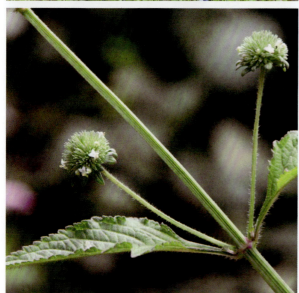

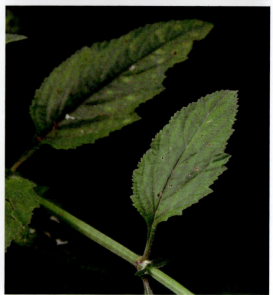

Isodon eriocalyx

唇形科 香茶菜属

毛萼香茶菜

【特征】多年生草本或灌木状,茎带淡红色,密被平伏柔毛。叶卵状椭圆形或卵状披针形,先端渐尖,基部宽楔形或圆,骤渐窄,具圆齿状锯齿或牙齿,稀全缘,两面脉疏被柔毛。聚伞花序多花密集,组成穗状花序,顶生及腋生,密被白色卷曲短柔毛;花萼钟形,被白绵毛,后渐脱落,萼齿卵形,近等大,果萼直伸;花冠淡紫或紫色,被柔毛;花柱内藏伸出。小坚果褐黄色,卵球形。

【药用信息】清热利湿、活血散瘀、解毒消肿。

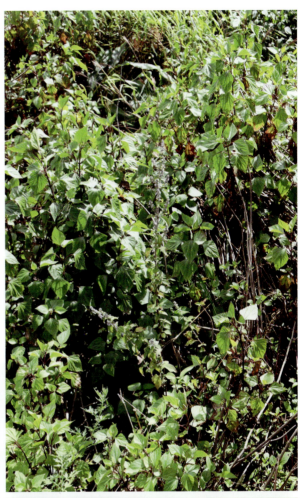

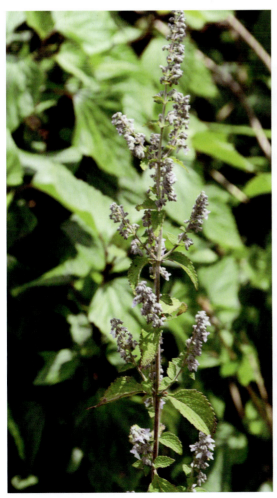

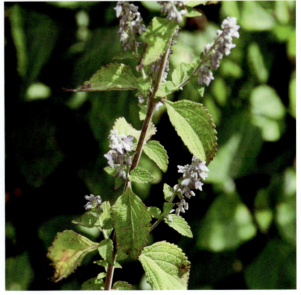

溪黄草 *Isodon serra*

唇形科 香茶菜属

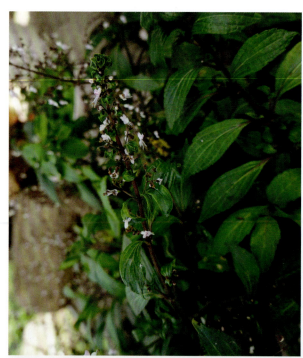

【特征】多年生草本,茎上部多分枝,密被倒向柔毛,基部近无毛。叶卵形或卵状披针形,先端渐短尖,基部楔形,具内弯粗锯齿,两面无毛,仅脉被柔毛,疏被淡黄色腺点,侧脉4~5对,两面微隆起;叶柄上部具渐宽翅,密被柔毛。花萼钟形,密被灰白柔毛及腺点,萼齿长三角形;花冠紫色,被微柔毛,雄蕊及花柱内藏。小坚果宽卵球形,顶端被腺点及白色髯毛。

【药用信息】全草入药,治急性肝炎、急性胆囊炎、跌打瘀肿等症。

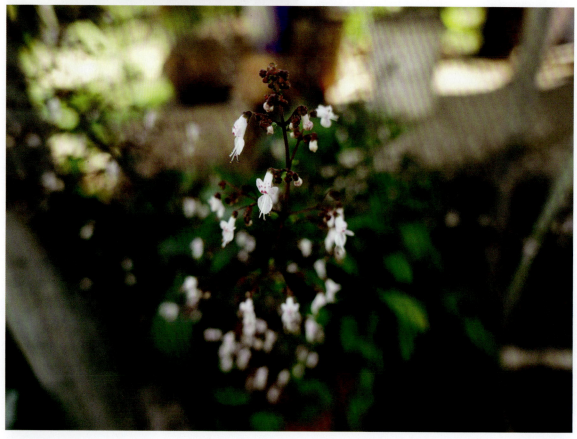

益母草

Leonurus japonicus

唇形科 益母草属

【特征】一年生或二年生草本，主根上密生须根。茎直立，钝四棱形，微具槽，有倒向糙伏毛，在节及棱上尤为密集，在基部有时近于无毛，多分枝，或仅于茎中部以上有能育的小枝条。叶轮廓变化很大，茎下部叶轮廓为卵形，基部宽楔形，掌状3裂，裂片呈长圆状菱形至卵圆形，裂片上再分裂，上面绿色，有糙伏毛，叶脉稍下陷，下面淡绿色，被疏柔毛及腺点，叶脉突出，叶柄纤细，由于叶基下延而在上部略具翅，腹面具槽，背面圆形，被糙伏毛；茎中部叶轮廓为菱形，较小，通常分裂成3个或偶有多个长圆状线形的裂片，基部狭楔形；花序最上部的苞叶近于无柄，线形或线状披针形，全缘或具稀少牙齿。轮伞花序腋生，具8～15花。小坚果长圆状三棱形，顶端截平而略宽大，基部楔形，淡褐色，光滑。

【药用信息】全草入药，治肾炎水肿、尿血、便血、牙龈肿痛、乳腺炎、丹毒、痈肿疔疮。

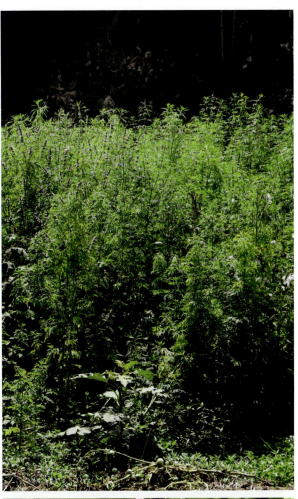

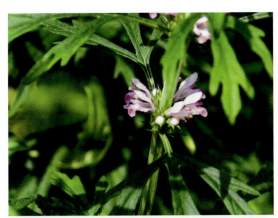

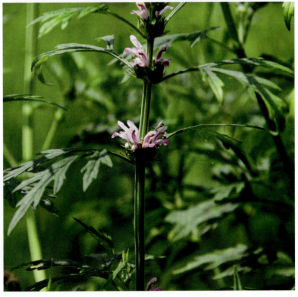

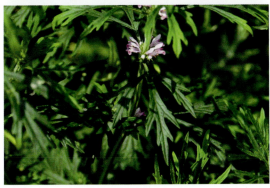

山香 *Mesosphaerum suaveolens*

唇形科 山香属

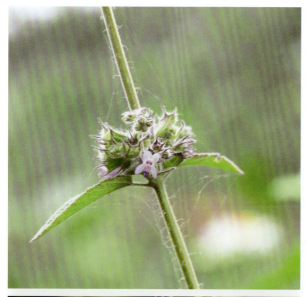

【特征】一年生芳香草本,茎粗壮,分枝,被平展糙硬毛。叶卵形或宽卵形,基部圆或浅心形,稍偏斜,边缘不规则波状,具细齿,两面疏被柔毛;叶柄细。聚伞花序具1~5花,组成总状或圆锥花序;花萼具10条凸脉,被长柔毛及淡黄色腺点,喉部被簇生长柔毛,萼齿短三角形,先端长锥尖;花冠蓝色,外面除冠筒下部外被微柔毛,上唇先端2圆裂,裂片外反,中裂片束状,稍短;雄蕊生于花冠喉部,花丝疏被柔毛,花药汇合;花盘宽杯状;子房无毛。小坚果,成熟暗褐色,侧扁,被细点,基部具2白痕。

【药用信息】全草入药,治赤白痢、乳腺炎、痈疽、感冒发烧、头痛等症。

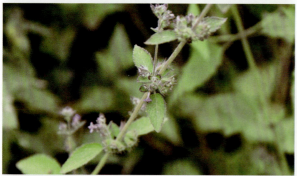

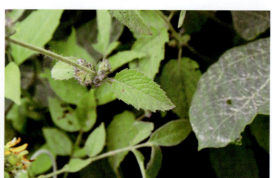

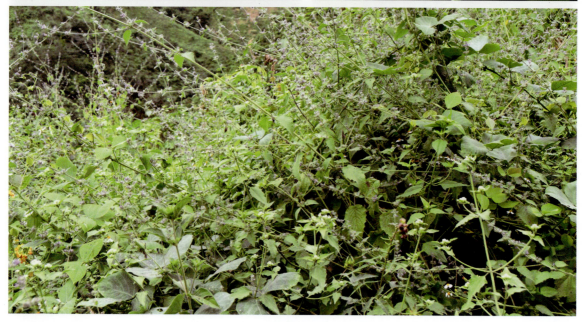

Ocimum basilicum

罗勒

唇形科 罗勒属

【特征】一年生草本,具圆锥形主根及自其上生出的密集须根。茎直立,钝四棱形,上部微具槽,基部无毛,上部被倒向微柔毛,绿色,常染有红色,多分枝。叶卵圆形至卵圆状长圆形,先端微钝或急尖,基部渐狭,边缘具不规则牙齿或近于全缘,两面近无毛,下面具腺点,侧脉3~4对,与中脉一样在上面平坦,下面多明显;叶柄伸长,近于扁平,向叶基多少具狭翅,被微柔毛。总状花序顶生于茎、枝上,各部均被微柔毛,由多数具6花交互对生的轮伞花序组成,下部的轮伞花序远离,上部轮伞花序靠近;苞片细小,倒披针形,短于轮伞花序,先端锐尖,基部渐狭,无柄,边缘具纤毛,常具色泽,花冠淡紫色,或上唇白色下唇紫红色,后面的一对花丝基部具齿状附属物,其上有微柔毛,花药卵圆形。小坚果卵珠形,黑褐色,有具腺的穴陷,基部有1白色果脐。

【药用信息】全草入药,治胃痛、胃痉挛、胃肠胀气、消化不良、肠炎腹泻等症。

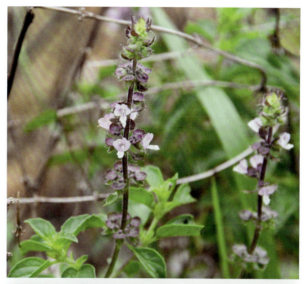

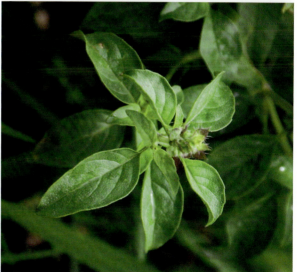

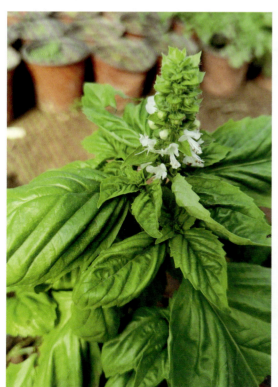

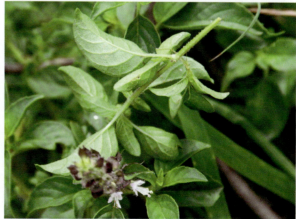

网萼木

Platostoma coloratum

唇形科 逐风草属 网萼木

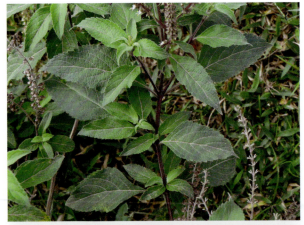

【特征】灌木,茎直立,被鳞状微柔毛。叶卵状披针形或披针形,先端渐尖,基部楔形,具锯齿,两面被鳞状微柔毛。苞片卵形;花萼被柔毛,喉部缢缩;花冠白色,具紫点,疏被柔毛,喉部钟状,密被柔毛,冠檐上唇4裂,中央2裂片稍小,下唇窄披针形;前对雄蕊较长,花丝基部稍膨大,疏被微柔毛,花药卵球形。小坚果深褐色,卵球形,顶端被细刚毛。

【药用信息】花入药,可清肝火,散郁结,治痈肿疮毒、目赤肿痛、瘰疬。

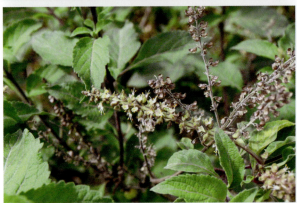

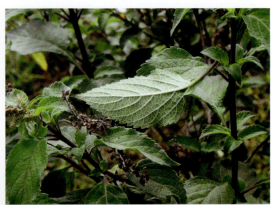

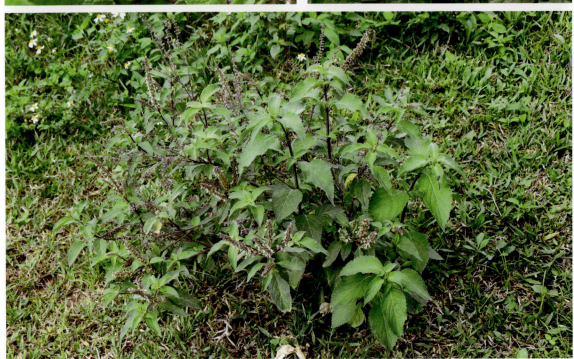

四叶水蜡烛

Pogostemon quadrifolius

唇形科 刺蕊草属

【特征】多年生直立草本或矮灌木,密被灰色短柔毛,基部木质,分枝。叶通常3~4,轮生,线状披针形,先端钝到锐尖,边缘具圆齿,在基部渐狭,密被灰色短柔毛在两侧。花序顶生,单生;苞片和小苞片卵形披针形,等长或稍长于花萼。花簇生在苞片的腋上,花萼筒外面有毛,里面无毛,5齿。花冠小,紫色;筒部4浅裂,外面有毛;花丝仅在中间有毛,花药1室,横向裂开;子房4室。小坚果4枚,椭圆形或长圆形,深棕色,表面稍粗糙。

【药用信息】全草入药,治肺结核咳血、急性肠胃炎。

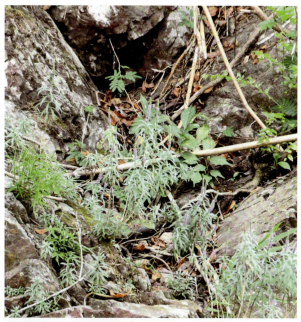

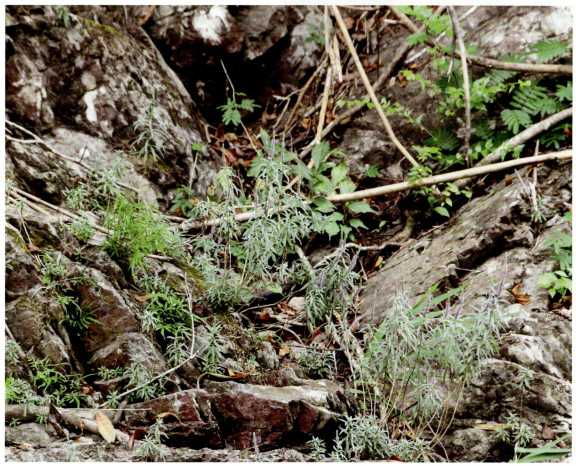

云南石梓

Scutellaria discolor

唇形科 黄芩属

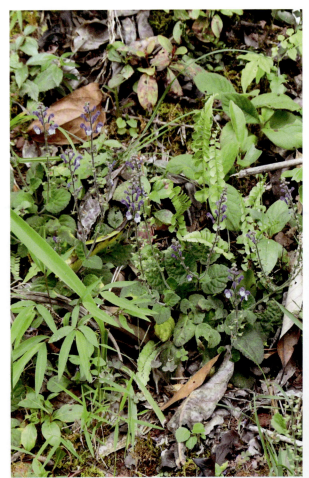

【特征】多年生草本，茎常带淡红色，密被微柔毛。茎叶常2~4对，叶椭圆状卵形或宽椭圆形，基部心形或浅心形，具波状圆齿，两面被柔毛。花梗密被柔毛；花萼被短柔毛及腺柔毛，盾片半圆形；花冠紫色，被腺柔毛，冠筒基部膝曲状，冠檐内面被柔毛，下唇中裂片卵圆形，侧裂片卵形或长圆状卵形。小坚果褐色，卵球状椭圆形，密被钩状尖瘤。

【药用信息】全草入药，治感冒，高热，胃肠炎，咽喉肿痛，痈毒疔疮以及中耳炎。

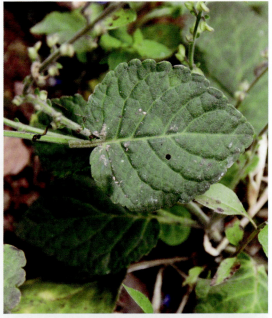

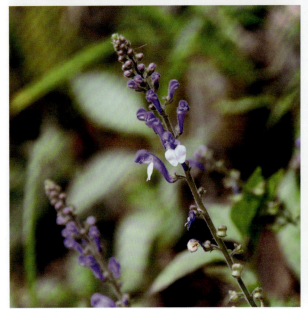

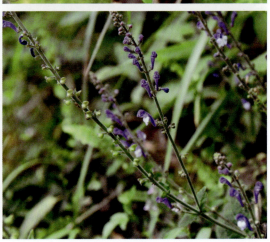

爪楔翅藤

Sphenodesme involucrata

唇形科 楔翅藤属

【特征】攀缘藤本,幼枝细,被星状毛,后脱落。叶卵形或窄椭圆形,先端钝圆或短尖,基部楔形或稍圆,全缘,下面脉腋被星状毛及单毛,侧脉5~6对;叶柄密被星状毛。聚伞花序集成头状,具7花,花序梗密被星状毛;总苞片倒卵形或倒披针形,两面被锈色柔毛及星状毛;花萼钟状,被黄色星状毛,4~5裂,稍2唇形;花冠白或粉红,4~5裂;雄蕊4~5,内藏;子房顶端被黄色腺点。果近球形,无毛。

【药用信息】藤入药,消炎止痛,治溃疡。

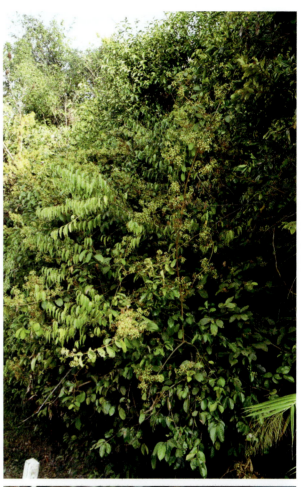

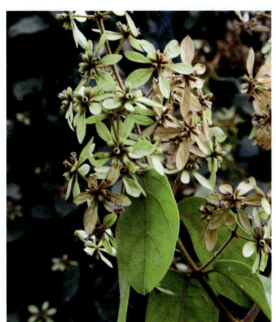

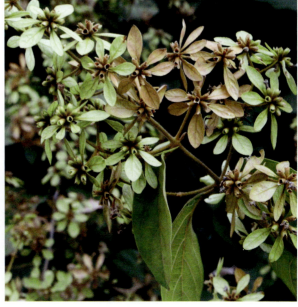

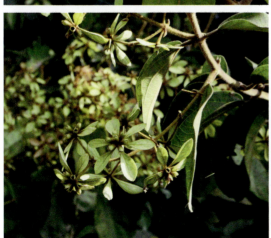

杜荆

Vitex negundo var. *cannabifolia*

唇形科 牡荆属

【特征】落叶灌木或小乔木；小枝四棱形。叶对生，掌状复叶，小叶5，少有3；小叶片披针形或椭圆状披针形，顶端渐尖，基部楔形，边缘有粗锯齿，表面绿色，背面淡绿色，通常被柔毛。圆锥花序顶生，花冠淡紫色。果实近球形，黑色。

【药用信息】茎叶治久痢，种子为清凉性镇静、镇痛药；根驱烧虫。

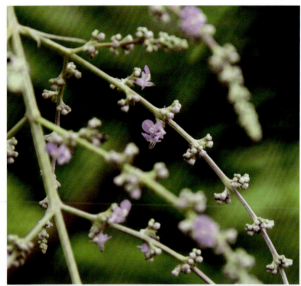
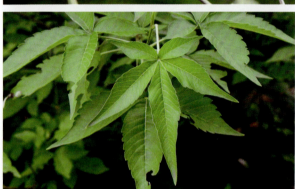
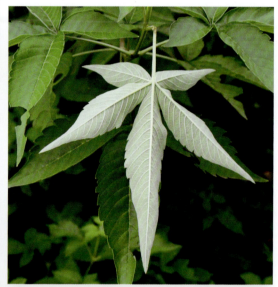
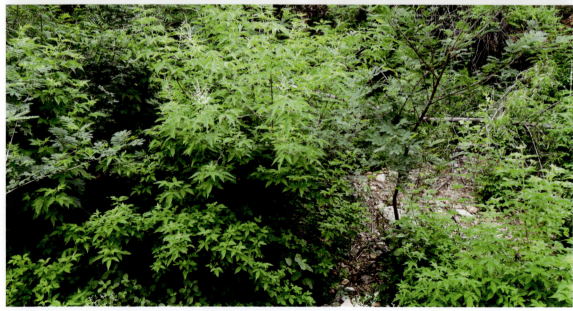

Cassytha filiformis
樟科 无根藤属

无根藤

【特征】寄生缠绕草本,具盘状吸根;茎线形,绿或绿褐色,幼时被锈色柔毛,后渐脱落无毛。叶退化为鳞片。穗状花序密被锈色柔毛;花白色,无梗;花被被柔毛,内面无毛,裂片6,外轮3枚小,圆形,具缘毛,内轮3枚较大,卵形。果卵球形,包于肉质花被筒内,花被片宿存。

【药用信息】全草入药,化湿消肿,通淋利尿。

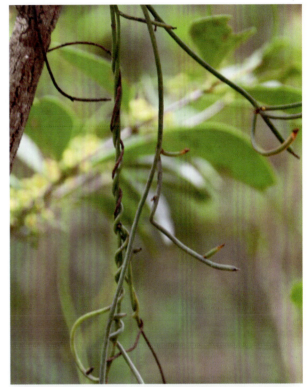

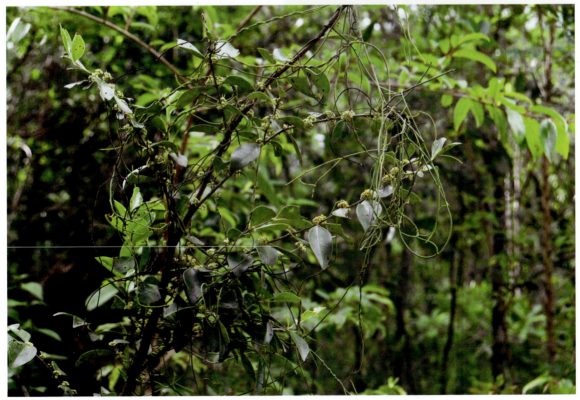

小叶乌药

Lindera aggregata var. *playfairii*

樟科 山胡椒属

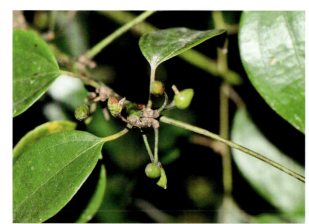

【特征】常绿灌木或小乔木，幼枝、叶及花等被毛较稀疏，多为灰白色毛或近无毛。叶小，互生，狭卵形至披针形，通常具尾尖。伞形花序腋生，无总梗，花也较小。子房椭圆形，被褐色短柔毛，柱头头状。果卵形或有时近圆形。

【药用信息】根药用，消肿止痛，可治跌打。

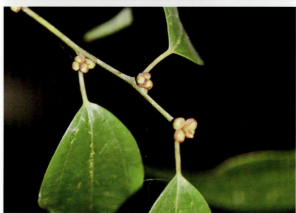
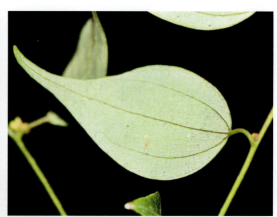
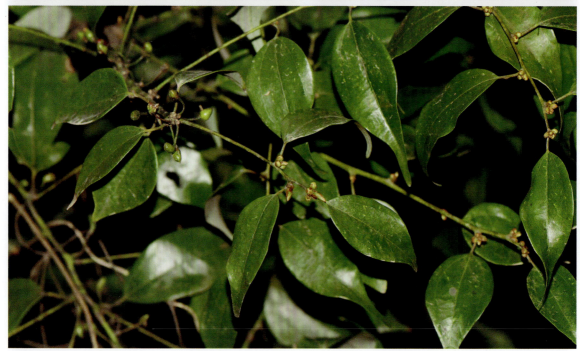

Lindera communis

樟科 山胡椒属

香叶树

【特征】常绿乔木或灌木状,幼枝绿色,被黄白色短柔毛,后无毛;顶芽卵圆形。叶披针形、卵形或椭圆形,先端骤尖或近尾尖,基部宽楔形或近圆,被黄褐色柔毛,后渐脱落,侧脉5~7对;叶柄被黄褐色微柔毛或近无毛。伞形花序具5~8花,单生或2个并生叶腋,花被片6,卵形,近等大,雄花雄蕊9,3轮,退化雌蕊子房卵圆形;雌花柱头盾形,具乳突,退化雄蕊9,线形。果卵圆形,红色。

【药用信息】枝叶入药,治跌打损伤。

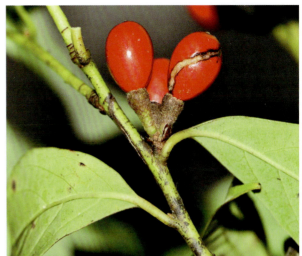

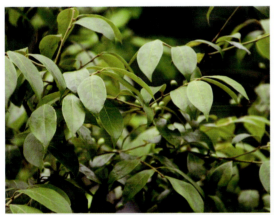

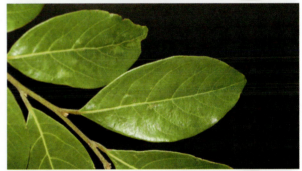

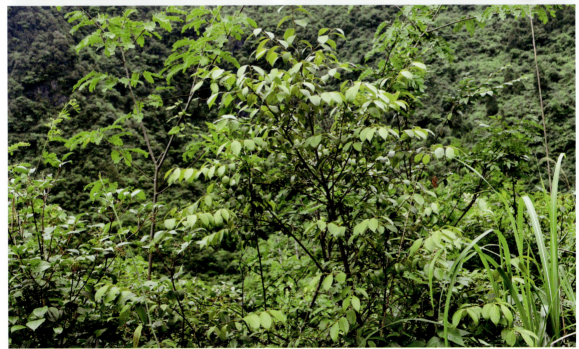

剑叶木姜子　*Litsea lancifolia*

樟科　木姜子属

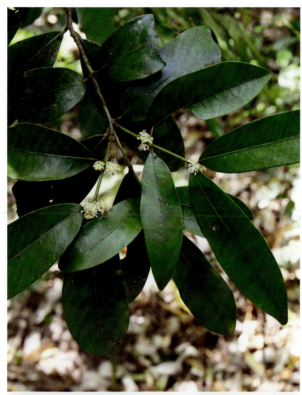

【特征】常绿灌木，树皮黑色。小枝灰褐色，被锈色茸毛。顶芽外面被锈色茸毛。叶对生，或兼有互生，椭圆形、长圆形或椭圆状披针形，先端急尖或渐尖，基部宽楔形或近圆，薄革质，上面深绿色，初时有柔毛，老时除中脉留有毛外，其余无毛，下面苍白绿色，有黄褐色或锈色茸毛，羽状脉，侧脉每边 5～8 条，斜展，中脉、侧脉在上面微陷，下面稍突起，网脉不明显；叶柄短，密被锈色茸毛。伞形花序单生或几个簇生于叶腋；总梗极短或几无总梗，苞片 4，每一雄花序常有花 3 朵，花细小；花梗短，有褐色长柔毛；花被裂片 6，披针形或长圆形，外面有长柔毛，内面无毛；能育雄蕊 9，有时 6，花丝有柔毛。腺体小，圆形，无柄；退化雌蕊细小，子房卵圆形，无毛。果球形，果托浅碟状，果梗短。

【药用信息】根茎叶和果实均可入药，有祛风散寒、消肿止痛之效。

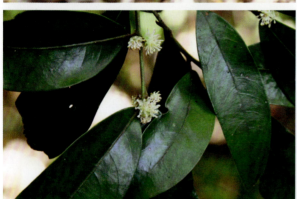

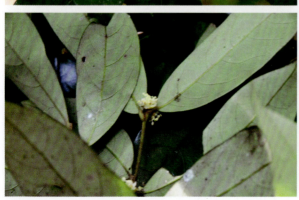

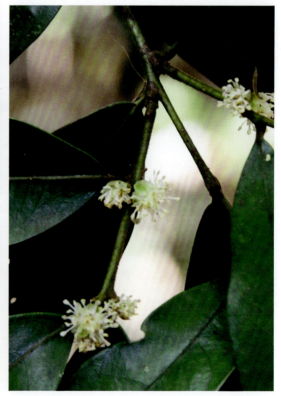

Litsea pungens

木姜子

樟科 木姜子属

【特征】落叶小乔木,幼枝被柔毛,老枝无毛。叶互生,常集生枝顶,披针形或倒卵状披针形,先端短尖,基部楔形。伞形花序腋生,无毛;雄花序具8~12花;花梗被绢状柔毛;花被片倒卵形;花丝基部被柔毛,第三轮花丝基部腺体圆形,退化,雌蕊少,无毛。果球形,成熟时蓝黑色;果梗先端略增粗。

【药用信息】根、叶及果实等均可入药,有祛风散寒、消肿止痛的功效。

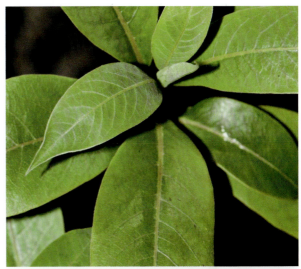
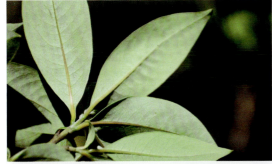
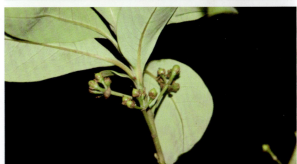
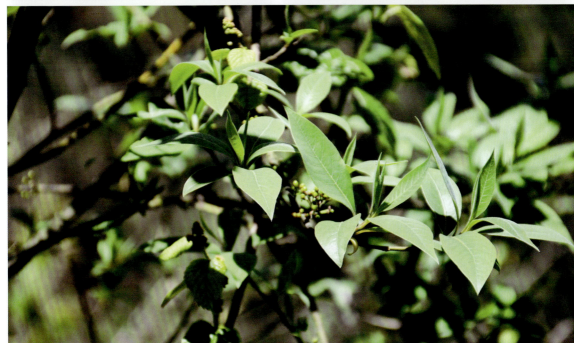

大果木莲

Manglietia grandis

木兰科 木莲属

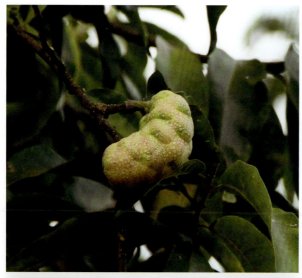

【特征】乔木,小枝粗壮,淡灰色,无毛。叶革质,椭圆状长圆形或倒卵状长圆形,先端钝尖或短突尖,基部阔楔形,两面无毛,上面有光泽,下面有乳头状突起,常灰白色,侧脉每边 17～26,干时两面网脉明显;托叶无毛,托叶痕约为叶柄的 1/4。花红色,花被片 12,外轮 3 片较薄,倒如状长圆形,具 7～9 条纵纹,内 3 轮肉质,倒卵状匙形;药隔伸出,短,尖头;雌蕊群卵圆形,每心皮背面中肋凹至花柱顶端。聚合果长圆状卵圆形,果柄粗壮,成熟蓇葖沿背缝线及腹缝线开裂,顶端尖,微内曲。

【药用信息】果及树皮入药,治便秘和干咳。

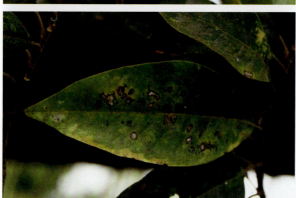
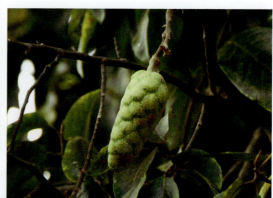
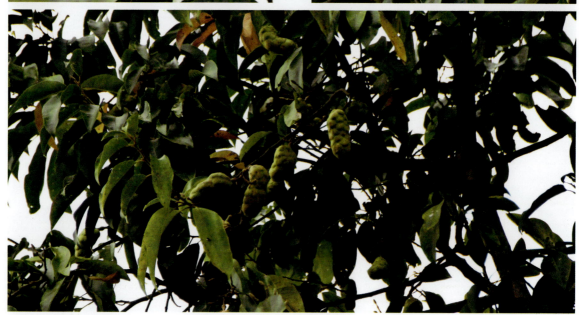

Hiptage benghalensis
金虎尾科 风筝果属 风筝果

【特征】藤状灌木或藤本。叶长圆形、椭圆状长圆形或卵状披针形,先端渐尖,基部宽楔形或近圆,下面常具2腺体,全缘,幼时被短柔毛。总状花序腋生或顶生,被淡黄褐色柔毛;花梗密被黄褐色短柔毛,有小苞片2;萼片外面密被黄褐色短柔毛,有1粗大长圆形腺体;花瓣白色,基部具黄色斑点,或淡黄或粉红色,圆形或宽椭圆形,基部具爪,边具流苏,外面被短柔毛;花柱拳卷状。翅果除果核被短绢毛外,其余无毛,中翅椭圆形或倒卵状披针形,先端全缘或微裂,侧翅披针状长圆形,背部具三角形鸡冠状附属物。

【药用信息】藤茎和叶入药,温肾益气,健胃消食。

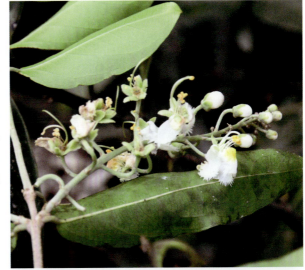

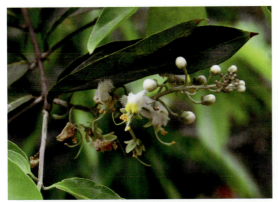

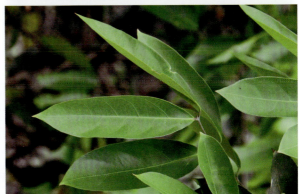

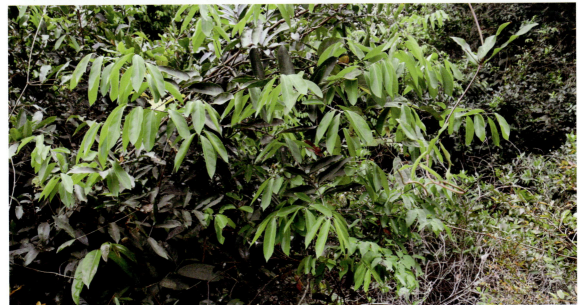

刚毛黄蜀葵

Abelmoschus manihot var. *pungens*

锦葵科 秋葵属

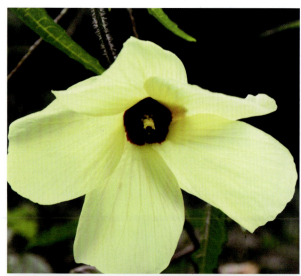

【特征】一年生或多年生草本,植株全体密被黄色长刚毛。叶掌状5～9深裂,裂片长圆状披针形,具粗钝锯齿;托叶披针形。花单生于枝端叶腋;小苞片4～5,卵状披针形,疏被长硬毛;萼佛焰苞状,5裂,近全缘,较长于小苞片,被柔毛,果时脱落;花大,淡黄色,内面基部紫色;花药近无柄;柱头紫黑色,匙状盘形。蒴果卵状椭圆形,被硬毛。种子多数,肾形,被柔毛,多条条纹。

【药用信息】种子、根和花作药用,利水,通经,解毒。

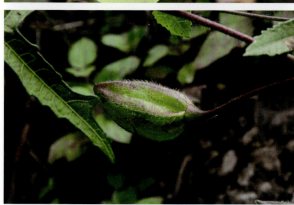

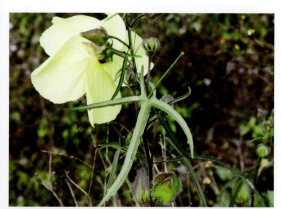

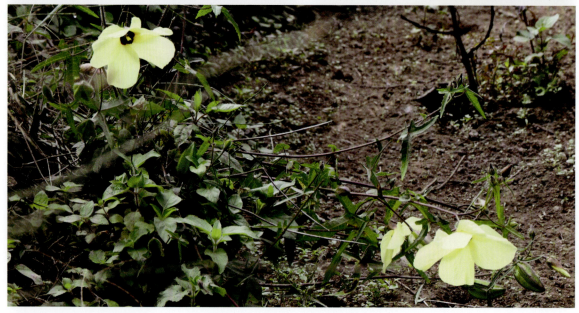

Durio zibethinus

锦葵科 榴梿属

榴梿

【特征】常绿乔木,幼枝顶部有鳞片。叶长圆形,稀倒卵状长圆形,短渐尖或急渐尖,基部圆或钝,两面发亮,下面有贴生鳞片,侧脉 10~12。花梗被鳞片;苞片托住花萼,比花萼短;萼筒状,基部肿胀,内面密被柔毛,具 5~6 个短宽的萼齿;花瓣黄白色,长圆状匙形,后期外翻;雄蕊 5 束,每束有花丝 4~18,花丝基部合生 1/4~1/2。蒴果椭圆状,具圆锥状粗刺,淡黄或黄绿色。种子 2~6,假种皮白或黄白色,有强烈气味。

【药用信息】全株入药,滋阴强壮、疏风清热、利胆退黄、杀虫止痒、补身体。

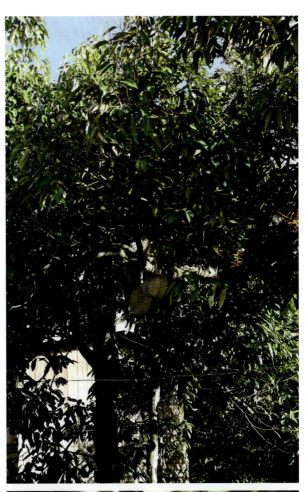

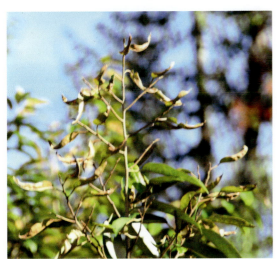

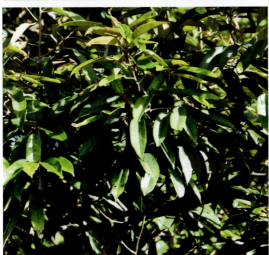

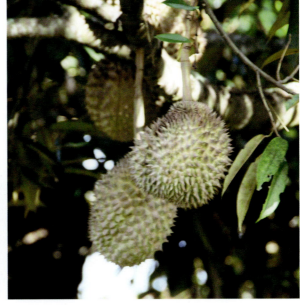

广西火桐

Firmiana kwangsiensis

锦葵科 梧桐属

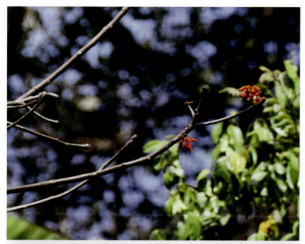

【特征】落叶乔木，小枝几无毛；芽密被淡黄褐色星状柔毛。叶纸质，宽卵形或近圆形，全缘或先端3浅裂，裂片楔状，短渐尖，基部平截或浅心形，两面疏被柔毛，5～7条基生脉的脉腋间密被黄褐色星状柔毛。聚伞状总状花序，均密被金黄带红褐色星状茸毛；花萼圆筒形，顶端5浅裂，密被金黄带褐色星状茸毛，内面鲜红色，被星状柔毛，萼裂片三角状卵形；雄蕊15；果未见。

【药用信息】未有明确的药用信息。

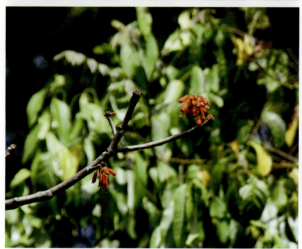
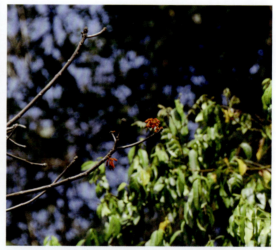
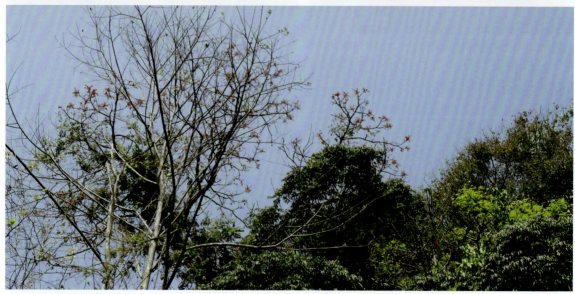

Helicteres angustifolia

锦葵科 山芝麻属

山芝麻

【特征】小灌木,小枝被灰绿色柔毛。叶窄长圆形或线状披针形,基部圆,全缘,上面几无毛,下面被灰白或淡黄色星状茸毛,混生刚毛。聚伞花序有花2至数朵;花梗常有锥尖小苞片4;花萼管状,被星状柔毛,5裂,裂片三角形;花瓣5,不等大,淡红或紫红色,稍长于花萼,基部有2个耳状附属体;雄蕊10,退化雄蕊5,线形;子房每室约10胚珠。蒴果卵状长圆形,顶端尖,密被星状毛及混生长茸毛。

【药用信息】根可药用,叶捣烂敷患处可治疮疖。

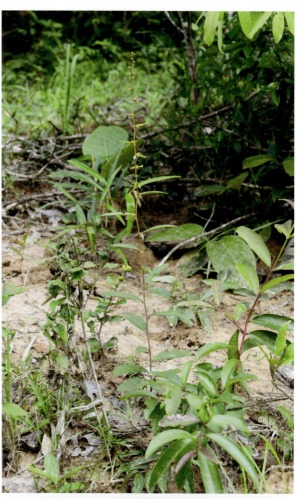

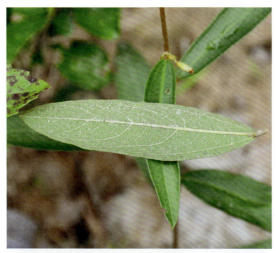

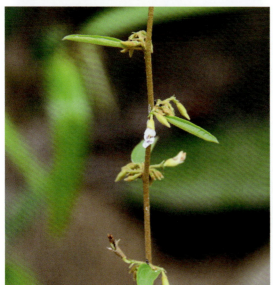

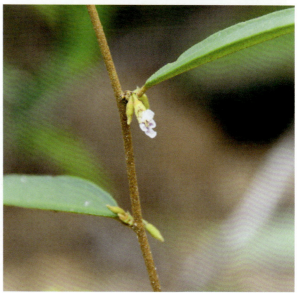

长序山芝麻

Helicteres elongata

锦葵科 山芝麻属

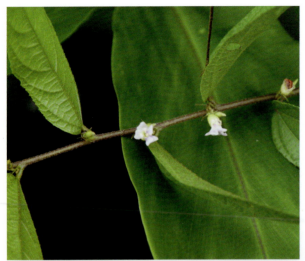

【特征】灌木,小枝甚柔弱,散生,被星状短柔毛。叶矩圆状披针形或矩圆状卵形,顶端渐尖,基部圆形而偏斜,边缘有不规则的锯齿,上面被稀疏的星状短柔毛,下面被星状短柔毛及长柔毛;托叶条形,早落。聚伞花序伸长,顶生或腋生,几与叶等长,有多数花;小苞片条形;萼管状钟形,5裂,裂片三角状披针形,宿存,被短柔毛;花瓣5片,黄色,下面的花瓣只有一个耳状附属体和在瓣片上有一行毛;雌雄蕊柄有毛,雄蕊10枚;子房5室,被毛,每室约有胚珠10个。蒴果长圆筒形,顶端尖锐,密被灰黄色星状毛。

【药用信息】全株可药用,可治发热症。

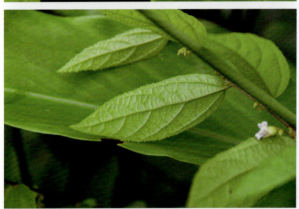

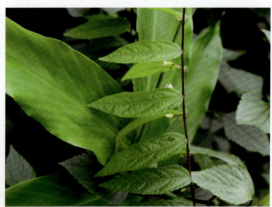

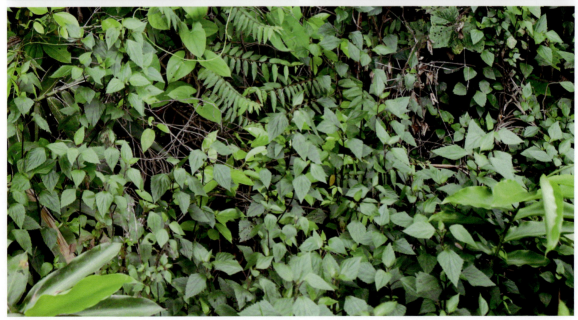

雁婆麻

Helicteres hirsuta

锦葵科 山芝麻属

【特征】灌木；小枝被星状柔毛。叶卵形或卵状矩圆形，顶端渐尖或急尖，基部斜心形或截形，边缘有不规则的锯齿，两面均密被星状柔毛，尤以下面为甚，基生脉5条；叶柄密被柔毛。聚伞花序腋生，伸长如穗状，通常仅有花数朵；花梗比花短，有关节，基部有早落的小苞片；萼管状，4~5裂，被短柔毛；花瓣5片，红色或红紫色；子房5室，具乳头状小突起，花柱与子房等长，子房每室有胚珠约20~30个。成熟的蒴果圆柱状，顶端具喙，密被长茸毛和具乳头状突起；种子多数，表面多皱纹。

【药用信息】根入药，清热解毒，止咳。

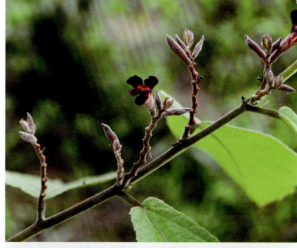

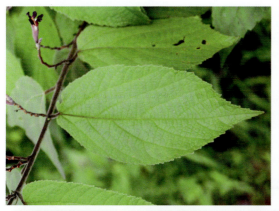

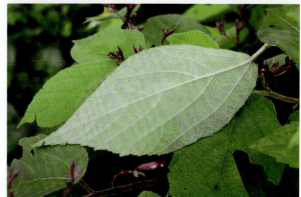

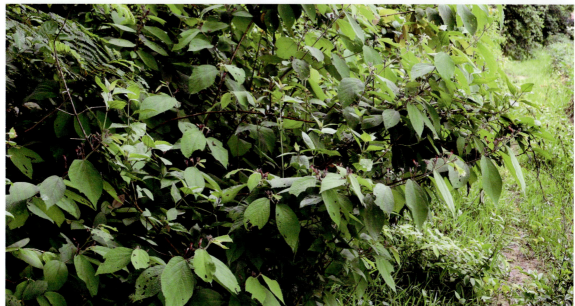

倒卵叶黄花稔

Sida alnifolia var. *obovata*

锦葵科 黄花稔属

【特征】直立亚灌木。叶较小,长圆形至倒卵形,具细圆齿伏锯齿。花黄色,花梗长 8 ~ 10mm,雄蕊柱被长硬毛。果被短柔毛。

【药用信息】全株入药,清热利湿,排脓止痛。

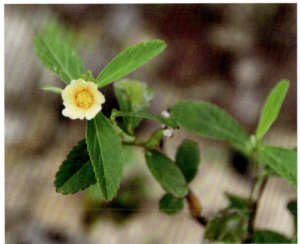
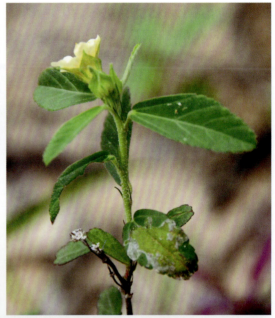
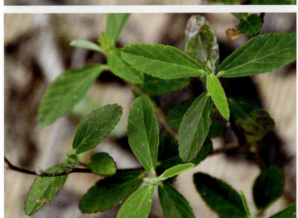
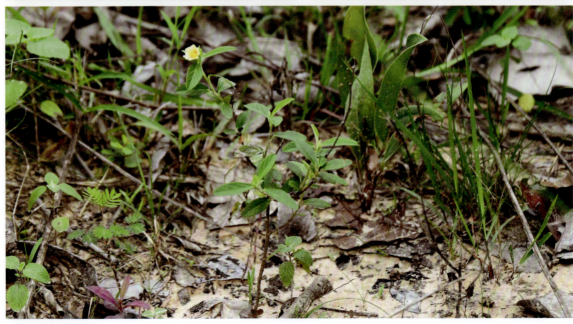

心叶黄花稔

Sida cordifolia

锦葵科 黄花稔属

【特征】半灌木,分枝、托叶和叶柄均密被星状糙伏毛和长软毛。托叶细条形,迟落;叶片卵形,基部圆形,稀浅心形,边缘有不规则的钝齿,先端急尖或钝,两面均密被星状糙伏毛和长软毛,掌状脉5~7条。花单生,稀簇生,多生于枝上部叶腋及枝顶;花梗与花萼均密被星状糙伏毛和长软毛,上部具1关节;花萼杯状,裂片5,三角形,与萼管近等长;花冠黄色,花瓣5,倒卵状长圆形,先端圆;雄蕊柱外面疏被短硬毛;子房由8~11个心皮组成,花柱分枝8~10枚,柱头头状。分果扁球形,有8~11个果瓣;果瓣皮革质,有网纹,成熟时顶端开裂,具2条长芒,有倒生的长硬毛。种皮光滑。

【药用信息】全株入药,清热解毒,利尿。

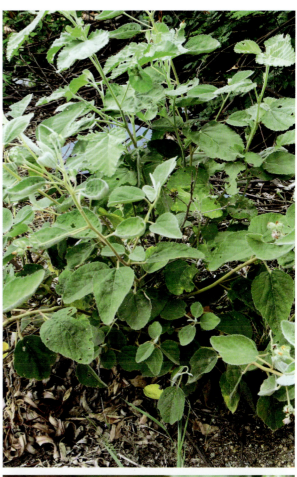

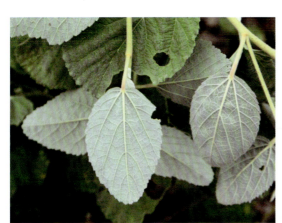

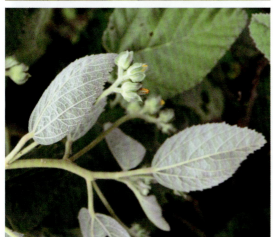

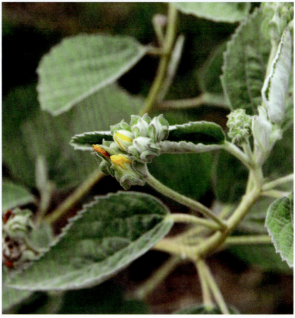

拔毒散 *Sida szechuensis*
锦葵科 黄花稔属

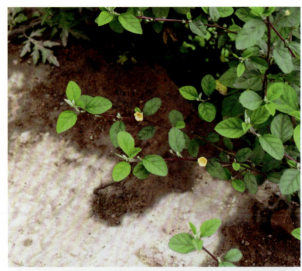

【特征】直立亚灌木,全株被星状柔毛。叶异形,茎下部叶宽菱形或扇形,先端尖或圆,基部楔形,边缘具2齿,茎上部叶长圆状椭圆形或长圆形,两端钝或圆,上面疏被糙伏毛或近无毛,下面密被灰色星状茸毛;叶柄被星状柔毛,托叶钻形,短于叶柄。花单生叶腋或簇生枝端;花梗密被星状茸毛,中部以上具节;花萼杯状,5裂,裂片三角形,疏被星状毛;花冠黄色,花瓣5,倒卵形;雄蕊柱短于花瓣,被长硬毛;花柱分枝8或9。分果近球形,疏被星状柔毛,具2短芒。种子黑褐色,平滑,种脐被白色柔毛。

【药用信息】全草入药,消炎、拔毒、生肌。

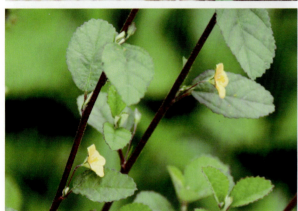
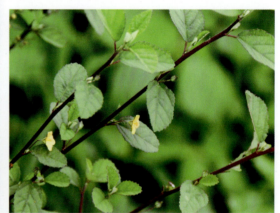
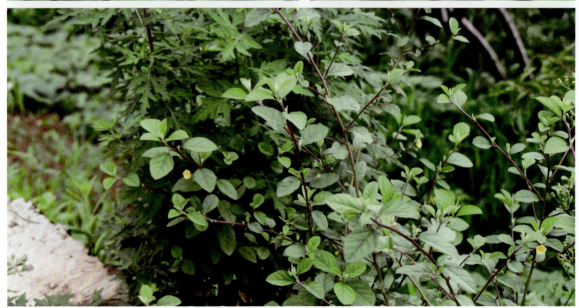

Urena lobata
锦葵科 梵天花属

地桃花

【特征】直立亚灌木状草本,小枝被星状茸毛。茎下部的叶近圆形,先端浅3裂,基部圆形或近心形,边缘具锯齿;中部的叶卵形;上部的叶长圆形至披针形;叶上面被柔毛,下面被灰白色星状茸毛;叶柄被灰白色星状毛;托叶线形,早落。花腋生,单生或稍丛生,淡红色;花梗被绵毛;小苞片5,基部1/3合生;花萼杯状,裂片5,较小苞片略短,两者均被星状柔毛;花瓣5,倒卵形,外面被星状柔毛;无毛;花柱分枝10,微被长硬毛。果扁球形,分果爿被星状短柔毛和锚状刺。

【药用信息】根入药,治白痢。

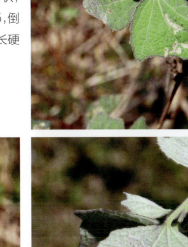
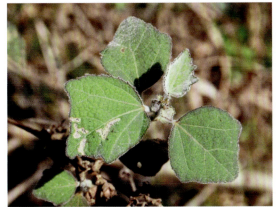
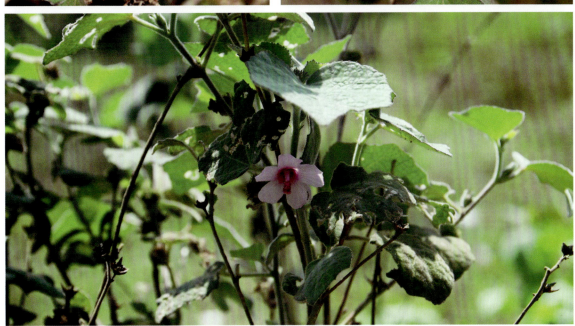

波叶梵天花

Urena repanda

锦葵科 梵天花属

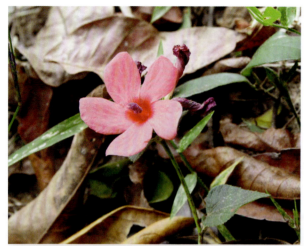

【特征】多年生草本,小枝密被星状柔毛。茎下部叶卵形,先端常3浅裂,基部圆或近心形,具锯齿;茎上部叶卵状长圆形或披针形;叶上面被星状糙硬毛,下面被灰色星状茸毛;叶柄被星状毛,托叶线形。小苞片钟形,5裂,基部1/2合生,被星状长硬毛;花萼较长于小苞片,5裂,裂片卵形,宿存,被星状长硬毛;花冠粉红色,花瓣5;雄蕊柱无毛;子房无毛,花柱分枝具乳突。分果近球形,无毛,果倒卵状三角形,具羽片状条纹。种子黑色,无毛。

【药用信息】全株入药,祛风解毒。

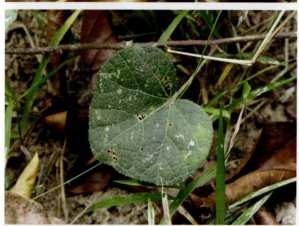

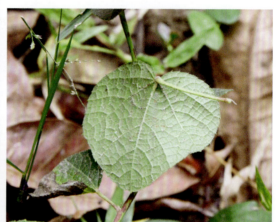

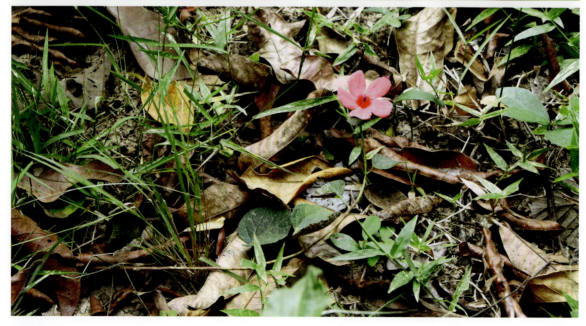

Aphanamixis polystachya

楝科 山楝属

大叶山楝

【特征】乔木。叶通常为奇数羽状复叶,有时为偶数羽状复叶,有小叶11~21片;小叶对生,革质,无毛,长椭圆形,先端渐尖而钝,基部一侧圆形,另一侧楔形,偏斜,最下部的小叶较小,卵形,基部圆形,侧脉13~20对,广展,于近边缘处连结;小叶柄粗壮。花序腋生,少被微柔毛,雄花组成圆锥花序式,广展,雌花和两性花组成穗状花序;花球形;萼片圆形,边缘有睫毛或无;花瓣3片,圆形;无毛;雄蕊管球形,厚;花药6枚,长圆形,内藏;花盘缺;子房被毛,无花柱,柱头具3棱。蒴果球状梨形,无毛。种子黑褐色,扁圆形。

【药用信息】根叶入药,祛风除湿、舒筋活络、通痹。

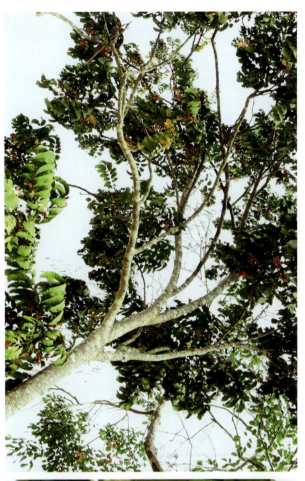

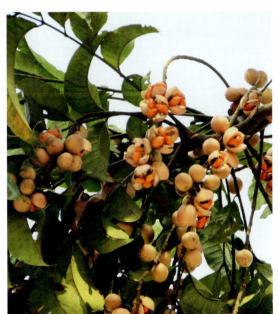

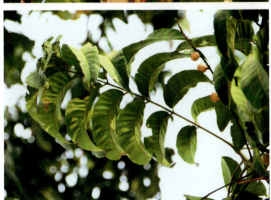

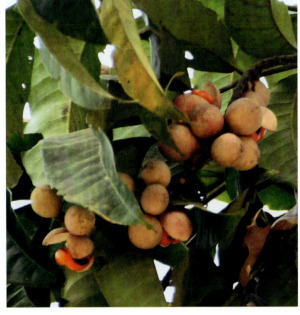

印楝

Azadirachta indica

楝科 印楝属

【特征】通常分枝少,分枝角度大,树冠宽大,圆形。1回奇数羽状复叶;小叶对数,少的两对。圆锥花序,有2～3次分枝;每个花序有花蕾100～200个。果为核果,表面光滑;嫩果似橄榄形,成熟果近短椭圆形至近长圆形。

【药用信息】种子树叶树皮均可入药,抗菌消炎,抗氧化,修复肌肤,抗肿瘤。

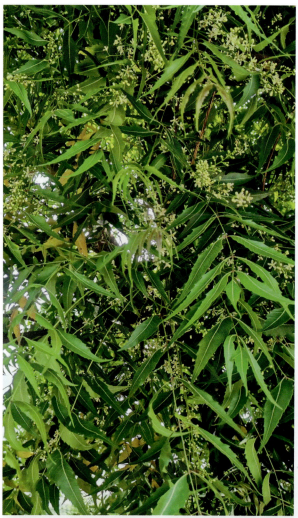
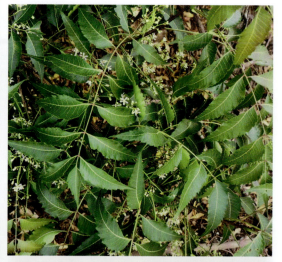
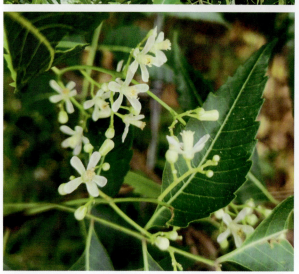
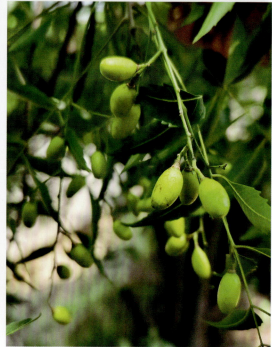

Cipadessa baccifera
楝科 浆果楝属

浆果楝

【特征】灌木,小枝红褐色,初时有细柔毛,后变无毛,有灰白色的皮孔。小叶对生,膜质,长卵形、长椭圆形至披针形,先端短渐尖,基部楔形或宽楔形,叶面无毛,背面仅沿中脉和侧脉上被稀疏、紧贴的长柔毛,侧脉每边 8~10,纤细,上举,边全缘或仅上半部有锯齿;叶柄极短。圆锥花序,有短的分枝,无毛;花具短梗;花萼 5 齿裂,裂齿宽三角形,外面被微柔毛;花瓣白色或淡黄色,膜质,长椭圆形,急尖,无毛或近无毛,花药卵形,无毛;子房 5 室,无毛。核果球形,紫黑色。

【药用信息】根或树皮入药,疏风解表、祛湿止痢、祛风止痒。

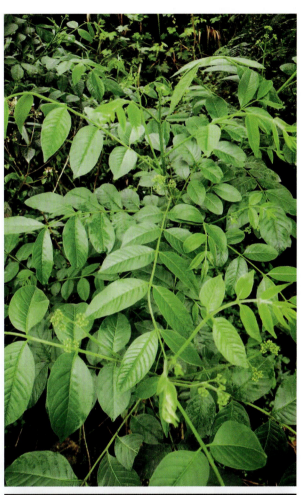

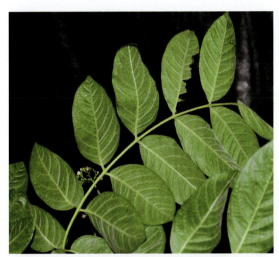

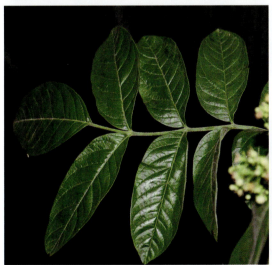

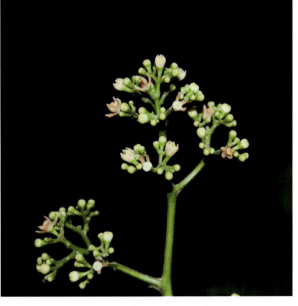

非洲楝

Khaya senegalensis

楝科 非洲楝属

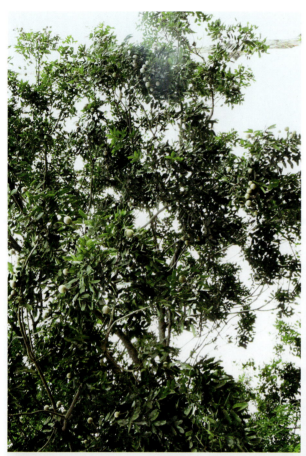

【特征】乔木,幼枝具暗褐色皮孔。小叶3～8对,长圆形、长圆状椭圆形或卵形,先端短尖,基部楔形或稍圆,侧脉9～14,全缘。萼片4,宽卵形,无毛;花瓣4,椭圆形,无毛;雄蕊花丝筒坛状;子房无毛,4室。蒴果球形,自顶端室轴开裂。种子椭圆形或近圆形,边缘具膜质翅。

【药用信息】根入药,抗肿瘤,降血糖血脂。

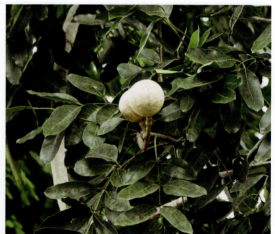

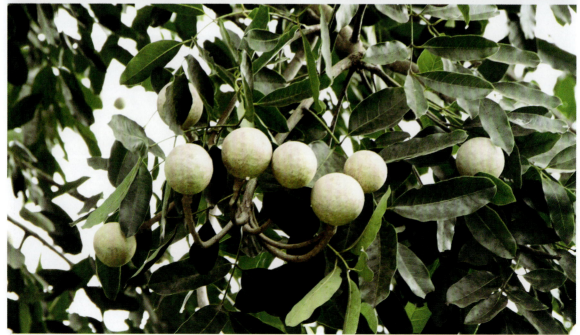

Melia azedarach

楝科 楝属

【特征】落叶乔木。二至三回奇数羽状复叶;小叶卵形、椭圆形或披针形,先端渐尖,基部楔形或圆,具钝齿,幼时被星状毛,后脱落,侧脉12～16对。花芳香;花萼5深裂,裂片卵形或长圆状卵形;花瓣淡紫色,倒卵状匙形,两面均被毛;花丝筒紫色,具10窄裂片,每裂片2～3齿裂,花药10,着生于裂片内侧;子房5～6室。核果球形或椭圆形。

【药用信息】根皮入药,可驱蛔虫和钩虫,治疥癣。

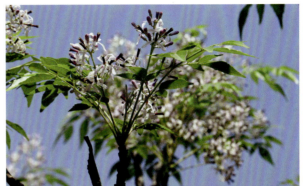
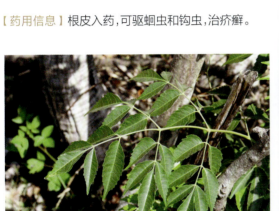
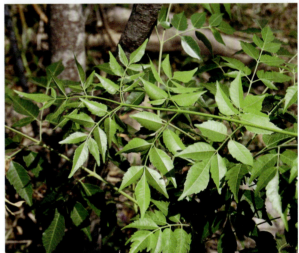
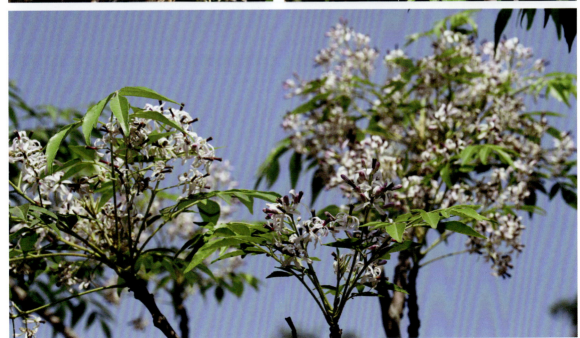

细圆藤

Pericampylus glaucus

防己科 细圆藤属

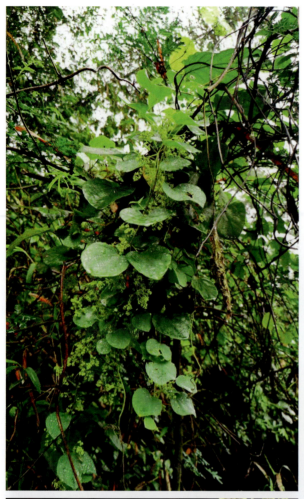

【特征】木质藤本,小枝常被灰黄色茸毛,老枝无毛。叶三角状卵形或三角状近圆形,稀卵状椭圆形,先端钝或圆,具小凸尖,基部近平截或心形,具圆齿或近全缘,两面被茸毛或上面疏被柔毛或近无毛,稀两面近无毛,掌状脉3～5,叶柄被茸毛。伞房状聚伞花序被茸毛;雄花萼片背面被毛,外轮窄,中轮倒披针形,内轮稍宽,花瓣6,楔形或匙形,边缘内卷,雄蕊花丝分离,聚伞花药6;雌花萼片及花瓣与雄花相似,退化雄蕊6,柱头2裂。核果红或紫色。

【药用信息】全株入药,祛风镇静,治小儿惊风、破伤风。根入药,可止咳,治毒蛇咬伤、疮疖。

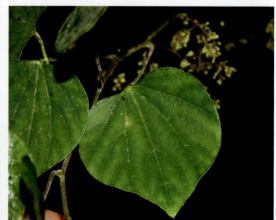

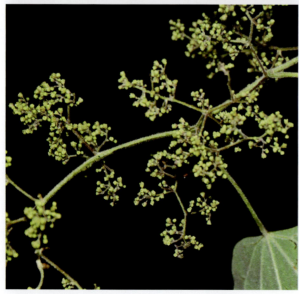

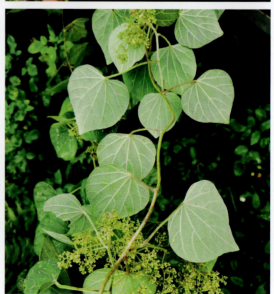

金银莲花

Nymphoides indica

睡菜科 荇菜属

【特征】多年生水生草本,茎圆柱形,单叶顶生。叶漂浮,近革质,宽卵圆形或近圆形,全缘,下面密被腺体,基部心形,具不明显掌状脉。花多数,5 数;花萼裂至近基部,裂片长椭圆形或披针形,先端钝;花冠白色,基部黄色,裂至近基部,冠筒短,具 5 束长柔毛,裂片卵状椭圆形,腹面密被流苏状长柔毛;花丝短,扁平,线形;花柱圆柱形。蒴果椭圆形,不裂。种子褐色,光滑。

【药用信息】全草入药,清热解毒、利尿消肿等。

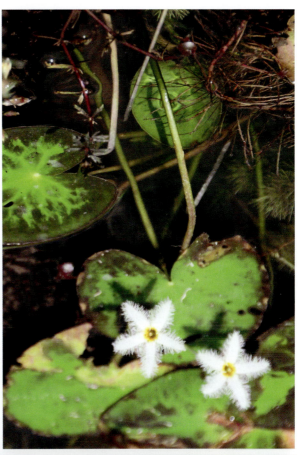

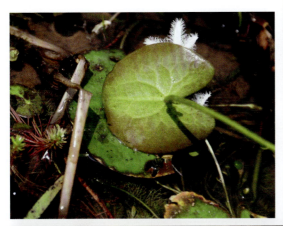

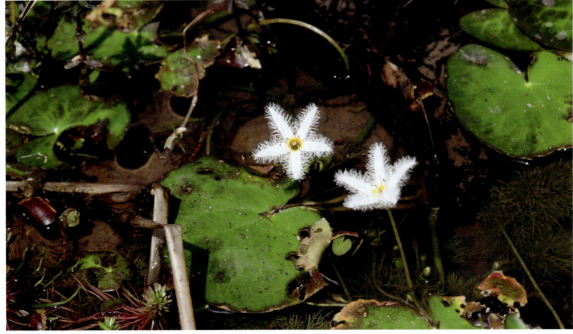

粗叶榕 *Ficus hirta*
桑科 榕属

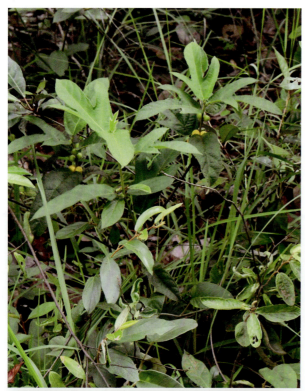

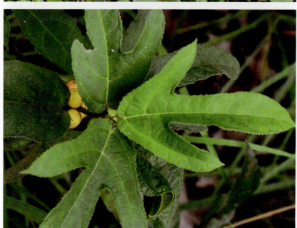

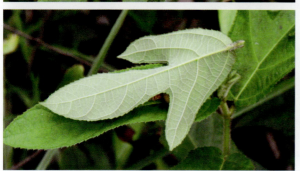

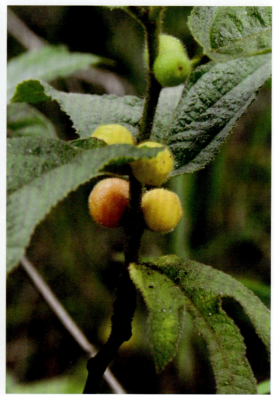

【特征】灌木或小乔木,嫩枝中空,小枝、叶和果均被金黄色开展的长硬毛。叶互生,纸质,多型,长椭圆状披针形或广卵形,边缘具细锯齿,有时全缘或3~5深裂,先端急尖或渐尖,基部圆形、浅心形或宽楔形,表面疏生贴伏粗硬毛,背面密或疏生开展的白色或黄褐色绵毛和糙毛,基生脉3~5条,侧脉每边4~7条;托叶卵状披针形,膜质,红色,被柔毛。雄花生于果内壁近口部,有柄,花被片4,披针形,红色,雄蕊2-3枚,花药椭圆形,长于花丝;雄花花被片与雌花同数,子房球形,光滑,花柱侧生,短,柱头漏斗形;雌花生雌株榕果内,有梗或无梗,花被片4。榕果成对腋生或生于已落叶枝上,球形或椭圆球形。瘦果,表面光滑。

【药用信息】根果入药,祛风湿,益气固表。

Ficus hispida

对叶榕

桑科 榕属

【特征】小乔木或灌木状。叶常对生,厚纸质,卵状长椭圆形或倒卵状长圆形,先端尖或短尖,基部圆或近楔形,两面被粗毛,具锯齿,侧脉6~9对;叶柄被粗毛,托叶卵状披针形。雄花生于榕果内壁口部,多数,花被片3,薄膜状,雄蕊1;雄花无花被,花柱近顶生,粗短;雌花无花被,柱头侧生,被毛。榕果腋生或生于落叶枝上,或老茎发出的下垂枝上,陀螺形,熟时黄色,散生苞片及粗毛。

【药用信息】根叶果皮入药,清热利湿,化痰消积。

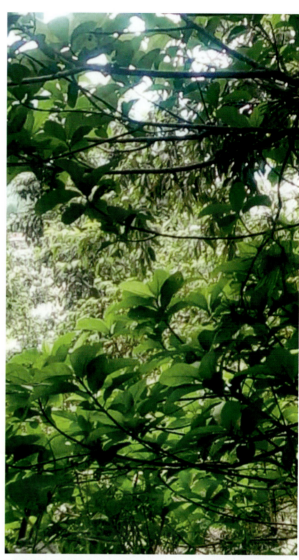

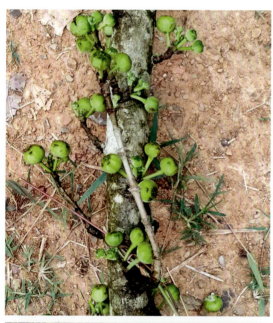

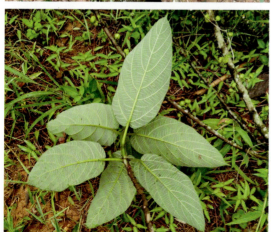

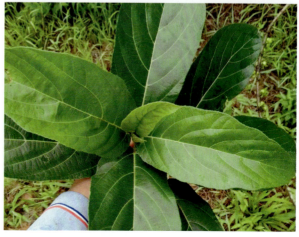

柘

Maclura tricuspidata

桑科 橙桑属

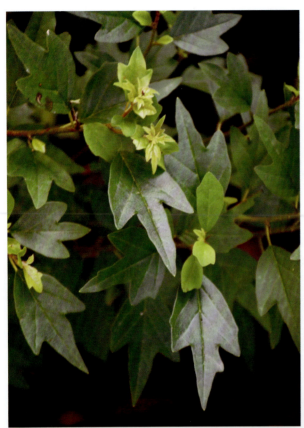

【特征】落叶灌木或小乔木,树皮灰褐色,小枝无毛,略具棱,有棘刺;冬芽赤褐色。叶卵形或菱状卵形,偶为三裂,先端渐尖,基部楔形至圆形,表面深绿色,背面绿白色,无毛或被柔毛,侧脉4～6对;叶柄被微柔毛。雌雄异株,雌雄花序均为球形头状花序,单生或成对腋生,具短总花梗;雄花有苞片2枚,附着于花被片上,花被片4,肉质,先端肥厚,内卷,内面有黄色腺体2个,雄蕊4,与花被片对生,花丝在花芽时直立,退化雌蕊锥形;雌花花被片与雄花同数,花被片先端盾形,内卷,内面下部有2黄色腺体,子房埋于花被片下部。聚花果近球形,肉质,成熟时橘红色。

【药用信息】根茎树皮或根皮、叶和果实入药,清热凉血,舒筋活络。

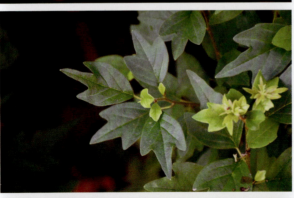

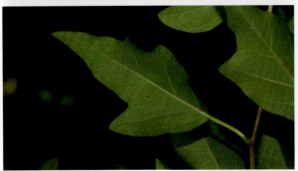

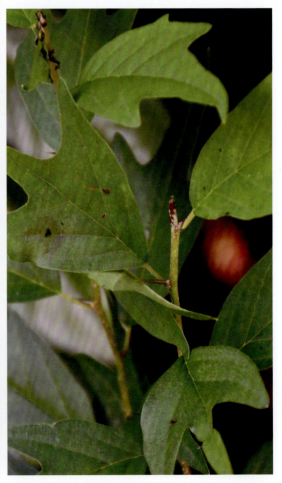

鹊肾树

Streblus asper

桑科 鹊肾树属

【特征】乔木或灌木状,小枝被硬毛。叶革质,椭圆状倒卵形或椭圆形,先端钝或短尖,全缘或具不规则钝齿,基部楔形或近耳状,两面粗糙,侧脉 4～7 对;叶柄短或近无柄,托叶小,早落。雌雄异株或同株雄花序近头状,单生或成对腋生,有时雄花序上生有 1 朵雌花;雄花近无梗,退化雌蕊圆锥状至柱形;雌花具梗及小苞片,花被片 4,被柔毛,花柱中部以上分枝。果近球形,熟时黄色,不裂,宿存花被包果。

【药用信息】树皮、根入药,消炎止血,镇痛祛湿。

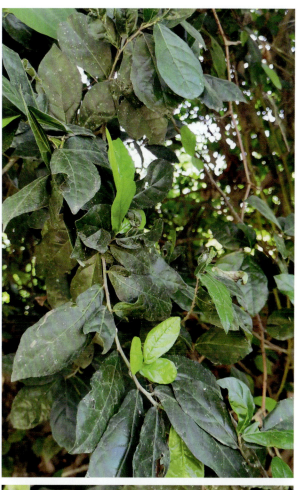

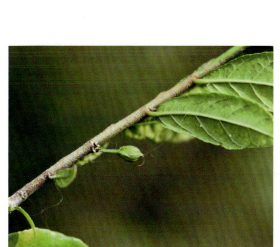

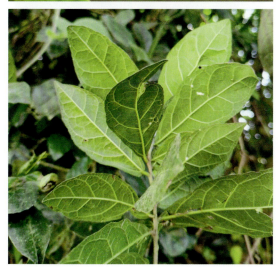

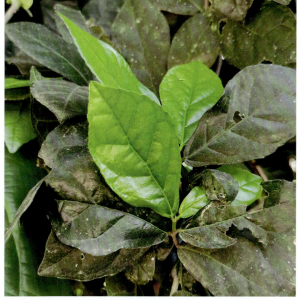

刺桑

Taxotrophis ilicifolia

桑科 刺桑属

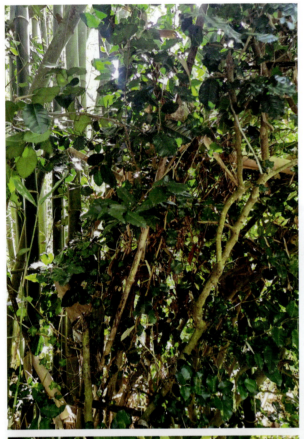

【特征】亚灌木或灌木,小枝具棱,刺粗。叶厚革质,菱形、宽卵形或倒卵形,先端骤尖,常凹缺具2刺齿,基部楔形,叶缘微反卷,疏生刺齿;托叶锥形。雄花序腋生,穗状,不分枝,苞片覆瓦状,具深色边缘,花序梗短;雄花花被片4,近圆形,具缘毛,雄蕊4,退化雌蕊3~5裂;雌花序穗状。果生于具苞片的短枝上,扁球形,花被宿存。

【药用信息】叶入药,清热解毒,养肝护肝。

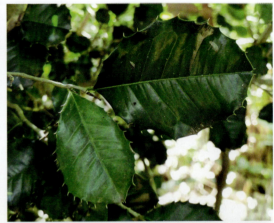

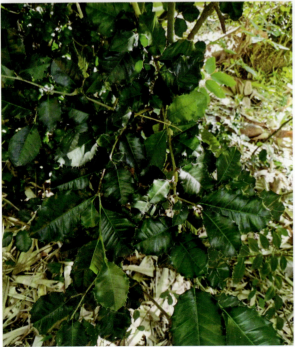

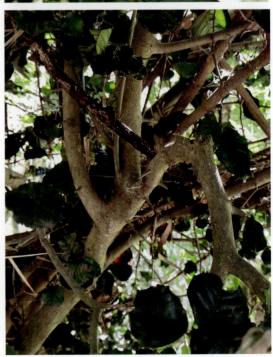

Moringa oleifera
辣木科 辣木属

辣木

【特征】乔木，根有辛辣味，枝有明显的皮孔及叶痕，小枝被短柔毛。叶常为三回羽状复叶，在羽片的基部具线形或棍棒状稍弯的腺体，腺体多数脱落；叶柄基部鞘状；羽片4～6对；小叶3～9，薄纸质、卵形、椭圆形或长圆形，通常顶端的1片较大，下面苍白色，无毛，叶脉不明显。花序广展；苞片小，线形；花具梗，白色，芳香，萼片线状披针形，有短柔毛；花瓣匙形；雄蕊和退化雄蕊基部有毛；子房有毛。蒴果下垂，3瓣裂，每瓣有肋纹3条。种子近球形，有3棱，每棱有膜质的翅。

【药用信息】根入药，治疗瘫痪病、间歇性发烧、慢性风湿病、神经失常、眼花、肠道痉挛病、癫病和肠胃气胀，还有避孕作用。树枝可以作壮阳药物；果实入药，治疗肝脏、脾脏、经脉等特殊部位的疾病和破伤风，从种子中提取的油可用作治疗风湿病的外用药物；叶入药，治疗忧郁症；叶片和豆荚中的一些成分有降压作用。

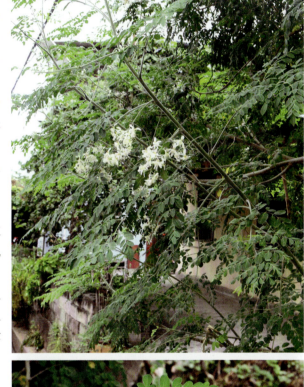

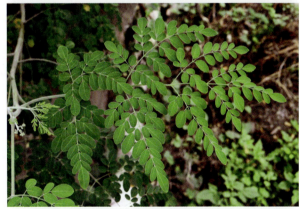

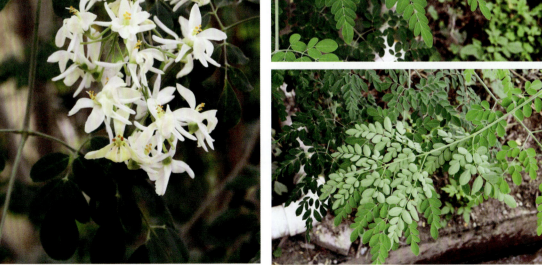

红千层

Callistemon rigidus

桃金娘科 红千层属

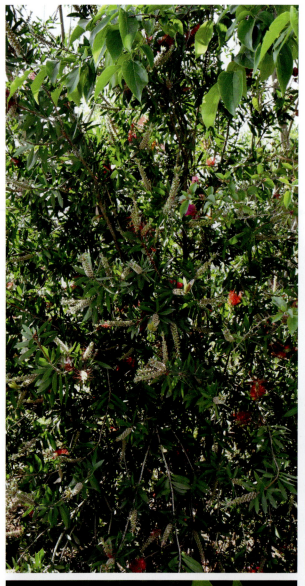

【特征】小乔木;树皮坚硬,灰褐色;嫩枝有棱,初时有长丝毛,不久变无毛。叶片坚革质,线形,先端尖锐,初时有丝毛,不久脱落,油腺点明显,干后突起,中脉在两面均突起,侧脉明显,边脉位于边上,突起;叶柄极短。穗状花序生于枝顶;萼管略被毛,萼齿半圆形,近膜质;花瓣绿色,卵形,有油腺点;雄蕊鲜红色,花药暗紫色,椭圆形;花柱比雄蕊稍长,先端绿色,其余红色。蒴果半球形,先端平截,萼管口圆,果瓣稍下陷,3爿裂开,果爿脱落。种子条状。

【药用信息】枝叶入药,可祛风、化痰、消肿。

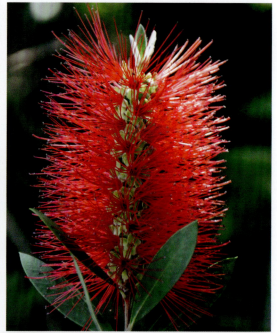

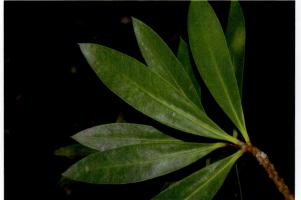

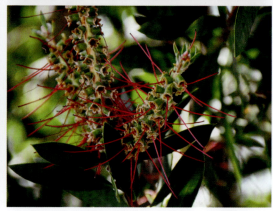

Eucalyptus robusta

桃金娘科 桉属

桉

【特征】大乔木,树皮宿存,深褐色,稍软松,有不规则斜裂沟;嫩枝有棱;树皮不剥落,深褐色,稍软松,有不规则斜裂沟。幼态叶对生,叶片厚革质,卵形,有柄;成熟叶卵状披针形,厚革质,不等侧,侧脉多而明显,以80°开角缓斜走向边缘,两面均有腺点。伞形花序粗大,有4~8花,花序梗扁;萼筒半球形或倒圆锥形,无棱;帽状体约与萼筒等长,顶端收缩成喙;花药椭圆形,药室纵裂。蒴果卵状壶形,上半部略收缩,蒴口稍扩大,果瓣3~4,深藏于萼管内。

【药用信息】叶供药用,有驱风镇痛功效。

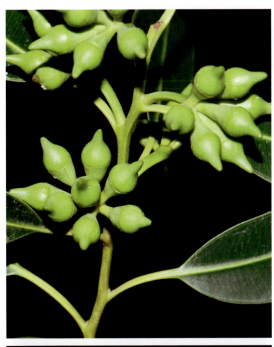

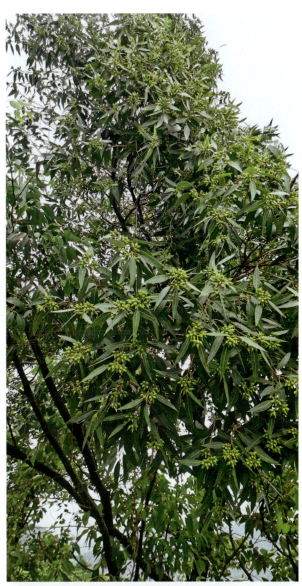

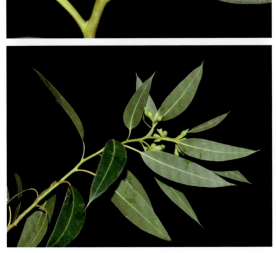

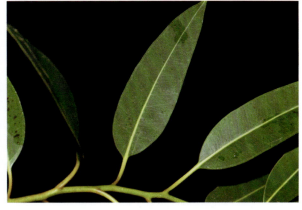

番石榴

Psidium guajava

桃金娘科 番石榴属

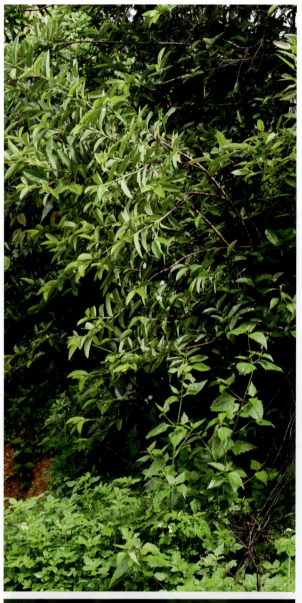

【特征】灌木或小乔木,树皮片状剥落,幼枝四棱形,被柔毛。叶长圆形或椭圆形,先端急尖,基部近圆,下面疏被毛,侧脉 12～15,在上面下陷,在下面凸起,网脉明显,全缘;叶柄疏被柔毛。花单生或 2～3 朵排成聚伞花序;萼筒钟形,绿色,被灰色柔毛,萼帽近圆形,不规则开裂;花瓣白色;子房与萼筒合生,花柱与雄蕊近等长。浆果球形、卵圆形或梨形,顶端有宿存萼片;果肉白或淡黄色,胎座肉质,淡红色。种子多数。

【药用信息】叶含挥发油及鞣质等,供药用有止痢、止血、健胃等功效。

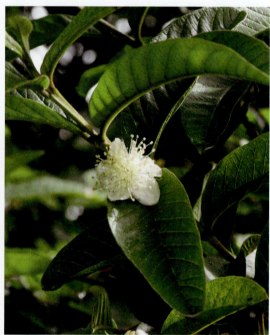

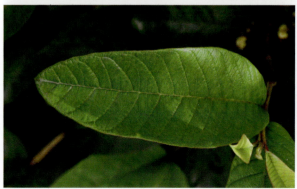

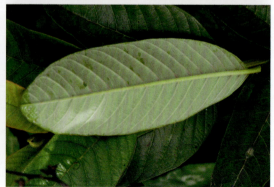

Syzygium jambos

桃金娘科 蒲桃属

蒲桃

【特征】乔木,主干短,多分枝,幼枝圆柱形。叶披针形或长圆形,先端长渐尖,基部宽楔形,两面有透明腺点,侧脉 12～16 对,下面明显,网脉明显。聚伞花序顶生,有花数朵;花蕾梨形,顶端圆;花绿白色;萼筒倒锥形,萼齿 4,肉质,半圆形,宿存;花瓣 4,分离,倒卵形;花药椭圆形;花柱与雄蕊等长。果球形,果皮肉质,成熟时黄色,有腺点。种子 1～2,多胚。

【药用信息】根皮、果入药,凉血、收敛。主治腹泻,痢疾,外用治刀伤出血。

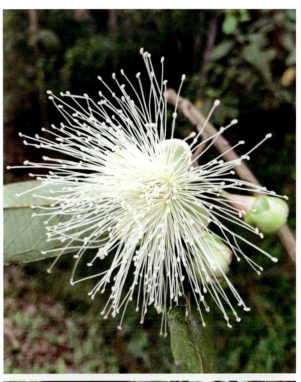

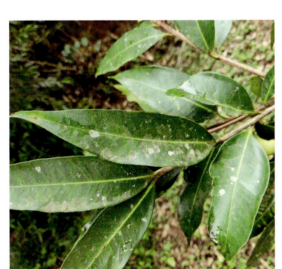

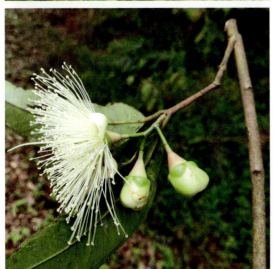

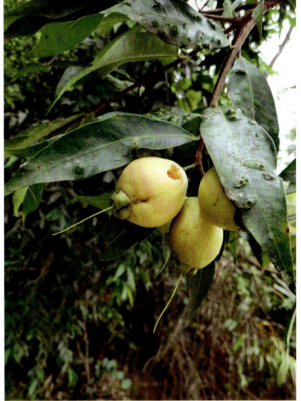

莲

Nelumbo nucifera

莲科 莲属

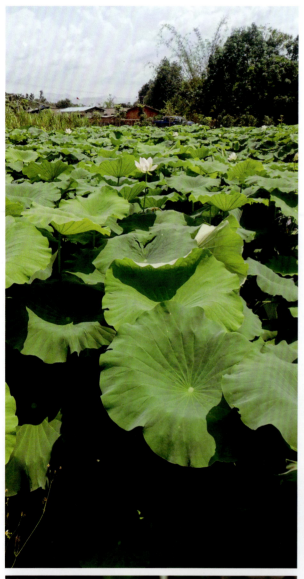

【特征】多年生水生草本；根状茎横生，肥厚，节间膨大，内有多数纵行通气孔道，节部缢缩，上生黑色鳞叶，下生须状不定根。叶：叶圆形，盾状，全缘稍呈波状，上面光滑，具白粉，下面叶脉从中央射出，有1-2次叉状分枝；叶柄粗壮，圆柱形，中空，外面散生小刺。花：花梗和叶柄等长或稍长，也散生小刺；花美丽，芳香；花瓣红色、粉红色或白色，矩圆状椭圆形至倒卵形，由外向内渐小，有时变成雄蕊，先端圆钝或微尖；花药条形，花丝细长，着生在花托之下；花柱极短，柱头顶生。果：坚果椭圆形或卵形，果皮革质，坚硬，熟时黑褐色。种子：种子卵形或椭圆形，种皮红色或白色。

【药用信息】全株入药，作收敛止血药。

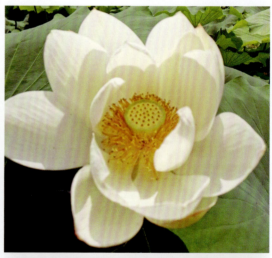

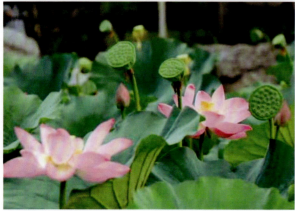

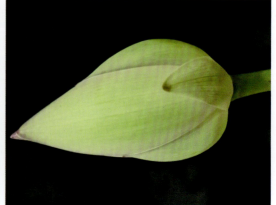

Nepenthes khasiana
猪笼草科 猪笼草属

印度猪笼草

【特征】灌木，雌雄异株，靠叶攀缘。叶互生，有卷须的膨大薄片，末端是一个垂坠的彩色圆柱形罐，有弯曲的凹槽边缘和盖。总状花序或圆锥花序，花辐射对称。花被片3~4，在2轮生，蜜质。雄蕊2~24，花丝合生，花药双层。心皮3~4，子房上位，胚珠多，花柱1，柱头盘状。果拉长，革质蒴果。种子多数，丝状。

【药用信息】全草含黄酮甙、酚类、氨基酸、糖类、蒽醌甙。主要功效为清肺润燥，行水，解毒。治肺燥咳嗽、百日咳、黄疸、胃痛、痢疾、水肿、痈肿、虫咬伤。

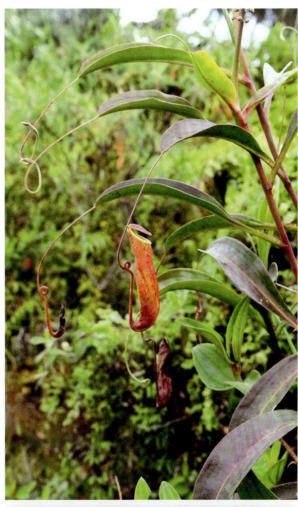

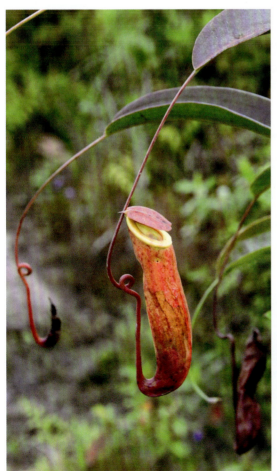

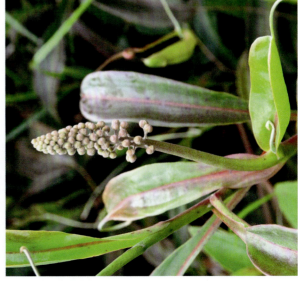

黄细心

Boerhavia diffusa

紫茉莉科 黄细心属

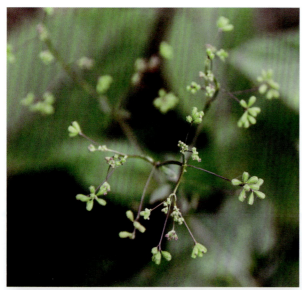

【特征】多年生蔓性草本，根肥粗，肉质，茎无毛或被疏短柔毛。叶片卵形，顶端钝或急尖，基部圆形或楔形，边缘微波状，两面被疏柔毛，下面灰黄色，干时有皱纹。头状聚伞圆锥花序顶生；花序梗纤细，被疏柔毛；花梗短或近无梗；苞片小，披针形，被柔毛；花被淡红色或亮紫色，花被筒上部钟形，薄而微透明，被疏柔毛，具5肋，顶端皱褶，浅5裂，下部倒卵形，具5肋，被疏柔毛及粘腺；雄蕊1~3，稀4或5，不外露或微外露，花丝细长；子房倒卵形，花柱细长，柱头浅帽状。果实棍棒状，具5棱，有粘腺和疏柔毛。

【药用信息】叶入药，利尿、催吐、祛痰，可治气喘、黄疸病。

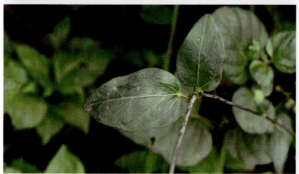
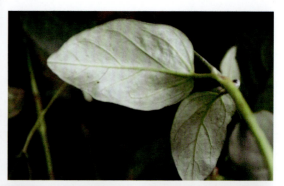
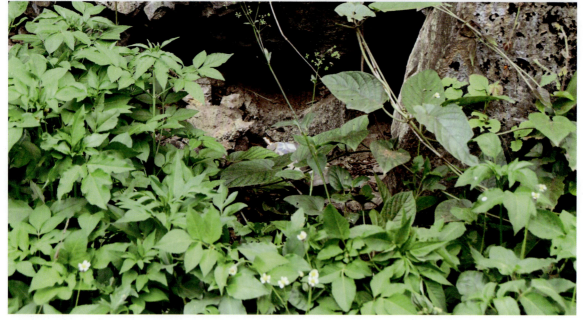

Mirabilis jalapa

紫茉莉科 紫茉莉属

紫茉莉

【特征】一年生草本,茎多分枝,节稍肿大。叶卵形或卵状三角形,先端渐尖,基部平截或心形,全缘。花常数朵簇生枝顶,总苞钟形,5裂,花被紫红、黄或杂色,花被筒高脚碟状,檐部5浅裂,雄蕊5。瘦果球形,黑色,革质,具皱纹。种子胚乳白粉质。

【药用信息】根、叶入药,可清热解毒、活血调经,滋补;种子白粉入药,可去面部癍痣粉刺。

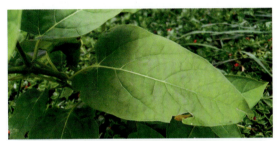
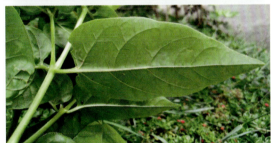
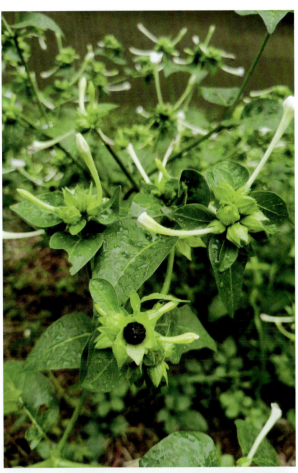
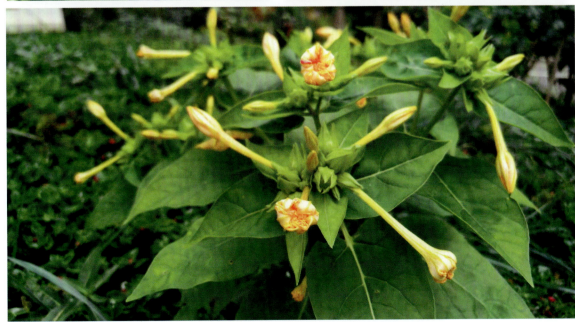

柔毛齿叶睡莲

Nymphaea pubescens

睡莲科 睡莲属

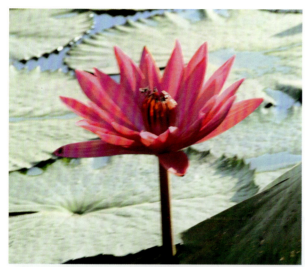

【特征】多年水生草本，根状茎肥厚，匍匐。叶纸质，卵状圆形，基部具深弯缺，裂片圆钝，近平行，边缘有弯缺三角状锐齿，上面无毛，干时有小点，下面带红色，密生柔毛、微柔毛或近无毛；叶柄无毛。花瓣12～14，白色、红色或粉红色，矩圆形，先端圆钝，具5纵条纹；雄蕊花药先端不延长，外轮花瓣状，内轮不孕，花丝扩大；柱头具12～15辐射线，具棒状附属物。浆果为凹下的卵形，具部分宿存雄蕊。种子球形，两端较尖，中部有条纹，具假种皮。

【药用信息】全株入药，可镇静、镇痛、消炎，保水美白，清除自由基。

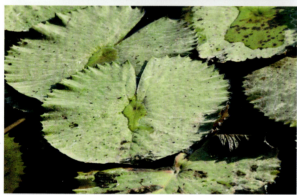
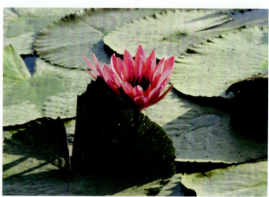
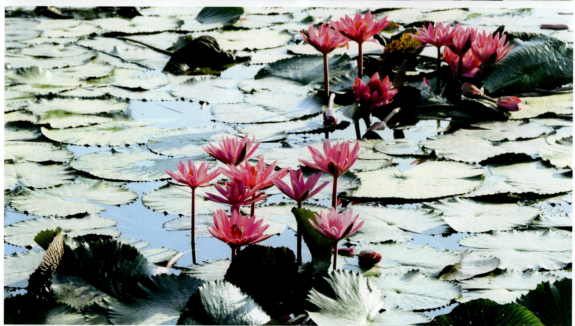

Camptotheca acuminata

蓝果树科 喜树属

喜树

【特征】落叶乔木,树皮灰色或浅灰色,纵裂成浅沟状。小枝当年生枝紫绿色,有灰色微柔毛,多年生枝淡褐色或浅灰色,无毛,有很稀疏的圆形或卵形皮孔;冬芽腋生,锥状,有4对卵形的鳞片,外面有短柔毛。叶互生,纸质,矩圆状卵形或矩圆状椭圆形,顶端短锐尖,基部近圆形或阔楔形,全缘,上面亮绿色,幼时脉上有短柔毛,其后无毛,下面淡绿色,疏生短柔毛。头状花序近球形,常由2~9个头状花序组成圆锥花序,顶生或腋生,通常上部为雌花序,下部为雄花序,总花梗圆柱形,幼时有微柔毛,其后无毛。花杂性,同株;子房在两性花中发育良好,下位,花柱无毛,顶端通常分2枝。翅果矩圆形,顶端具宿存的花盘,两侧具窄翅,幼时绿色,干燥后黄褐色,着生成近球形的头状果序。

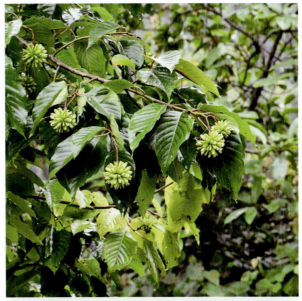

【药用信息】果实、根、树皮、树枝、叶均可入药,主要含有抗肿瘤作用的生物碱,具有抗癌、清热杀虫的功能。

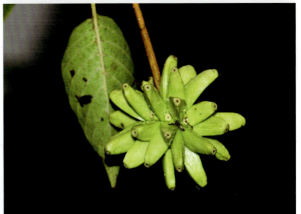

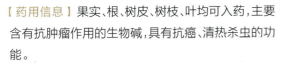

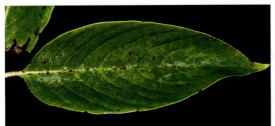

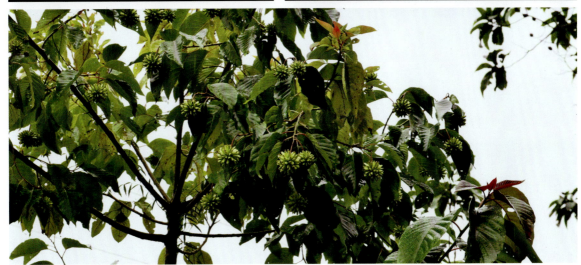

赛金莲木 *Campylospermum striatum*

金莲木科 赛金莲木属

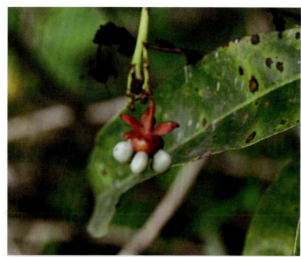

【特征】灌木。叶近革质,长圆形至披针形,顶端短渐尖或渐尖,基部楔形,边近全缘或浅波状,稀有不明显的疏细齿,中脉两面隆起。圆锥花序短,腋生或顶生;近基部有关节;萼片卵状长圆形,顶端短尖;花瓣长圆状披针形,顶端钝,基部无耳;雄蕊无花丝,花药钻状,稍弯曲;子房5深裂,柱头锥尖。核果近肾形。

【药用信息】树叶和酒精混合,用于治疗心悸、心痛和胃病等。

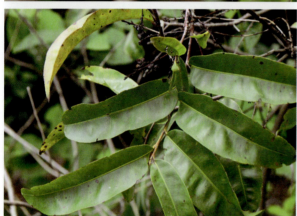
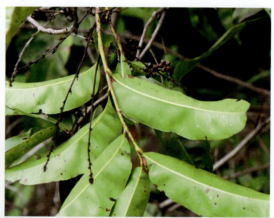
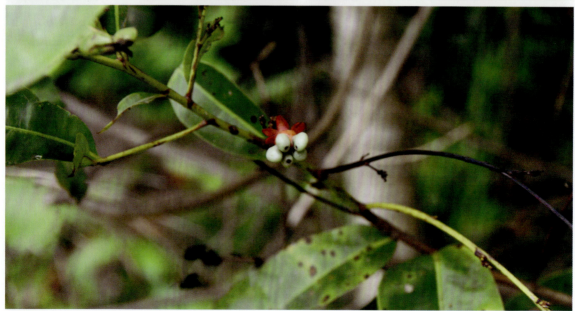

Ochna integerrima

金莲木

金莲木科 金莲木属

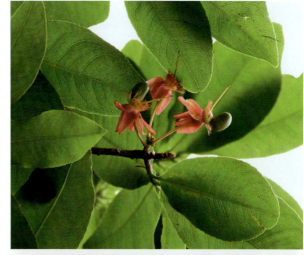

【特征】落叶小乔木或灌木状，小枝无毛，具密集环纹。叶纸质，椭圆形、倒卵状长圆形或倒卵状披针形，基部楔形，具细锯齿，无毛，两面中脉凸起，侧脉多数。花序近伞房状，顶生，近基部有关节；萼片长圆形，顶端钝，开放时外反，结果时呈暗红色；花瓣5片，有时7片，倒卵形，顶端钝或圆；3轮排列，花丝宿存；子房10~12室，花柱圆柱形，柱头盘状，5~6裂。核果倒卵形，基部微弯。

【药用信息】树皮可用于治疗消化系统疾病，树根具有驱蚊杀虫药性，树叶和树枝含有多种黄酮类化合物，而黄酮苷类化合物具有抗艾滋病活性。

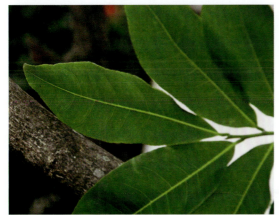

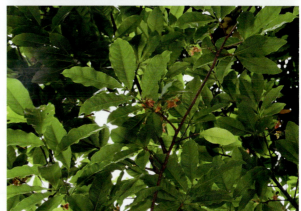

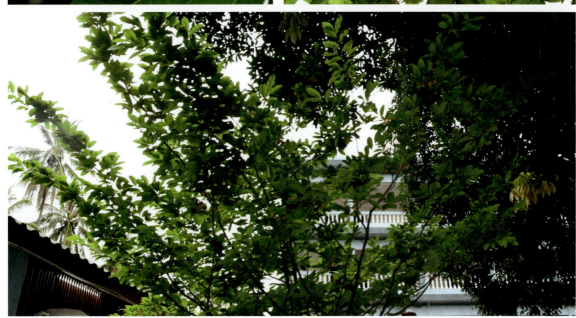

铁青树 *Olax imbricata*

铁青树科 铁青树属

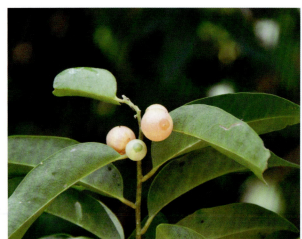

【特征】灌木或呈攀缘状。叶椭圆形、长椭圆形或长圆形,先端钝尖或凸尖,基部圆,侧脉7~15对,在两面微隆起。聚伞花序呈总状花序状,单生或2~4簇生于叶腋;花萼筒浅杯状,顶端平截;花瓣5,通常2或3基部合生,白或淡黄色,线形;能育雄蕊3,退化雄蕊5,稍长于能育雄蕊。果卵圆形或近球形,成熟时黄色,基部或下部埋在增大成杯状的花萼筒内。

【药用信息】清热解毒,消肿止痛。

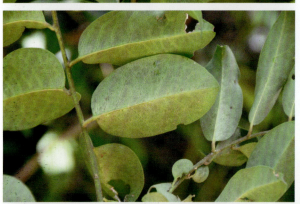
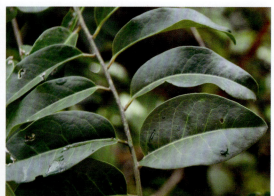
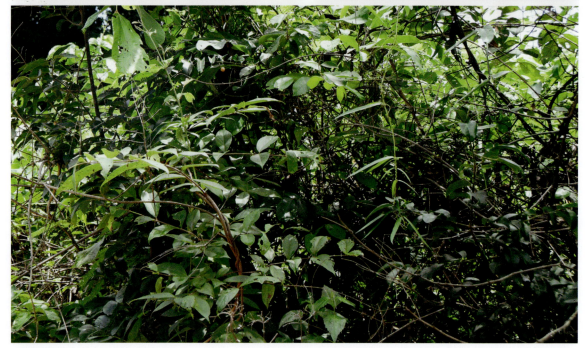

白蜡树

Fraxinus chinensis

木樨科 梣属

【特征】落叶乔木,树皮淡黄色,粗糙,树皮灰褐色,纵裂,小枝无毛或疏被长柔毛,旋脱落。羽状复叶,小叶3~7,硬纸质,卵形、长圆形或披针形,先端锐尖或渐尖,基部圆纯或楔形,具整齐锯齿,上面无毛,下面延中脉被白色长柔毛或无毛。圆锥花序花序轴无毛或被细柔毛;花雌雄异株;雄花密集,无花冠;雌花疏离,无花冠。翅果匙形,先端锐尖,常梨头状,翅下延至坚果中部。

【药用信息】枝皮或干皮治疗骨热、骨折、热痢、带下、目赤肿痛、角膜云翳等。

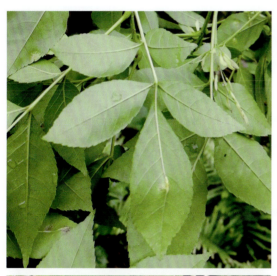

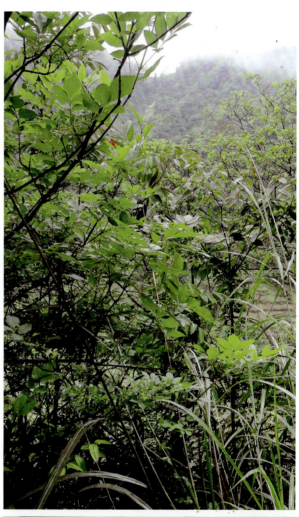

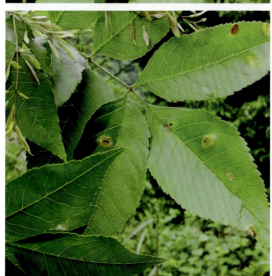

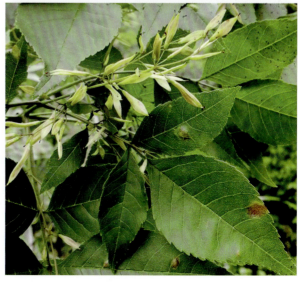

扭肚藤

Jasminum elongatum

木樨科 素馨属

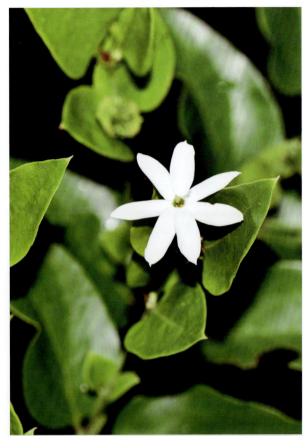

【特征】攀缘灌木,小枝疏被柔毛或密被黄褐色茸毛。单叶对生,纸质,卵形或卵状披针形,先端短尖或锐尖,基部圆、平截或微心形,两面被柔毛,下面脉上被毛,其余近无毛。花梗被毛或无毛;花萼密被柔毛或近无毛,内面近边缘处有长柔毛,裂片6~8,锥形,边缘具睫毛;花冠白色,高脚碟状。果长圆形或卵圆形,成熟时黑色。

【药用信息】叶入药,治疗外伤出血、骨折。

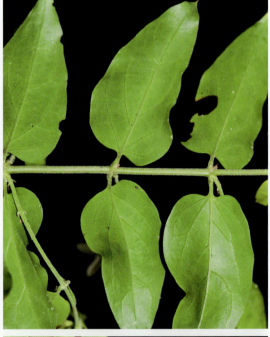

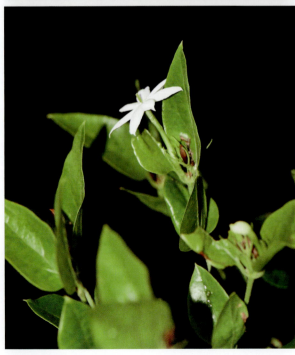

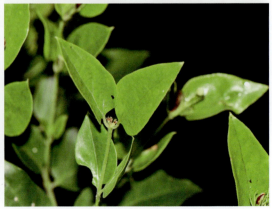

清香藤

Jasminum lanceolaria

木樨科 素馨属

【特征】大型攀缘灌木。叶对生或近对生,三出复叶,叶柄具沟,小叶片卵形至披针形,先端钝至或尾尖,基部圆形或楔形。复聚伞花序常排列呈圆锥状,顶生或腋生,有花多朵,密集,花芳香,花萼筒状,果时增大,花冠白色,高脚碟状,花柱异长。果球形或椭圆形,黑色,干时呈橘黄色。

【药用信息】根及茎入药,祛风除湿,活血止痛。

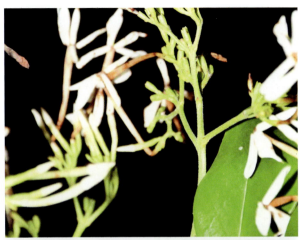
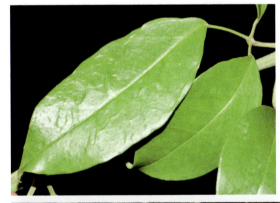
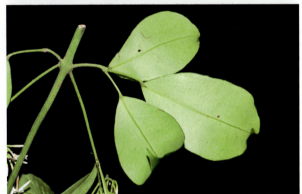
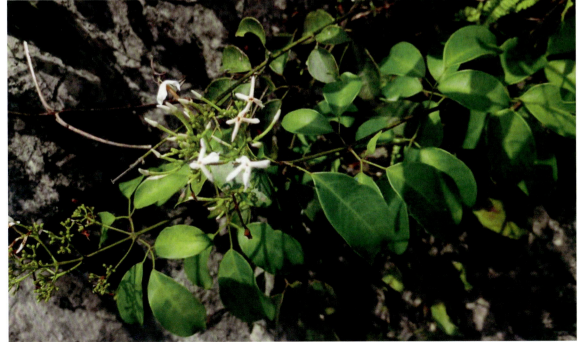

假柳叶菜

Ludwigia epilobioides

柳叶菜科 丁香蓼属

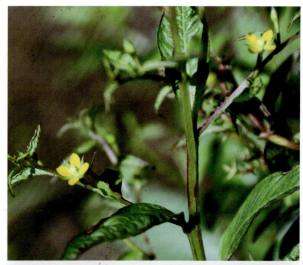

【特征】一年生粗状直立草本；四棱形，带紫红色，多分枝，无毛或被微柔毛。叶窄椭圆形或窄披针形，先端渐尖，基部窄楔形。萼片4～6，三角状卵形，先端渐尖，被微柔毛；花瓣黄色，倒卵形，先端圆形，基部楔形；雄蕊与萼片同数；花药宽长圆状；花柱粗短；柱头球状，顶端微凹；花盘无毛。蒴果近无梗，初时具4～5棱，表面瘤状隆起，熟时淡褐色，内果皮增厚变硬成木栓质，果成圆柱状。种子窄卵圆形，稍歪斜，淡褐色，具红褐色纵条纹。

【药用信息】全草入药，清热利水，可治痢疾。

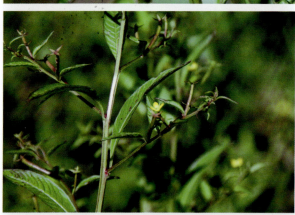
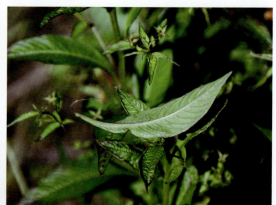
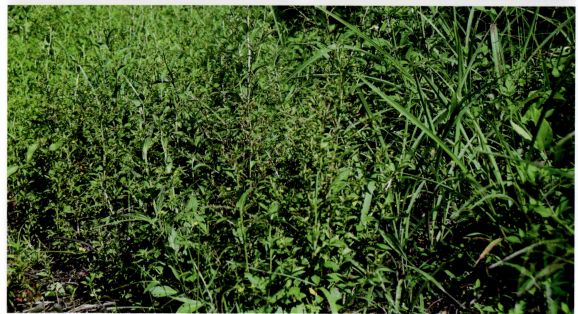

Anoectochilus formosanus

兰科 开唇兰属

台湾银线兰

【特征】根状茎匍匐,伸长。茎肉质,圆柱形,茎无毛,具2~4叶。叶卵形或卵圆形,上面墨绿色,茸毛状,具白色脉网,下面带红色,骤窄成柄,柄基部有鞘。花茎红褐色,被毛,下部疏生2~3鞘状苞片,花序具3~5花;苞片卵状披针形,被毛,中萼片近圆形,舟状,侧萼片斜长椭圆形;花瓣白色,斜镰状,近顶部尾状,与中萼片靠合呈兜状;唇瓣位于下方,呈丫字形,前部扩大,白色,2深裂,裂片镰状披针形、菱状长圆形或窄长圆形,爪两侧各具5条丝状裂条,裂条略上弯,基部具角锥状距,距贴近子房,末端2浅裂,距内近末端具2胼胝体,胼胝体板状,顶部平截,柱头2。

【药用信息】全草入药,清热凉血、祛风利湿、解毒止痛、镇咳等。

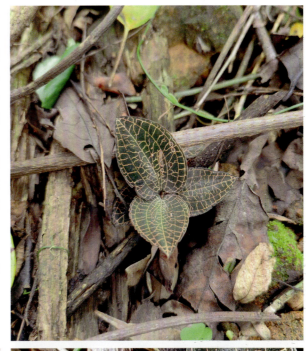

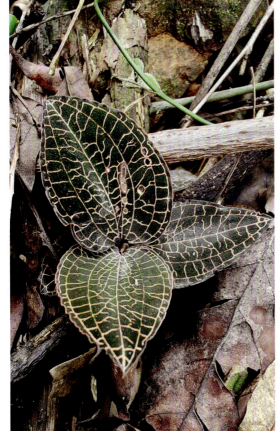

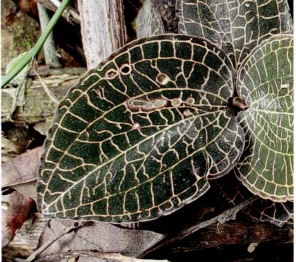

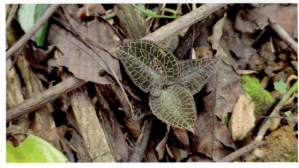

筒瓣兰

Anthogonium gracile

兰科筒瓣兰属

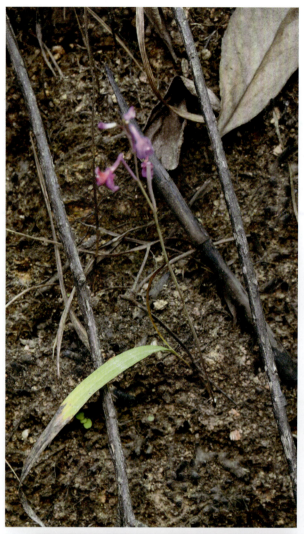

【特征】地生草本,假鳞茎扁球形,顶生2~5叶。叶折扇状,窄椭圆形或窄披针形,先端渐尖,叶柄和鞘包卷形成纤细的假茎,无关节。花葶侧生于假鳞茎顶端,常高出叶层之外,无毛;花序散生数花;苞片卵状披针形;花不倒置,外倾或下垂;花紫红色;萼片下部合生成窄筒状,垂直于子房,上部分离,稍反卷;花瓣中部以下藏于萼筒内,窄长圆状匙形;唇瓣白色带紫红色,具爪,前端3裂;侧裂片卵状三角形,中裂片近卵形,蕊柱细,顶端扩大并骤前弯,具翅,无蕊柱足;花粉团4个,蜡质,无花粉团柄和粘盘。

【药用信息】调节心血管,镇静抗焦虑。

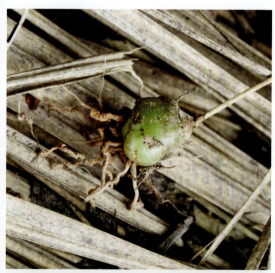

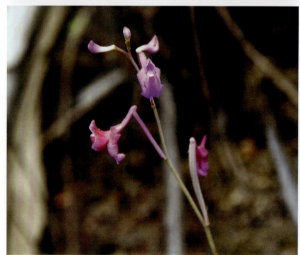

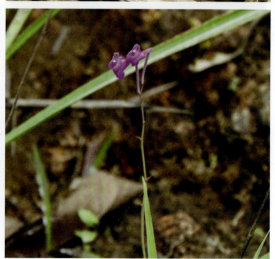

竹叶兰

Arundina graminifolia

兰科 竹叶兰属

【特征】地生草本,根状茎在茎基部呈卵球形,似假鳞茎;茎常数个丛生或成片生长,圆柱形,细竹秆状,常为叶鞘所包,具多枚叶。叶线状披针形,薄革质或坚纸质,基部鞘状抱茎。花序具2~10花,每次开1花;苞片基部包花序轴;花粉红或略带紫或白色;萼片窄椭圆形或窄椭圆状披针形;花瓣椭圆形或卵状椭圆形,唇瓣长圆状卵形,3裂,侧裂片内弯,中裂片近方形,先端2浅裂或微凹,唇盘有3~5褶片。蒴果近长圆形。

【药用信息】全株入药,清解毒热,消毒止血,化痰止咳。

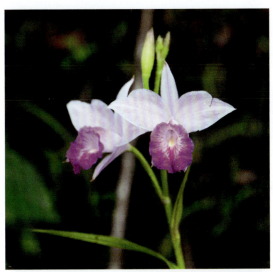

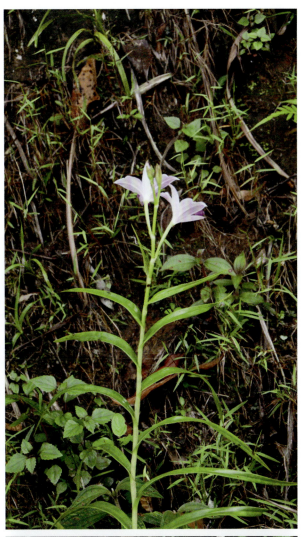

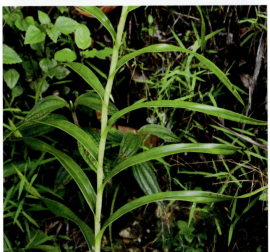

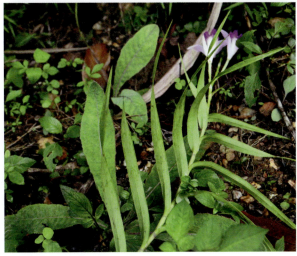

狮子石斛兰 *Dendrobium leonis*
兰科 石斛属

【特征】一种低地附生兰,具有多簇状茎。叶片厚而侧扁,上部叶表面未见明显突起,光滑,非常僵硬。叶片呈三角形,交替排列成行。花着生于茎尖,单花,起源于一簇干膜质的苞片。花被片为淡绿色或黄色,唇瓣为极淡绿色,紫红色。花香甜美,有香草般的香味。

【药用信息】全株入药,益胃生津,滋阴清热。

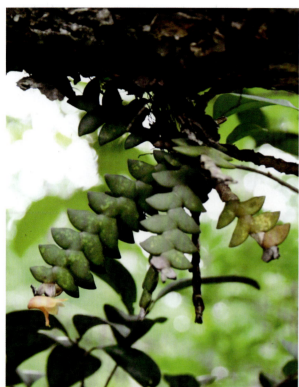
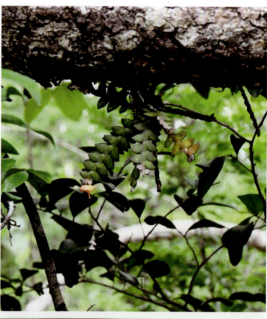
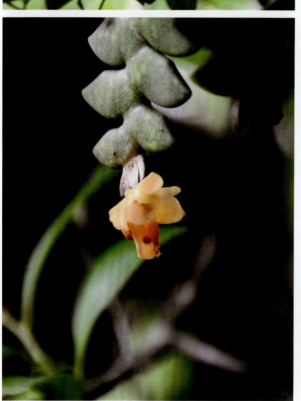
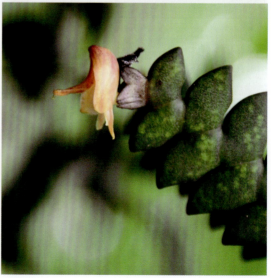

报春石斛

Dendrobium polyanthum

兰科 石斛属

【特征】茎下垂,厚肉质,圆柱形,不分枝,具多数节。叶纸质,二列,互生于整个茎上,披针形或卵状披针形,先端钝并且不等侧2裂,基部具纸质或膜质的叶鞘。总状花序具1~3朵花,通常从落了叶的老茎上部节上发出;花序柄着生的茎节处呈舟状凹下,基部被3~4枚膜质鞘;花苞片浅白色,膜质,卵形,先端钝;花梗和子房黄绿色;花开展,下垂,萼片和花瓣淡玫瑰色;中萼片狭披针形,先端近锐尖;侧萼片与中萼片同形而等大,先端近锐尖,基部歪斜;萼囊狭圆锥形,末端钝;花瓣狭长圆形,先端钝,全缘;唇瓣淡黄色带淡玫瑰色先端,宽倒卵形,中下部两侧围抱蕊柱,两面密布短柔毛,边缘具不整齐的细齿,唇盘具紫红色的脉纹;蕊柱白色;药帽紫色,椭圆状圆锥形,顶端多少凹缺,密布乳突状毛,前端边缘宽凹缺。

【药用信息】同石斛属植物。

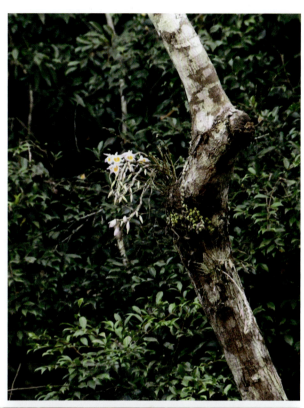

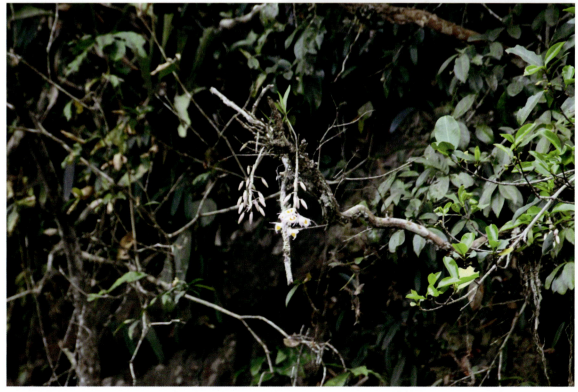

剑叶石斛

Dendrobium spatella

兰科石斛属

【特征】茎直立,近木质化,扁三棱形,基部以上收窄,向上渐细,具多节。叶2列,斜立,疏离套迭,厚革质,两侧扁呈短剑状,基部具紧抱于茎的鞘,向上叶渐退化成鞘状。花小,白色,侧生于无叶茎上部,每节具1~2花;萼片近卵形,先端钝,侧萼片先端尖,基部较宽而歪斜,萼囊窄;花瓣长圆形,与中萼片等长而较窄,先端圆钝,唇瓣白色带微红色,着生蕊柱足末端,近匙形,先端圆,前端边缘具圆齿,上面具3~5条纵纹。

【药用信息】全株入药,退虚热、生津解渴、滋阴益肾。

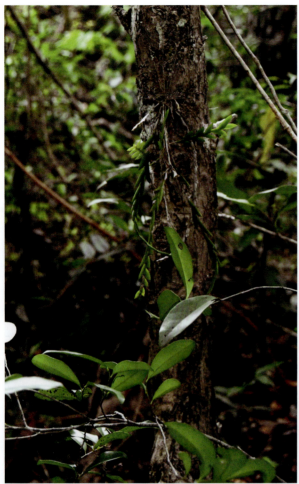

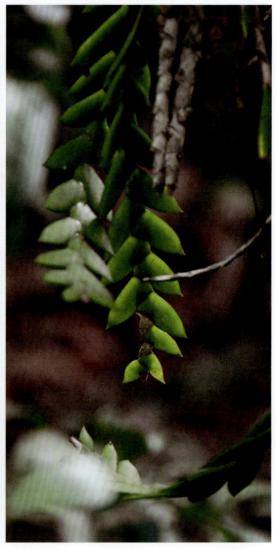

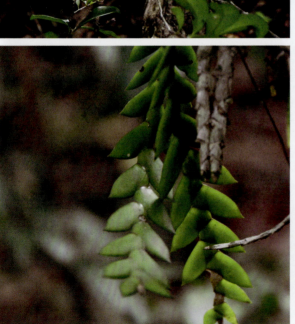

Liparis nervosa

兰科 羊耳蒜属

见血青

【特征】地生草本,茎或假鳞茎圆柱状,肉质,有数节,常包于叶鞘之内。叶2～5,卵形或卵状椭圆形,膜质或草质,基部成鞘状柄,无关节。花葶生于茎顶,花序具数朵至10余花;苞片三角形;花紫色;中萼片线形或宽线形,边缘外卷,侧萼片窄卵状长圆形,稍斜歪;花瓣丝状,唇瓣长圆状倒卵形,先端平截,微凹,基部具2近长圆形胼胝体;蕊柱上部两侧有窄翅。蒴果倒卵状长圆形或窄椭圆形。

【药用信息】全草入药,清热,凉血,止血。

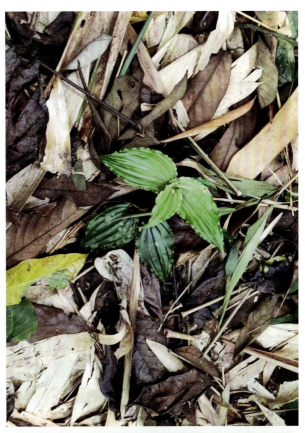

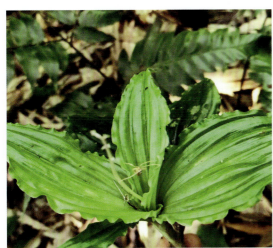

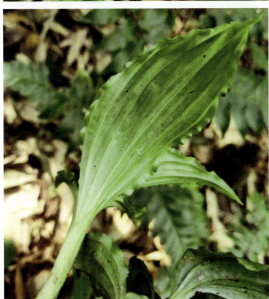

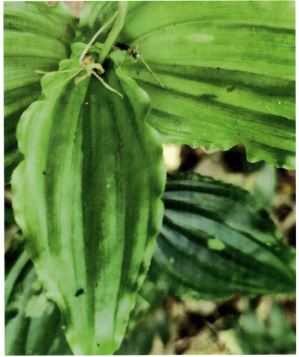

大花胡麻草

Centranthera grandiflora

列当科 胡麻草属

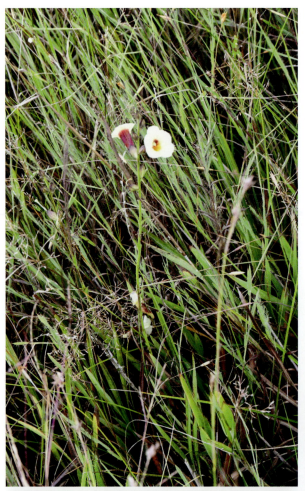

【特征】直立粗壮草本,茎基部圆柱形,上部略成方形而有凹槽,被倒生硬毛,单一或上部略分枝。叶无柄,下部的对生,上部的偶有互生,椭圆形,边缘多少背卷,具疏锯齿,两面被硬毛,此种硬毛着生于泡沫状的突起上或圆盘状的鳞片上,下面具3条隆起而多少并行的纵脉。小苞片钻状,着生于花梗基部,与花梗及萼同被短硬毛;萼卵形,先端收缩成稍弯曲的尖头;花冠黄色。

【药用信息】全草入药,散瘀止血、消肿止痛、治咯血等。

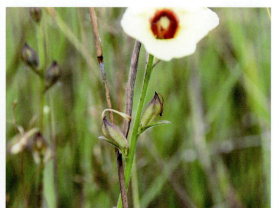

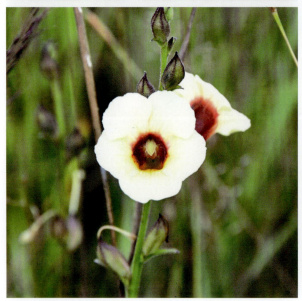

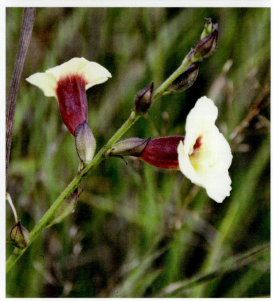

罂粟

Papaver somniferum

罂粟科 罂粟属

【特征】一年生草本。叶卵形或长卵形,先端渐尖或钝,基部心形,具不规则波状齿,被白粉,叶脉稍突起;下部叶具短柄,上部叶无柄抱茎。花单生茎枝顶端;花梗无毛,稀疏被刚毛;萼片2,宽卵形,边缘膜质;花瓣4,近圆形或近扇形,浅波状或分裂,白、粉红、红、紫或杂色;雄蕊多数,花丝线形,白色,花药淡黄色;子房无毛,柱头5~18,辐射状连成扁平盘状体,盘缘深裂,裂片具细圆齿。蒴果球形或长圆状椭圆形,无毛,褐色。种子黑或灰褐色,种皮蜂窝状。

【药用信息】未成熟果实和果壳入药,敛肺涩肠、止咳止痛和催眠。

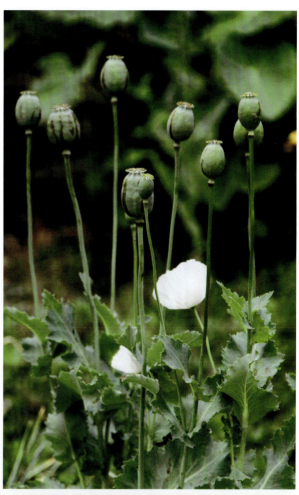

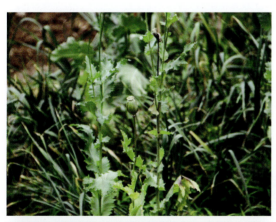

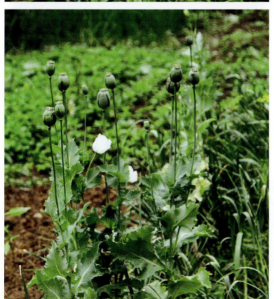

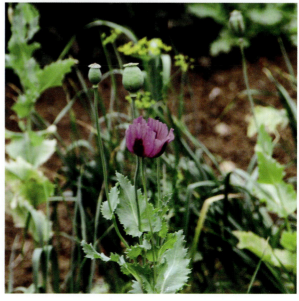

泰北五月茶 *Antidesma sootepense*
叶下珠科 五月茶属

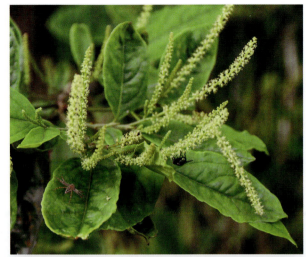

【特征】乔木,除老枝条、花盘、雄蕊、子房和核果无毛外,其余均被短柔毛或短茸毛。叶片纸质至近革质,长圆形至长圆状披针形,顶端渐尖,基部宽楔形;侧脉每边6～7条,弯拱上升,至叶缘前联结,网脉细;托叶钻形,早落。总状花序腋生和顶生,不分枝或少分枝;雄花萼片4,卵形;花盘杯状;雄蕊4,花丝着生于花盘之内;退化雌蕊圆柱状;雌花花梗基部有苞片;萼片4,卵形;花盘杯状;子房狭椭圆形,花柱顶生。核果倒卵状。

【药用信息】叶供药用,治小儿头疮;根叶可治跌打损伤。

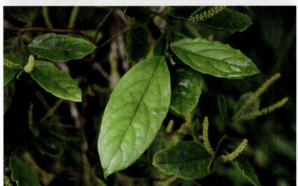
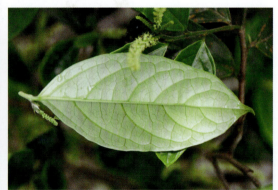
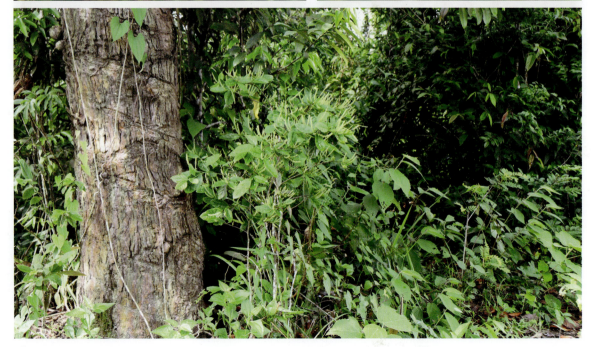

Breynia fruticosa

叶下珠科 黑面神属

黑面神

【特征】灌木,小枝上部扁。叶革质,卵形、宽卵形或菱状卵形,下面粉绿色,干后黑色,具小斑点,侧脉3~5对;托叶三角状披针形。花单生或2~4朵簇生于叶腋,雌花位于小枝上部,雄花位于下部,有时生于不同小枝;花萼陀螺状,6齿裂。蒴果球形,花萼宿存。

【药用信息】根、叶供药用,可治肠胃炎、咽喉肿痛、风湿骨痛、湿疹、高血脂病等;全株煲水外洗可治疮疖、皮炎等。

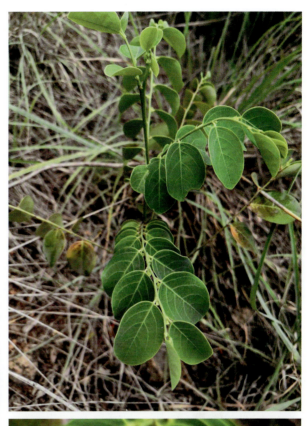

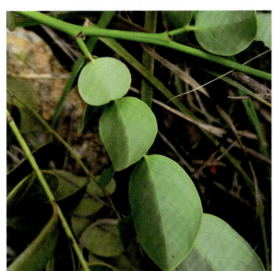

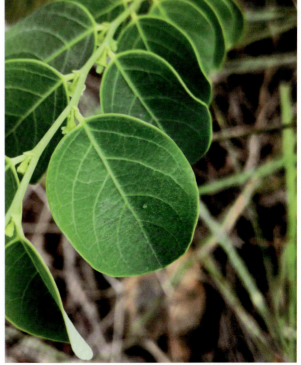

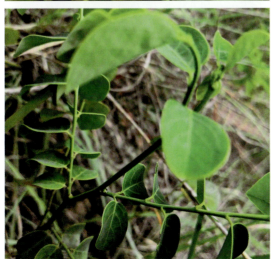

冬花黑面神 *Breynia hiemalis*

叶下珠科 黑面神属

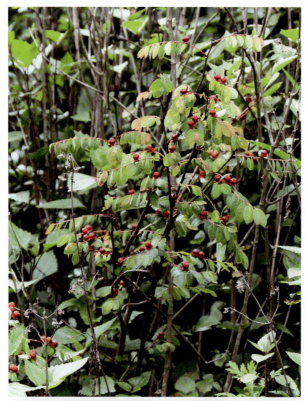

【特征】矮灌木或亚灌木，雌雄同株，全株无毛。主茎多或少平卧到上升，棕色，具4浅棱，有时在下部节生根；枝绿色，落叶，向上。叶序披针形，在斜向小枝的基部螺旋排列。在末级小枝上的叶双列；托叶三角形披针形，通常基部耳状；叶片宽椭圆形到圆形，很少稍卵形，纸状，基部圆形到宽楔形，边缘全缘，平坦，先端通常圆形，有时截形，凹凸不平，很少短尖，正面绿色，背面灰色或稍被白霜；羽状脉，侧脉4或5对，网状脉不明显。花序腋生，花序梗很短，有小苞片，雄花或雌花通常单生，雄花近端，雌花远端。雄花花梗纤细；花萼浅板状，红色，6浅裂；裂片双列，宽倒卵形，稍肉质，先端钝或凹凸，鳞片存在。雌花花梗向上增厚；花萼带绿色，黄白色，或带粉红色，裂片双棱，倒卵形，近革质；子房倒圆锥状，3室，每室2胚珠；柱头3，从子房顶部水平展开，萼片宿存。蒴果瓮形，顶端边缘凸起，浅裂，柱头宿存。

【药用信息】叶入药，燥湿止痒，收敛止血。

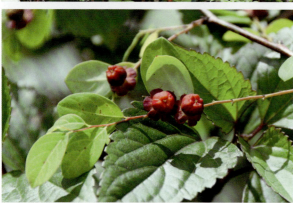

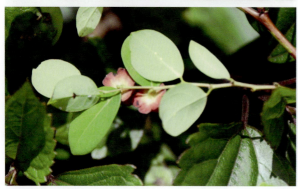

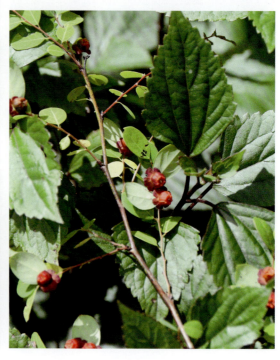

垂枝闭花木

Cleistanthus apodus

叶下珠科 闭花木属

【特征】乔木。树干通直,树皮红褐色,平滑。叶片纸质,卵形、椭圆形或卵状长圆形。花雌雄同株,单生或3数朵簇生于叶腋内或退化叶腋内。蒴果卵状三棱形。

【药用信息】叶中含有闭花木甙。

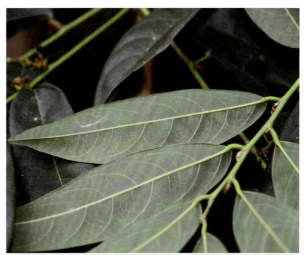
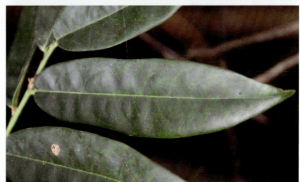
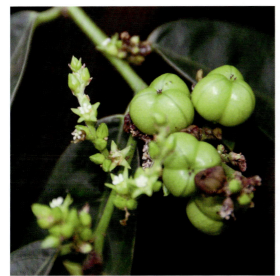
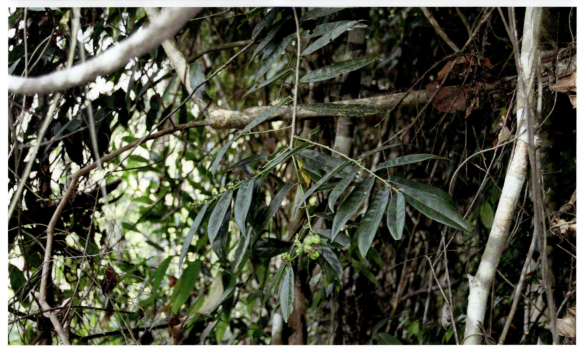

算盘子 *Glochidion puberum*

叶下珠科 算盘子属

【特征】灌木,全株大部分密被柔毛。叶长圆形、长卵形或倒卵状长圆形,基部楔形,上面灰绿色,中脉被疏柔毛,下面粉绿色,侧脉5～7对,网脉明显;托叶三角形。花雌雄同株或异株,2～5朵簇生叶腋,雄花束常生于小枝下部,雌花束在上部,有时雌花和雄花同生于叶腋;萼片6,窄长圆形或长圆状倒卵形;雄蕊3,合生成圆柱状;花柱合生呈环状。蒴果扁球状,熟时带红色,花柱宿存。

【药用信息】根茎叶和果实入药,活血散瘀,消肿解毒。

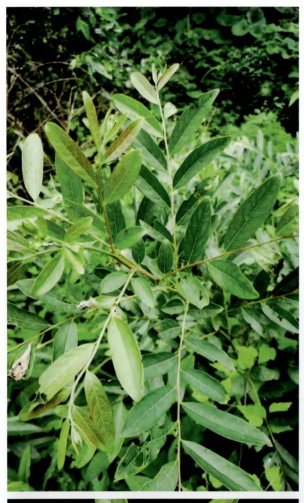
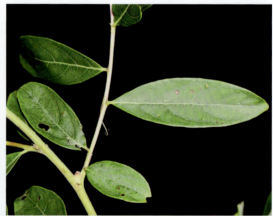
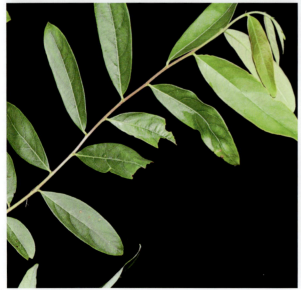
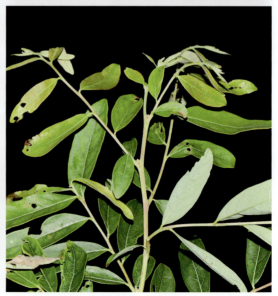

Phyllanthus acidus

叶下珠科 叶下珠属

西印度醋栗

【特征】小乔木,无毛,树皮粗糙,灰色,具突出的皮孔,落叶小枝上升,具25~40叶。叶羽状,小叶互生,单生,全缘,叶短柄,宽卵形至卵形披针形,基部钝至圆形,先端锐尖,托叶三角形渐尖。花序不宿存,黑棕色,托叶三角形卵形;雄花4瓣,花丝和花药离生,垂直开裂;雌花在结实的花梗上,4瓣,花盘深裂或裂,花柱合生,深裂,雄蕊存在,子房上位。核果,扁球形,浅6或8裂,淡绿黄色到乳白色。种子6~8,光滑。

【药用信息】蕴含低分子量水解丹宁酸等活性成分,美白抗氧化。

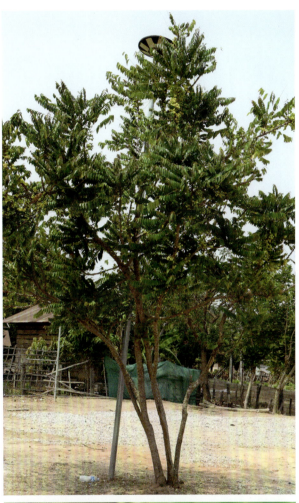

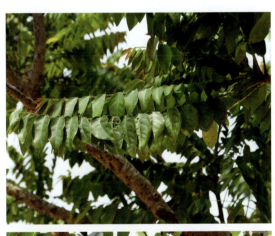

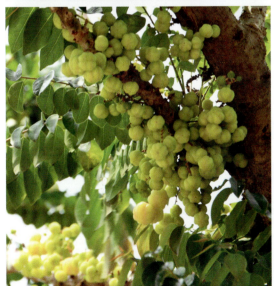

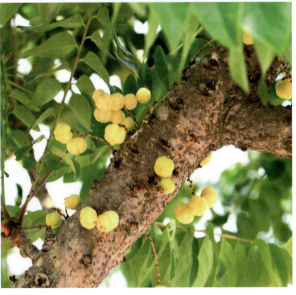

余甘子

Phyllanthus emblica

叶下珠科 叶下珠属

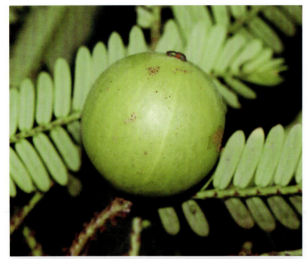

【特征】乔木,枝被黄褐色柔毛。叶线状长圆形,先端平截或钝圆,有尖头或微凹,基部浅心形,下面淡绿色,侧脉4~7对。多朵雄花和1朵雌花或全为雄花组成腋生聚伞花序;萼片6;雄花萼片膜质,长倒卵形或匙形;雄蕊3,花丝合生成柱;雌花萼片长圆形或匙形,边缘膜质,具浅齿;花盘杯状,包子房一半以上,边缘撕裂;花柱3,基部合生,顶端2裂,裂片顶部2裂。果为核果,球状,外果皮肉质,淡绿色或者淡黄白色,内果皮壳质。

【药用信息】树根和叶供药用,能解热清毒,治皮炎、湿疹、风湿痛等。

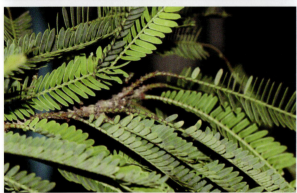
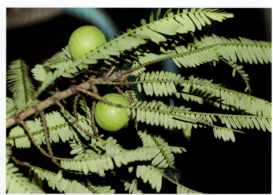
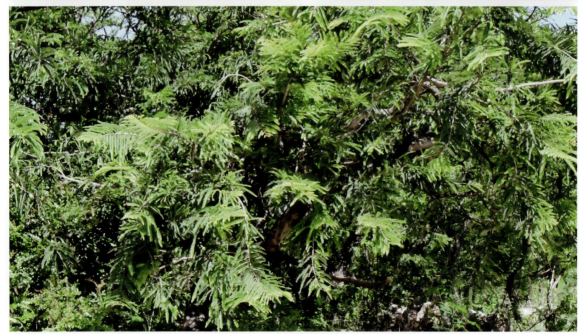

纤梗叶下珠

Phyllanthus tenellus

叶下珠科 叶下珠属

【特征】直立一年生草本,全株无毛。茎圆柱状,上部具纵棱。托叶披针形,叶片膜质,排成2列,阔椭圆形至倒卵形,基部阔楔形至圆,叶背灰绿色,叶面深绿色,先端急尖至钝,侧脉5~8对,不明显。花雌雄同株,1~2朵雄花和雌花同生于小枝叶腋内。雄花花梗纤细,萼片5,阔卵圆形或倒卵形,花盘腺体5枚,倒卵形;雄蕊5,与花盘腺体互生,花丝离生,花药肾形。雌花花梗丝状,萼片5,卵形,中肋绿色,具黄白色膜质边缘;花盘浅碟状,子房扁球形,3室,平滑,花柱3,分离,平贴于子房顶部,柱头2裂。蒴果扁球状,平滑。种子三棱形,背面和侧面具纵肋突起。

【药用信息】全草入药,解毒消炎,清热止泻,利尿。

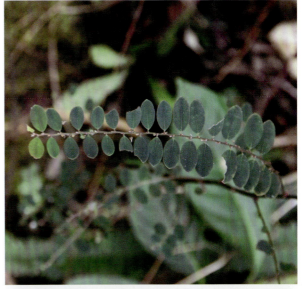

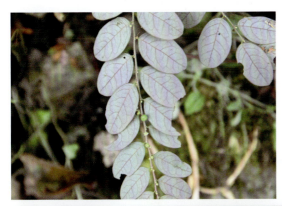

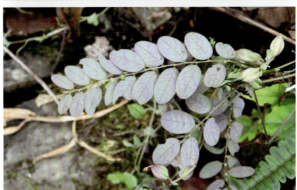

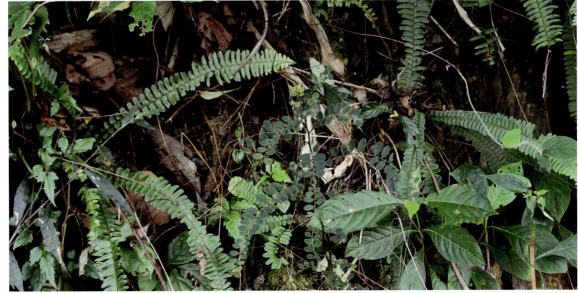

蜜甘草

Phyllanthus ussuriensis

叶下珠科 叶下珠属

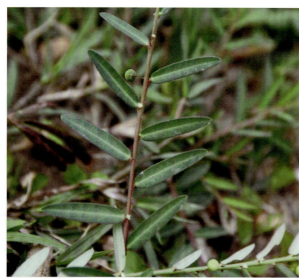

【特征】一年生草本。叶纸质,椭圆形,基部近圆,下面白绿色,侧脉5~6对;叶柄极短或几无柄,托叶卵状披针形。花雌雄同株,单生或数朵簇生于叶腋;花梗丝状,基部有数枚苞片;雄花萼片4,宽卵形;花盘腺体4,分离;雄蕊2,花丝分离。蒴果扁球状,平滑,果柄短。

【药用信息】全草入药,消食止泻。

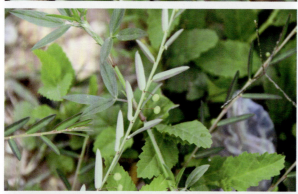

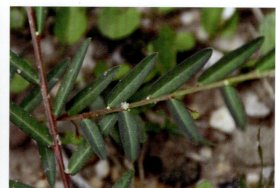

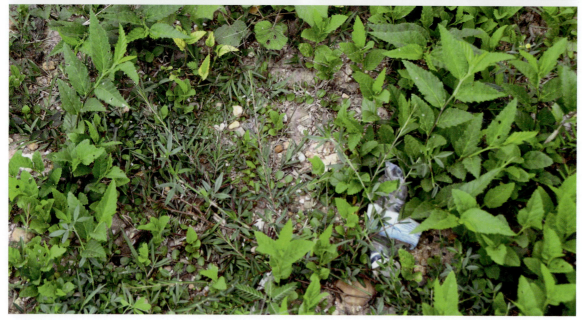

Phytolacca acinosa

商陆科 商陆属

商陆

【特征】多年生草本,全株无毛。根肉质,倒圆锥形;茎肉质,绿或红紫色,多分枝。叶薄纸质,椭圆形或披针状椭圆形,先端尖或渐尖,基部楔形。总状花序圆柱状,直立,多花密生,两性,花被片5,白或黄绿色,椭圆形或卵形;雄蕊8～10,花丝宿存,花药粉红色,心皮分离。果序直立,浆果扁球形,紫黑色。种子肾形,黑色。

【药用信息】根入药,通二便,逐水、散结,治水肿、胀满、脚气、喉痹,外敷治痈肿疮毒。

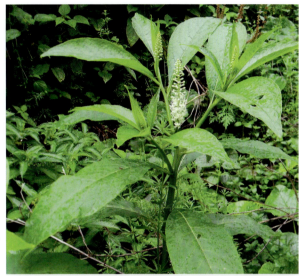

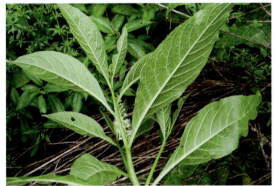

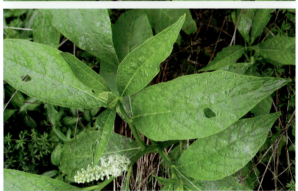

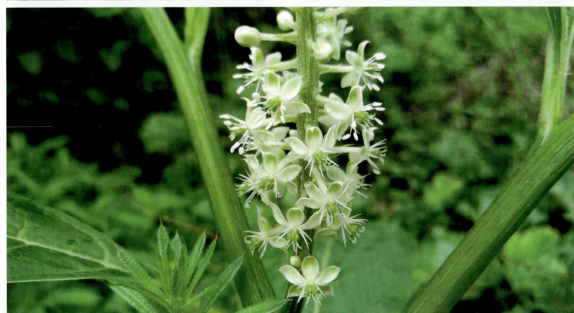

石蝉草

Peperomia blanda

胡椒科 草胡椒属

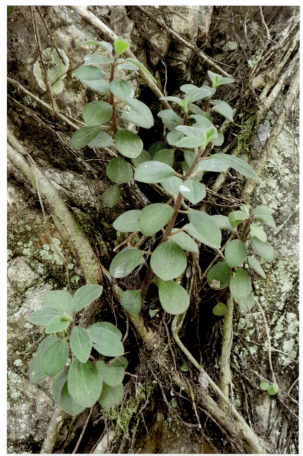

【特征】多年生肉质草本,全株被柔毛,茎直立或基部匍匐,分枝,常带红色。叶对生或3~4轮生,干时稍膜质,被腺点,椭圆形或倒卵形,下部叶有时近圆形,先端圆或钝,稀短尖,基部渐窄或楔形;叶脉3~5。穗状花序腋生及顶生,单生或2~3集生;花疏散;苞片稍圆形,被腺点,花丝短,花药长椭圆形;子房倒卵圆形,顶端钝或微缺。小坚果球形或宽椭圆形,具不明显乳突。

【药用信息】全草入药,祛瘀散结,抗癌,清热解毒,消肿散瘀,止痛利水。

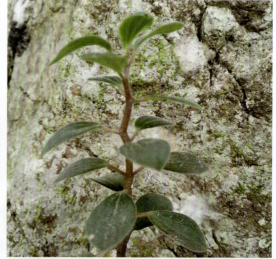

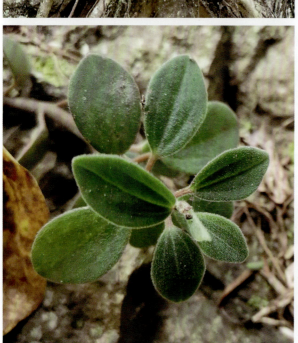

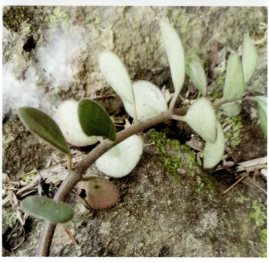

Piper longum

胡椒科 胡椒属

荜拔

【特征】攀缘藤本,大多数部位常被粉状细柔毛,枝呈"之"字形,具粗棱及沟槽。叶纸质,密被腺点,下部叶卵圆形或稍肾形,顶端叶卵形或卵状长圆形,先端短尖或渐尖,基部心形,基出脉7,最上1对粗,部分与中脉平行,网脉疏散;叶柄下部叶柄较长,顶端叶有时近无柄抱茎。花单性,雌雄异株,穗状花序与叶对生;花序轴无毛;苞片近圆形,无毛,具短柄,盾状;雄蕊2,花药椭圆形,花丝极短;子房下部与花序轴合生,柱头3,卵形,顶端尖。核果球形,顶端脐状凸起,部分与花序轴合生。

【药用信息】果穗入药,镇痛健胃。

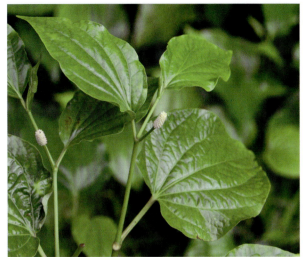

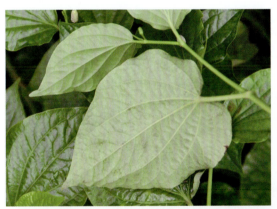

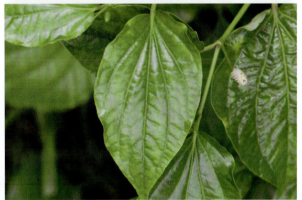

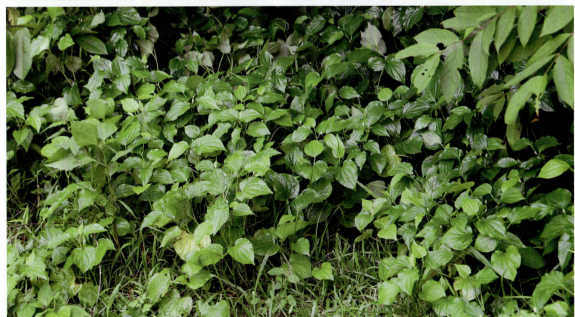

石南藤

Piper wallichii

胡椒科 胡椒属

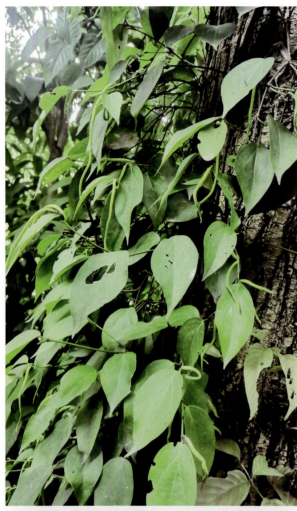

【特征】攀缘藤本;枝被疏毛或脱落变无毛,干时呈淡黄色,有纵棱。叶硬纸质,干时变淡黄色,无明显腺点,椭圆形,或向下渐次为狭卵形至卵形,顶端长渐尖,有小尖头,基部短狭或钝圆,两侧近相等。叶脉5~7条,网状脉明显;叶柄无毛或被疏毛。花单性,雌雄异株,聚集成与叶对生的穗状花序。子房离生,柱头3~4,稀有5,披针形。浆果球形,无毛,有疣状凸起。

【药用信息】茎入药,祛风寒,强腰膝,补肾壮阳。

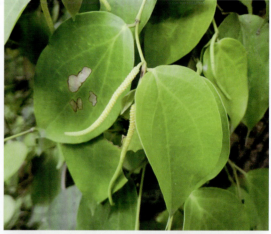

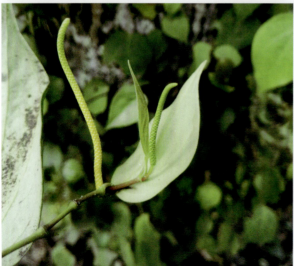

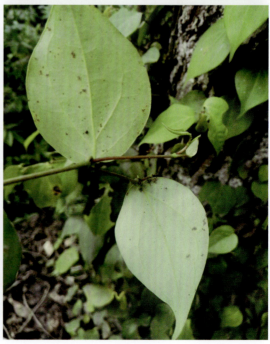

Adenosma indianum

球花毛麝香

车前科 毛麝香属

【特征】一年生草本，密被白色长毛。叶卵形或长椭圆形，钝头，边缘具锯齿，上面被长柔毛，下面仅脉上被长柔毛，密被腺点。花无梗，集成穗状花序；苞片长卵形，在花序基部的集成总苞状；花冠淡蓝紫或深蓝色，喉部有柔毛，上唇先端微凹或浅2裂；下唇3裂片几相等，近圆形；花丝着生处有白色柔毛；子房长卵圆形，基部为一歪斜的杯状花盘所托，花柱顶端扩大，有窄翅，柱头头状。蒴果卵圆形。种子多数，黄色，有网纹。

【药用信息】散瘀活血，消肿止痛，杀滋止痒。

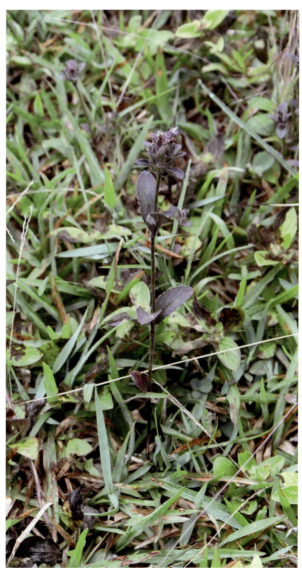

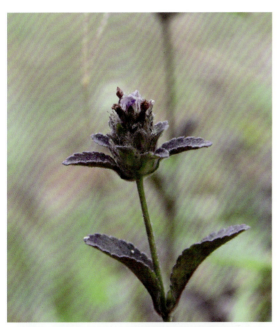

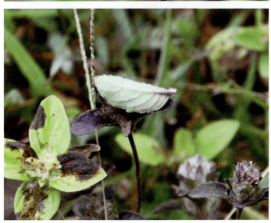

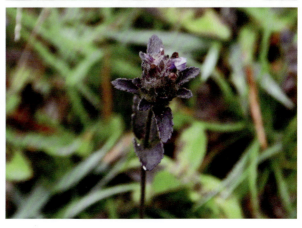

鞭打绣球

Hemiphragma heterophyllum

车前科 鞭打绣球属

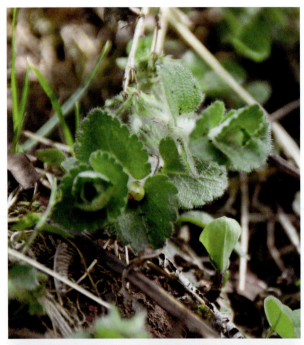

【特征】多年生铺散匍匐草本,全体被短柔毛。茎纤细,多分枝,节上生根,茎皮薄,老后易于破损剥落。叶二型;主茎上的叶对生,叶柄短,叶片圆形、心形至肾形,顶端钝或渐尖,基部截形、微心形或宽楔形,边缘共有锯齿5～9对,叶脉不明显;分枝上的叶簇生,稠密,针形,有时枝顶端的叶稍扩大为条状披针形。花单生于叶腋,近于无梗;花萼裂片5近于相等,三角状狭披针形,长3～5mm;花冠白色至玫瑰色,辐射对称,花冠裂片5,圆形至矩圆形,近于相等,大而开展,有时上有透明小点;雄蕊4,内藏;柱头小,不增大,钻状或2叉裂。果实卵球形,红色,近于肉质,有光泽。种子卵形,浅棕黄色,光滑。

【药用信息】全草入药,祛风除湿,清热解毒,活血止痛。

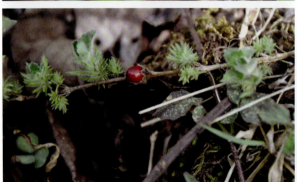
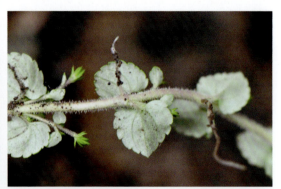
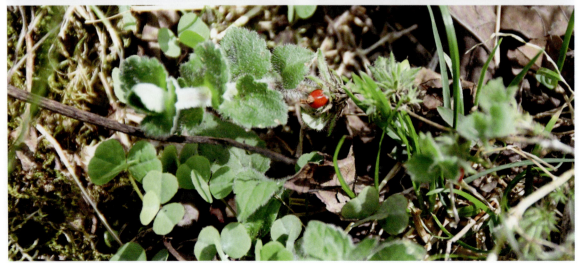

Scoparia dulcis

车前科 野甘草属

野甘草

【特征】直立草本或半灌木状,茎多分枝,枝有棱角及窄翅,无毛。叶菱状卵形或菱状披针形,枝上部叶较小而多,先端钝,基部长渐窄、全缘而成短柄,前半部有齿,齿有时颇深,多少缺刻状而重出,有时近全缘,两面无毛。花单朵或更多成对生于叶腋;花梗无毛;无小苞片;花萼分生,萼齿4,卵状长圆形,具睫毛;花冠小,白色,有极短的管,喉部生有密毛,瓣片4,上方1枚稍较大,钝头,边缘有啮痕状细齿;雄蕊4,近等长,花药箭形;花柱直,柱头截形或凹入。蒴果卵圆形或球形,室间室背均开裂,中轴胎座宿存。

【药用信息】全株入药,清热解毒,利尿消肿。

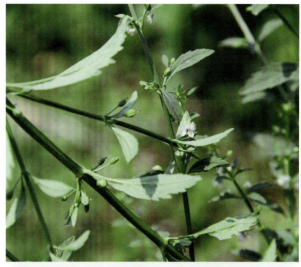

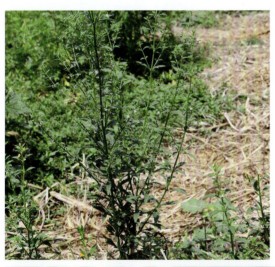

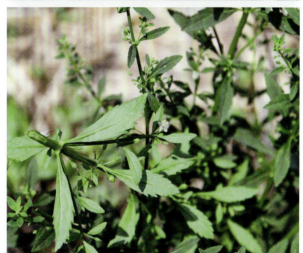

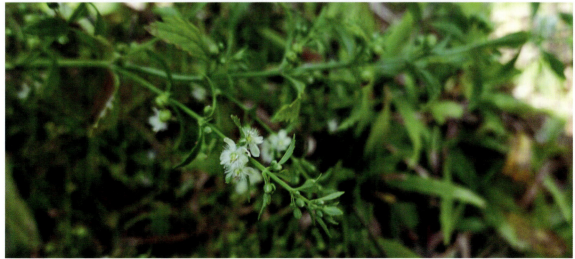

白花丹

Plumbago zeylanica

白花丹科 白花丹属

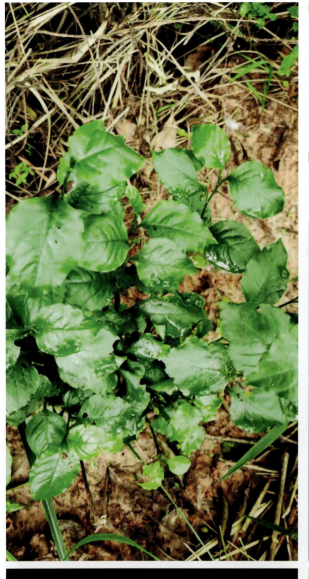

【特征】常绿亚灌木，茎直立，多分枝，蔓状。叶卵形，先端渐尖，基部楔形，有时耳状。穗形总状花序具25～78花，被头状腺体，无毛；萼几全长被腺体；花冠白或微带蓝色；裂片倒卵形，先端具短尖；雄蕊与花冠近等长，花药蓝色；子房椭圆形，具5棱，花柱无毛；蒴果长椭圆形，淡黄褐色。种子红褐色，先端尖。

【药用信息】用以治疗风湿跌打、筋骨疼痛、癣疥恶疮和蛇咬伤，并用以灭孑孓、蝇蛆。

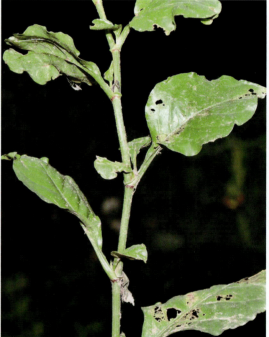

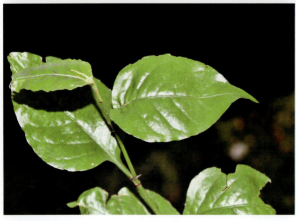

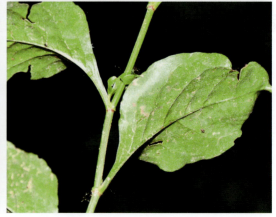

黄花倒水莲

Polygala fallax

远志科 远志属

【特征】小乔木或灌木状,小枝密被柔毛。叶披针形或椭圆状披针形,先端渐尖,基部楔形,两面被柔毛,侧脉8~9对,叶柄被柔毛。总状花序被柔毛;萼片早落,外层中间1枚盔状,内2枚花瓣状,斜倒卵形;花瓣黄色,侧瓣长圆形,先端近平截,2/3以下与龙骨瓣合生,龙骨瓣盔状,鸡冠状附属物具柄;花盘环状。蒴果宽倒心形或球形,具同心圆状棱。种子密被白色柔毛,种阜盔状。

【药用信息】根入药,补气血、健脾利湿、活血调经。

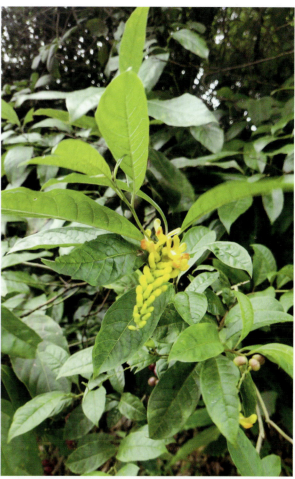

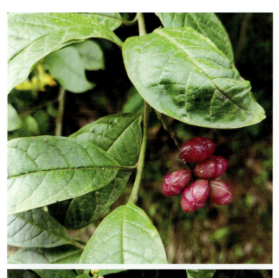

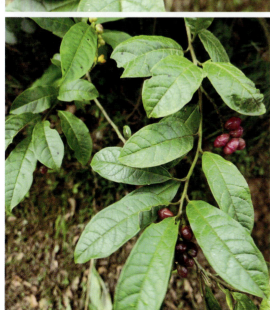

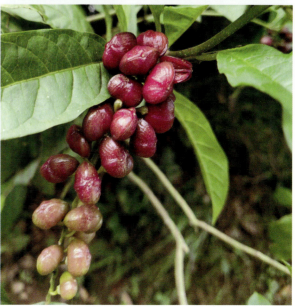

泰国黄叶树

Xanthophyllum flavescens

远志科 黄叶树属

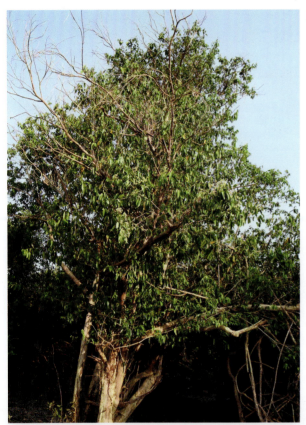

【特征】乔木,树皮灰色,木栓层厚;小枝细,被黄色短茸毛,具棱。叶片革质,披针形或长圆状披针形,先端渐尖,基部楔形,全缘或呈波状,叶面亮绿黄色,背面淡绿色,两面无毛;主脉在上面明显,背面突起,侧脉每边6~8条,在上面明显,背面突起,直升,于边缘处网结,细脉网状;叶柄深黄褐色,上面具槽。总状或圆锥花序顶生和腋生,常多分枝,顶生小枝与侧生者常等长,密被黄色短茸毛,总花梗常扁形;小苞片三角状钻形,密被黄色短茸毛;花常近对生、假轮生;花瓣5,白色,龙骨瓣较短,背面被疏柔毛;子房上位,近球形,具柄,肥厚,光滑;花柱被长柔毛,柱头微裂;具环状花盘。核果球形,幼果绿色。

【药用信息】甲醇提取物治疗铜绿假单胞菌感染,如与囊性纤维化和诱导遗传易感人群多发性硬化症相关的感染(以及由铜绿假单胞菌感染引起的其他疾病)。

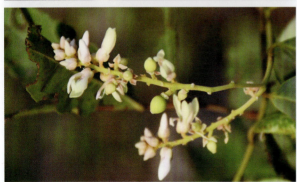

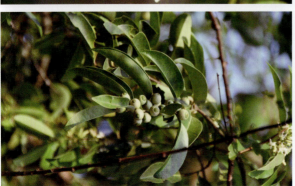

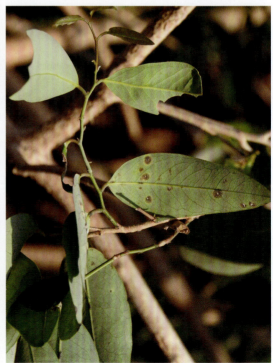

Persicaria chinensis

蓼科 蓼属

火炭母

【特征】多年生草本,茎直立,无毛,多分枝。叶卵形或长卵形,先端渐尖,基部平截或宽心形,无毛,下面有时沿叶脉疏被柔毛;下部叶叶柄基部常具叶耳,上部叶近无柄或抱茎,托叶鞘膜质,无毛,偏斜,无缘毛。头状花序常数个组成圆锥状,花序梗被腺毛;苞片宽卵形;花被5深裂,白或淡红色,花被片卵形,果时增大;雄蕊8;花柱3,中下部连合。瘦果宽卵形,具3棱,包于肉质蓝黑色宿存花被内。

【药用信息】全株入药,清热解毒,利湿,止血,止痒,还能用于人类痢疾和肠炎的治疗。

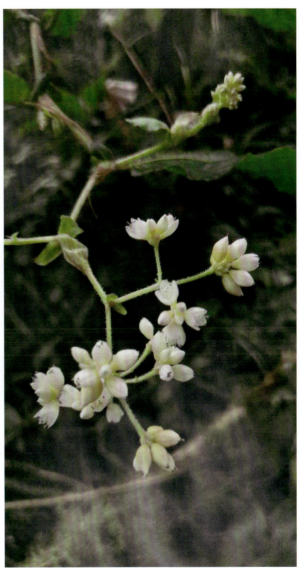

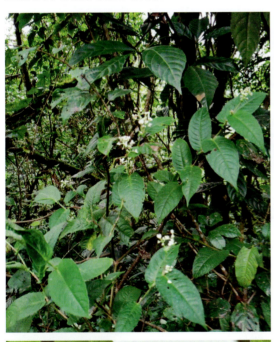

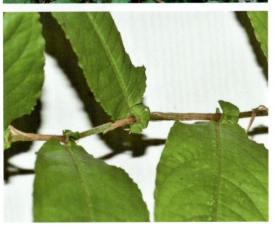

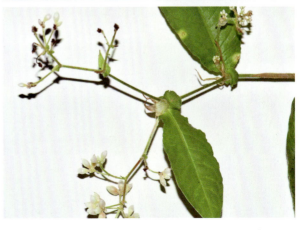

何首乌 *Pleuropterus multiflorus*

蓼科 何首乌属

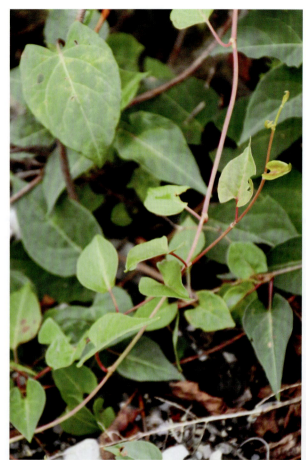

【特征】多年生草本,块根肥厚,长椭圆形,黑褐色;茎缠绕,多分枝,具纵棱,无毛,微粗糙,下部木质化。叶卵形或长卵形,顶端渐尖,基部心形或近心形,两面粗糙,边缘全缘;托叶鞘膜质,偏斜,无毛。花序圆锥状,顶生或腋生,分枝开展,具细纵棱,沿棱密被小突起;苞片三角状卵形,具小突起,顶端尖,每苞内具2~4花;花梗细弱,下部具关节,果时延长;花被5深裂,白色或淡绿色,花被片椭圆形,大小不相等,外面3片较大,背部具翅,果时增大,花被果时外形近圆形;雄蕊8,花丝下部较宽;花柱3,极短,柱头头状。瘦果卵形,具3棱,黑褐色,有光泽,包于宿存花被内。

【药用信息】块根及藤入药,补肝肾、养精血、养心安神、乌须发、润肠、解毒散结,安神、通络、祛风。

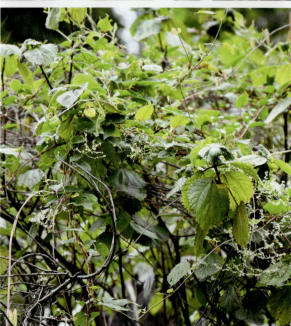

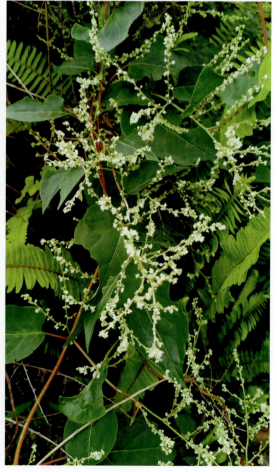

窄叶鸭舌草

Monochoria vaginalis var. *angustifolia*

雨久花科 雨久花属

【特征】水生草本,全株无毛;根状茎极短,具柔软须根。叶窄披针形,3~7×0.3~2.0cm,叶片宽长比在0.1~0.4之间,叶基部裂片最长不超过2mm。总状花序,花3~7朵,蓝色;花被片卵状披针形或长圆形;雄蕊6,其中1枚较大,花药长圆形,其余5枚较小,花丝丝状。蒴果卵圆形或长圆形。种子多数,椭圆形,灰褐色,具8~12纵条纹。

【药用信息】全草入药,清热解毒、消痈止血。

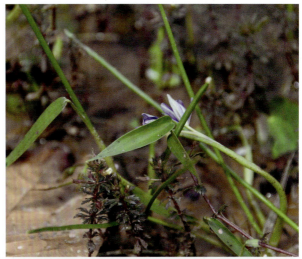
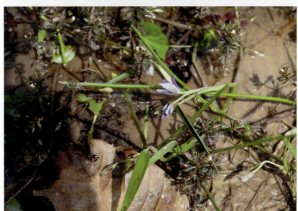
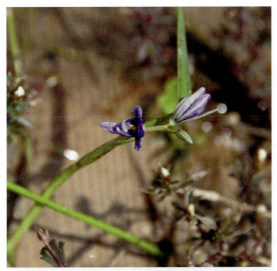
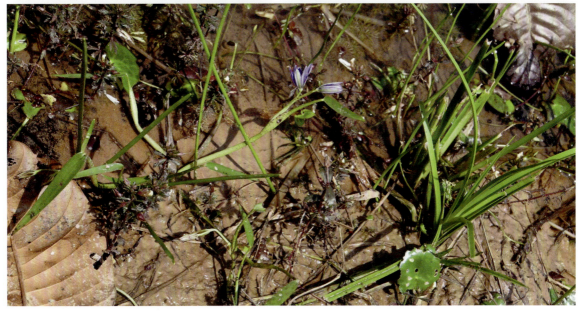

弗氏紫金牛 *Ardisia forbesii*

报春花科 紫金牛属

【特征】林下乔木,高达 13m,胸径 16cm。托叶缺失,叶互生,简单,羽状脉,但有时脉序几乎不可见,无毛。花直径 3mm,粉紫色,置于穗内。肉质核果直径 3mm,具白粉红色的点。

【药用信息】全株及根供药用,治肺结核、咯血、咳嗽、慢性气管炎、跌打风湿、黄胆肝炎、睾丸炎、白带、闭经、尿路感染等症。

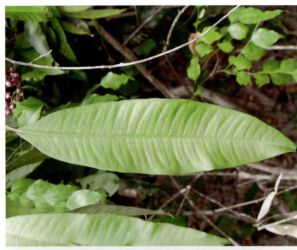
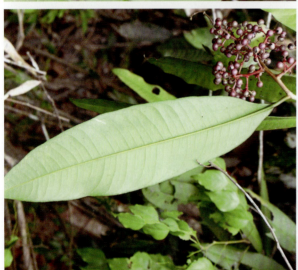
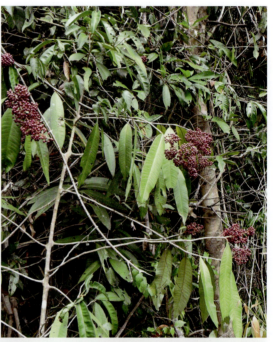
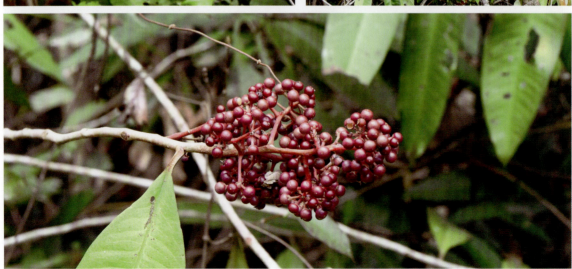

散花报春

Primula effusa

报春花科 报春花属

【特征】多年生草本。根状茎粗短,带紫色,有多数叶痕,向下发出多数纤维状须根。叶卵形或近肾圆形,先端圆形,基部心形,边缘具不明显的波状浅裂和不整齐的三角形粗齿,鲜时稍带肉质,嫩叶两面疏被小硬毛,老叶近于无毛,侧脉4~5对,最下方的1对基出,在下面显著;叶柄初被柔毛,渐变为无毛,基部增宽成鞘状,带紫色。花葶1至数枚自叶丛中抽出,通常无毛,无粉或近顶端微被粉;伞形花序1~5轮,每轮5~16花;苞片线状披针形;无毛,有时被粉;花梗纤细,直立,无毛或近于无毛,有时被粉;花萼钟状,外面多少被粉,分裂约达中部,裂片披针形,先端锐尖;花冠淡红色或堇紫色,冠筒口周围白色、黄色或橙黄色,裂片倒卵形,先端具深凹缺。蒴果球形,稍高出增大的萼筒。

【药用信息】花入药,清热燥湿,泻肝胆火,止血。

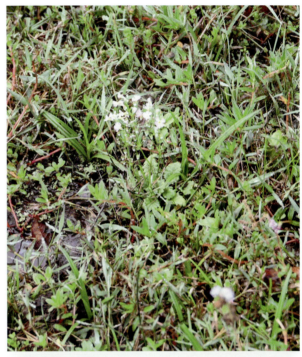

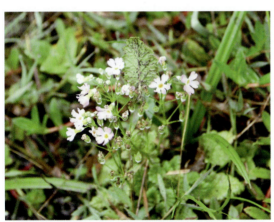

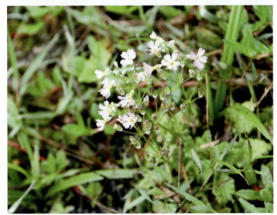

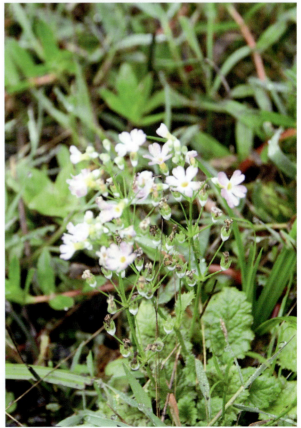

斑果藤

Stixis suaveolens

木樨草科 斑果藤属

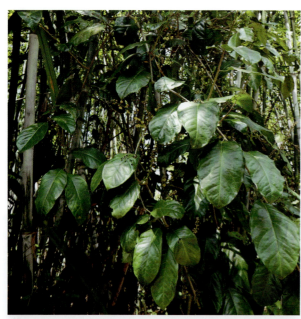

【特征】木质大藤本,小枝粗壮。叶革质,长圆形或长圆状披针形,先端近圆或骤尖,基部近圆或楔形,边缘稍卷曲,侧脉7~9对;叶柄粗,有水泡状小突起,近顶部膨大。总状花序腋生,有时分枝成圆锥花序,被短柔毛;苞片早落;萼片6,淡黄色,椭圆状长圆形,下部合生,两面密被短茸毛;无花瓣;雄蕊27~80,花丝淡黄色,不等长;雌蕊柄密被毛;花柱3~4,子房卵球形,无毛。核果椭球形,黄色,有淡黄色鳞秕。种子1枚,椭球形。

【药用信息】茎叶入药,止咳平喘。

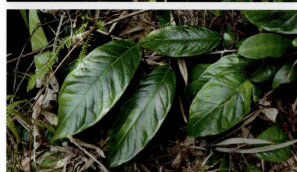
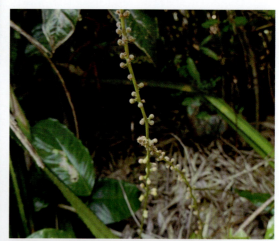
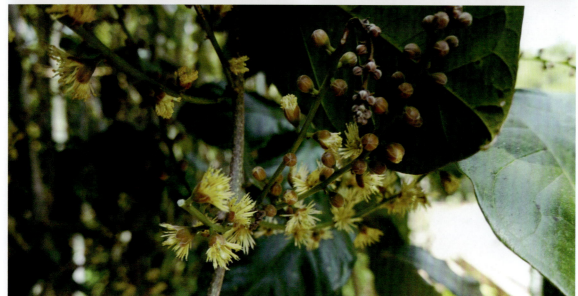

毛果翼核果

Ventilago calyculata

鼠李科 翼核果属

【特征】常绿藤状灌木。叶革质,长圆形或卵圆形,稀倒卵状长圆形,先端短渐尖或渐尖,基部宽楔形或近圆,上部具不规则疏锯齿,下部全缘,两面无毛,初两面或沿脉有疏毛,后脱落,侧脉 5~8 对。聚伞圆锥花序顶生或兼腋生;花序轴、花萼、花梗被黄褐色柔毛;花梗极短;萼片卵状三角形,花瓣匙形,与雄蕊等长;子房被密柔毛。核果黄绿色,被细毛,基部 1/3~2/5 为宿存萼筒所包,翅长圆形。

【药用信息】用于风湿筋骨痛,跌打损伤,腰肌劳损,贫血头晕,四肢麻木,月经不调。

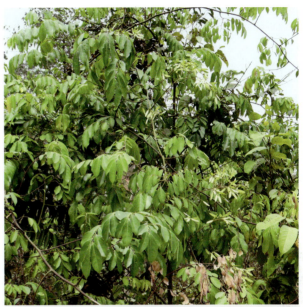

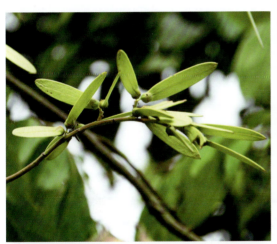

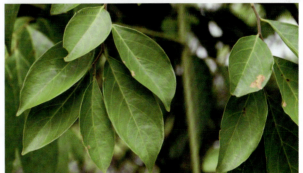

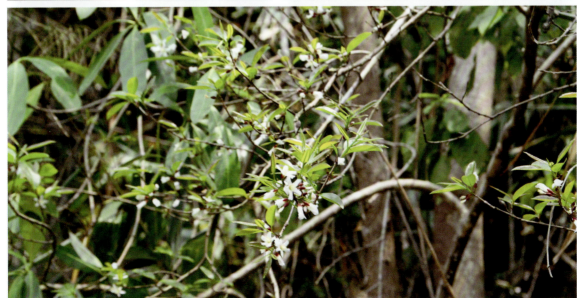

小果枣

Ziziphus oenopolia

鼠李科 枣属

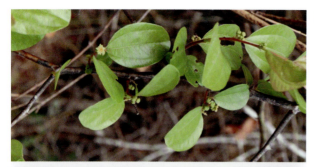

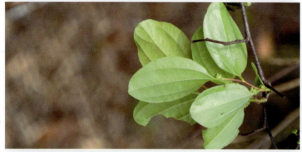

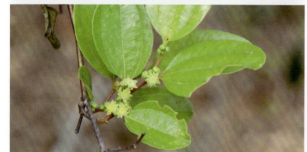

【特征】直立或藤状灌木；小枝被锈色或黄褐色密柔毛，具皮刺，树皮灰色或灰褐色。叶纸质，卵状矩圆形或卵状披针形，顶端锐尖或渐尖，基部稍不对称，近圆形，近全缘或具不明显的圆锯齿，上面沿脉有疏柔毛，或后脱毛，下面或沿脉被锈色或黄褐色丝状柔毛，基生三或四出脉，中脉每边无次生侧脉，叶脉在上面明显下陷，下面凸起；叶柄被黄褐色密柔毛；托叶刺 1，或有时 2 个，有毛，1 个下弯，基部宽，另 1 个直立。花绿色，两性，5 基数，数个至 10 余个密集成腋生聚伞花序，具极短的总花梗，花梗被柔毛；萼片卵状三角形，顶端尖，外面被疏短柔毛；花瓣匙形；雄蕊略短于花瓣；花盘 5 边形，常 5 裂，厚，肉质；子房球形，藏于花盘内，2 室，每室具 1 胚珠，花柱 2 浅裂。核果小，球形或倒卵状球形，黑色，有光泽，顶端有小尖头，基部有宿存的萼筒，1 室，果梗有短柔毛；内果皮硬骨质。种子 1~2，球形，有光泽。

【药用信息】枣含有大量的维生素、多种微量元素和糖分，保肝护肝，镇静安神。

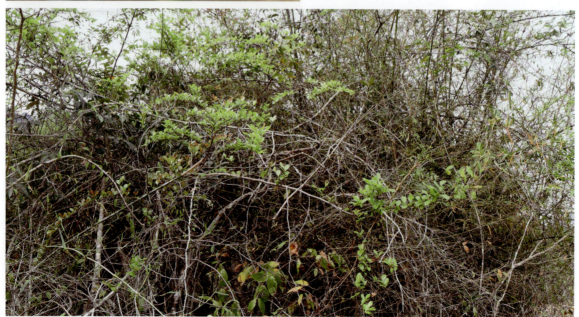

Duchesnea indica

蔷薇科 蛇莓属

蛇莓

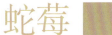

【特征】多年生草本;根茎短,粗壮;匍匐茎多数,有柔毛。小叶片倒卵形至菱状长圆形,先端圆钝,边缘有钝锯齿,两面皆有柔毛,或上面无毛,具小叶柄;叶柄有柔毛;托叶窄卵形至宽披针形。花单生于叶腋;花梗有柔毛;萼片卵形,先端锐尖,外面有散生柔毛;副萼片倒卵形,比萼片长,先端常具3~5锯齿;花瓣倒卵形,黄色,先端圆钝;雄蕊20~30;心皮多数,离生;花托在果期膨大,海绵质,鲜红色,有光泽,外面有长柔毛。瘦果卵形,光滑或具不显明突起,鲜时有光泽。

【药用信息】全草入药,散瘀消肿、收敛止血、清热解毒。

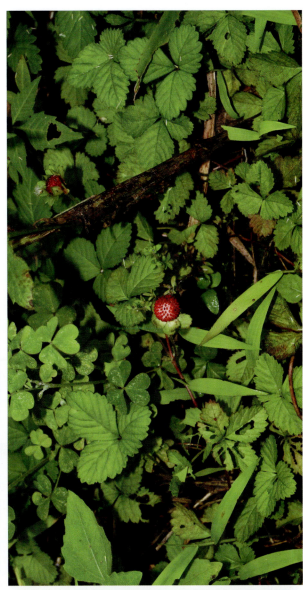

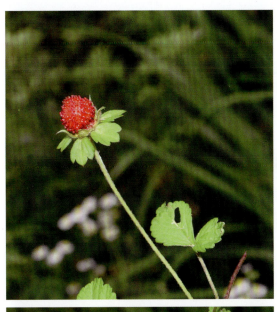

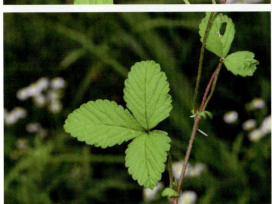

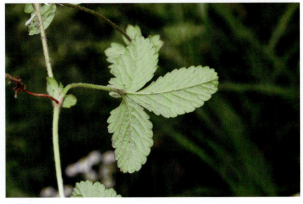

路边青

Geum aleppicum

蔷薇科 路边青属

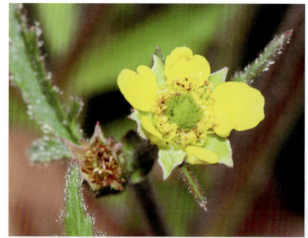

【特征】多年生草本，茎被粗硬毛。基生叶为大头羽状复叶，小叶 2～6 对，茎生叶羽状复叶，有时重复分裂，具不规则粗大锯齿。花序顶生，疏散排列，花瓣黄色，近圆形，萼片卵状三角形，副萼片披针形，先端渐尖；花柱顶生，3/4 宿存。聚合果倒卵状球形，瘦果被长硬毛，宿存花柱顶端有小钩；果托被短硬毛。

【药用信息】全草入药，祛风、除湿、止痛、镇痉。

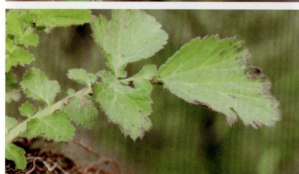

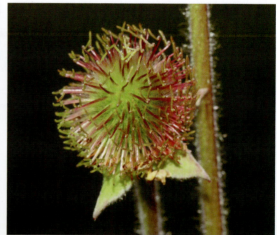

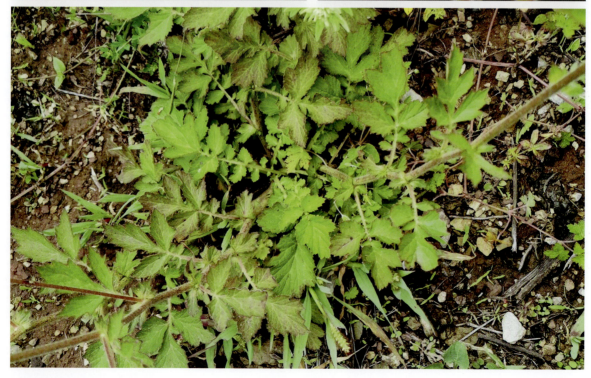

Rubus pluribracteatus

蔷薇科 悬钩子属

大乌蔗

【特征】灌木,小枝有黄色茸毛状柔毛和稀疏钩状小皮刺。单叶,近圆形,先端钝圆,稀尖,基部心形,上面有柔毛和密集小凸起,下面密被黄灰或黄色茸毛,沿叶脉有柔毛,掌状7~9浅裂,顶生裂片微3裂,有不整齐粗锯齿,基脉掌状5出;叶柄密被黄色茸毛状柔毛和疏生小皮刺,托叶宽椭圆形或宽倒卵形,先端梳齿状深裂。顶生花序窄圆锥状或总状,腋生花序为总状或花簇;花序轴、花梗和花萼密被黄或黄白色绢状长柔毛;苞片似托叶,掌状条裂;萼片宽卵形,先端渐尖,边缘有时稍具茸毛,外萼片较宽大,掌状至羽状分裂,内萼片较窄长,不裂或分裂,果期直立;花瓣倒卵形或匙形,白色;子房无毛。果球形,成熟时红色;核有皱纹。

【药用信息】全株及根入药,清热、利湿、止血。

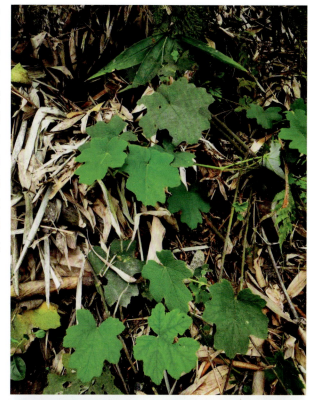
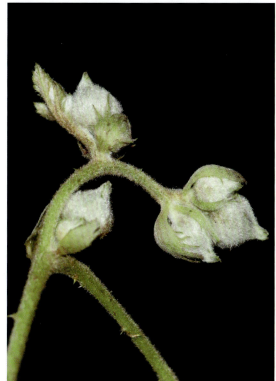
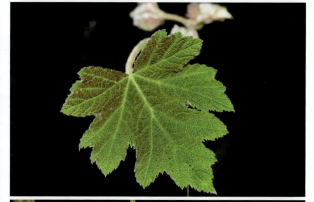
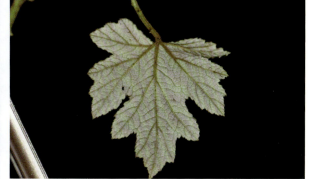

山石榴

Catunaregam spinosa

茜草科 山石榴属

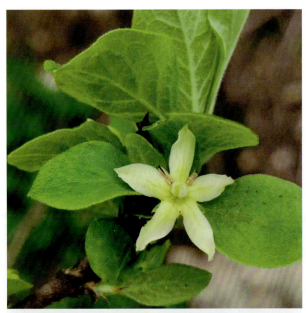

【特征】有刺灌木或小乔木,有时攀缘状;多分枝,刺腋生,对生,粗。叶对生或簇生侧生短枝上,倒卵形、长圆状倒卵形、卵形或匙形,先端钝或短尖,基部楔形,两面无毛或有糙伏毛,或沿中脉和侧脉有疏硬毛,下面脉腋有束毛,常有缘毛,侧脉4～7对;托叶膜质,卵形,先端芒尖,脱落。花单生或2～3朵簇生于侧生短枝顶部;花梗被棕褐色长柔毛;萼筒钟形或卵形,被棕褐色长柔毛,萼裂片5,宽椭圆形,具3脉,被棕褐色长柔毛,内面被硬毛;花冠白或淡黄色,钟状,密被绢毛,冠筒喉部疏被长柔毛,裂片5,卵形或卵状长圆形。浆果球形。

【药用信息】根叶果入药,根利尿、驳骨、祛风湿,治跌打腹痛;叶可止血;果治疗脓肿等。

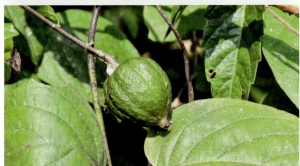
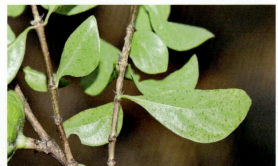
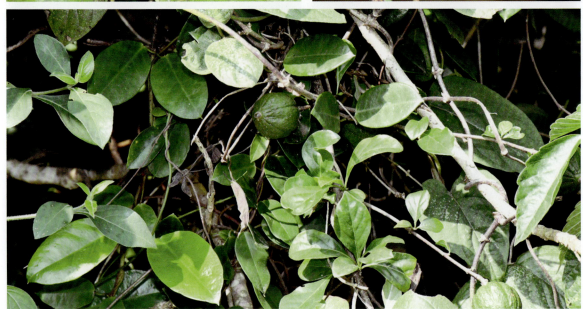

大粒咖啡

Coffea liberica

茜草科　咖啡属

【特征】乔木或灌木。叶薄革质,椭圆形、倒卵状椭圆形或披针形,先端锐尖,基部宽楔形,两面无毛,下面脉腋小窝孔具丛毛,侧脉 8～10 对;托叶基部合生,宽三角形,先端钝,稀凸尖。聚伞花序 2 至数个簇生叶腋,花序梗极短;苞片合生,2 枚宽卵形,2 枚线形或叶形。浆果宽椭圆形,成熟时鲜红色,具凸起花盘。种子长圆形,平滑。

【药用信息】种子含咖啡因等,可作麻醉剂、利尿剂、兴奋剂和强心剂。

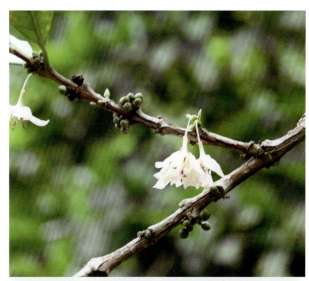

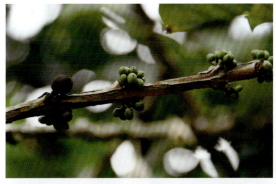

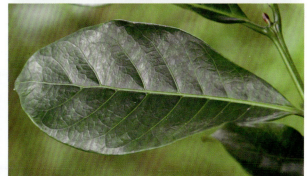

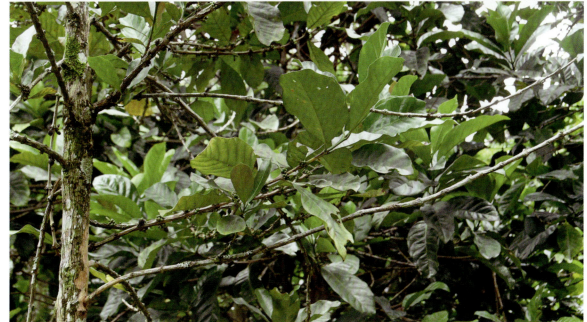

栀子 *Gardenia jasminoides*

茜草科 栀子属

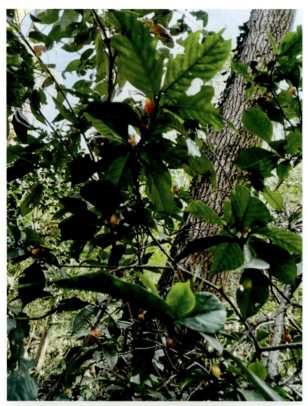

【特征】灌木,嫩枝常被短毛,枝圆柱形,灰色。叶对生,革质,稀为纸质,少为3枚轮生,叶形多样,通常为长圆状披针形、倒卵状长圆形、倒卵形或椭圆形,顶端渐尖、骤然长渐尖或短尖而钝,基部楔形或短尖,两面常无毛,上面亮绿,下面色较暗;侧脉8~15对,在下面凸起,在上面平;托叶膜质。花芳香,通常单朵生于枝顶;萼管倒圆锥形或卵形,有纵棱,萼檐管形,膨大,顶部5~8裂,通常6裂,裂片披针形或线状披针形,结果时增长,宿存;花冠白色或乳黄色,高脚碟状,喉部有疏柔毛,冠管狭圆筒形,顶部5~8裂,通常6裂,裂片广展,倒卵形或倒卵状长圆形,花丝极短,花药线形,伸出;花柱粗厚,柱头纺锤形,伸出,黄色,平滑。果卵形、近球形、椭圆形或长圆形,黄色或橙红色,有翅状纵棱5~9条。种子多数,扁,近圆形而稍有棱角。

【药用信息】干燥成熟果实、叶花根入药,清热利尿、泻火除烦、凉血解毒、散瘀。

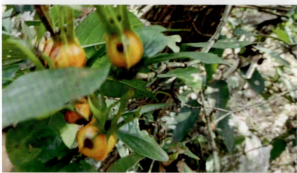

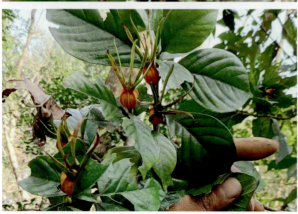

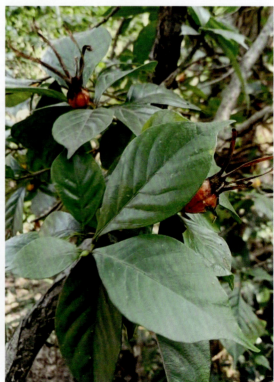

Haldina cordifolia 心叶木

茜草科 心叶木属

【特征】落叶乔木,树皮淡红褐色,基部常板状,顶芽扁平。叶对生,薄革质,宽卵形,先端短尖,基部心形,上面疏被长硬毛,下面苍白或淡黄绿色,密被柔毛,侧脉6～10对,脉腋窝陷有毛;叶柄密被柔毛,有龙骨,具柔毛。头状花序,淡黄色,腋生,每节2～4(～10)个;花5数,近无梗;小苞片匙形或匙状棒形;萼筒有密毛,萼裂片长圆形,宿存;花冠高脚碟状,冠筒密被细毛,裂片镊合状排列;雄蕊着生冠筒上部,花丝短,无毛,花药基着,内向,伸出;子房2室,每室胚珠多数,花柱伸出,柱头卵圆形或近球形。蒴果疏散,被柔毛,内果皮硬,室背室间4瓣裂,宿存萼裂片附着蒴果中轴。种子卵圆形或三棱形,扁,基部具短翅,顶部有2个短爪状突起。

【药用信息】根治便秘,腹泻,痢疾;树皮利尿镇痛,壮阳滋补。

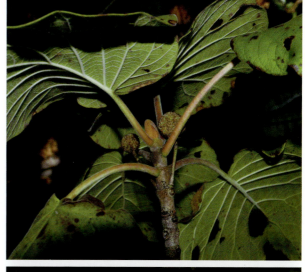

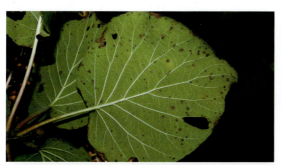

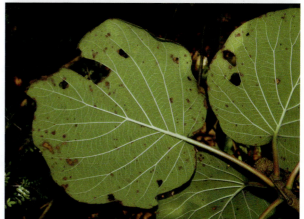

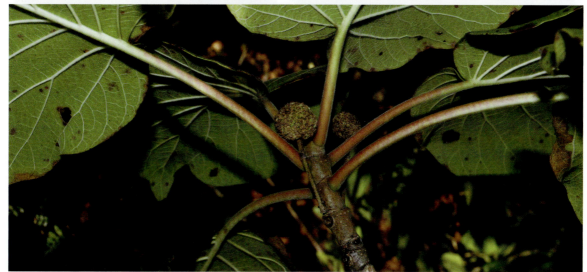

南岭耳草

Hedyotis nanlingensis

茜草科 耳草属

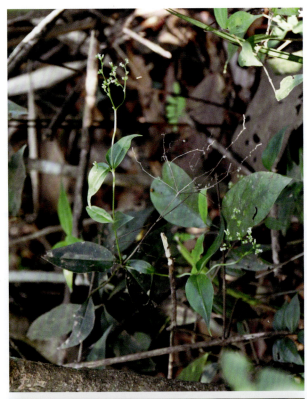

【特征】多年生木质草本植物，直立；圆柱状的茎，无毛，绿色到深棕色。托叶三角形，边缘疏生腺锯齿。叶片无柄，狭椭圆形，基部狭楔形，先端锐尖到渐尖，革质，全缘，无毛；中脉正面凹陷，背面突出；侧脉每边2～3。花序顶生，圆锥状具单叉状分枝在近轴；花序梗纤细；苞片和小苞片狭椭圆形或线形，花无梗或短花梗，二花，4瓣；托杯倒圆锥状，无毛；裂片三角形，先端锐尖，无毛。花冠白色；筒部喉部疏生短柔毛；裂片长圆形或狭椭圆形，正面短柔毛。雄蕊4，花药长圆状线形。柱头具乳突，深裂。子房2室，具许多胚珠嵌在轴胚座内。长花柱花；包括雄蕊，花丝贴生于中间花冠筒，花柱外露；短花柱花；雄蕊外露，花丝贴生于花冠筒的喉部。蒴果椭球状至近球形，具宿存的花萼裂片，无毛，双裂。种子三棱，多数，深棕色，表面网状。

【药用信息】全草含生物碱、黄酮甙和氨基酸，入药有清热、解毒、散瘀消肿之效。

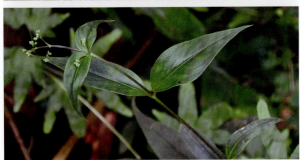

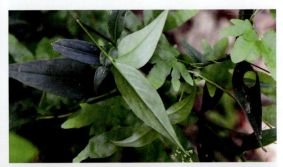

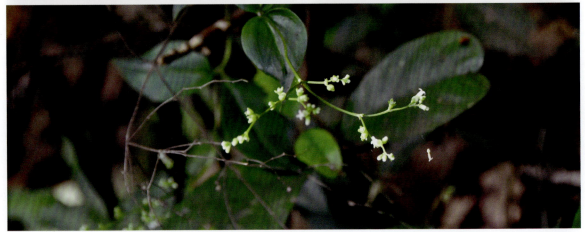

Ixora nigricans

变黑龙船花

茜草科 龙船花属

【特征】大灌木或小乔木。单叶,对生;托叶线形钻形,基部宽;叶柄无毛,横截面平凸,有时由于其边缘折叠具管状;叶形状可变,窄椭圆形到椭圆形或倒披针形到窄倒卵形,先端渐尖,基部楔形到渐狭,全缘,纸质,无毛,干燥时黑色;侧脉6～12对;网状脉纤细。圆锥聚伞花序顶生;花白色。浆果,近球形。种子2。

【药用信息】根茎入药,清热凉血,活血止痛。花入药可治月经不调、闭经、高血压。

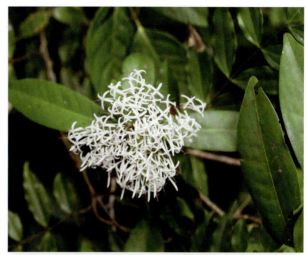

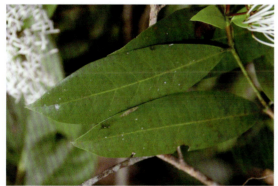

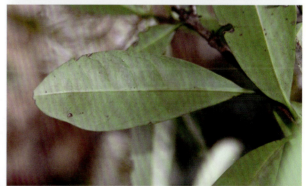

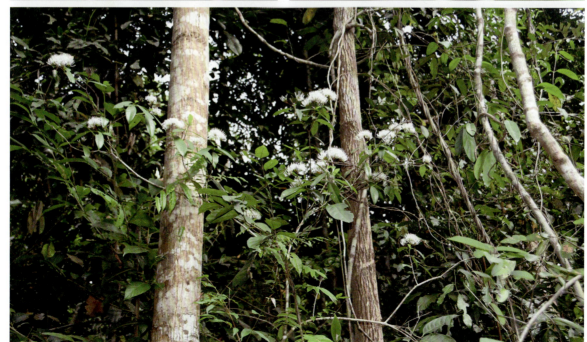

海滨木巴戟

Morinda citrifolia

茜草科 巴戟天属

【特征】灌木至小乔木；茎直，枝近四棱柱形。叶交互对生，长圆形、椭圆形或卵圆形，两端渐尖或急尖，通常具光泽，无毛，全缘；叶脉两面凸起，中脉上面中央具一凹槽，侧脉每侧6～7条，下面脉腋密被短束毛；托叶生叶柄间，每侧1枚，宽，上部扩大呈半圆形，全缘，无毛。头状花序每隔一节一个，与叶对生，具花序梗；花多数，无梗；花冠白色，漏斗形，喉部密被长柔毛，顶部5裂，裂片卵状披针形；雄蕊5，罕4或6，着生花冠喉部，子房4室，有时有1～2室不育，每室具胚珠1颗，胚珠略扁，横生，下垂或不下垂。聚花核果浆果状，卵形，幼时绿色，熟时白色，约如初生鸡蛋大，每核果具分核4，分核倒卵形，稍内弯，坚纸质，具二室，上侧室大而空，下侧室狭。种子1，小，扁，长圆形，下部有翅；胚直，胚根下位，子叶长圆形；胚乳丰富，质脆。

【药用信息】皮含袖木醌二酚(Soranjidiol)、巴戟醌(Morindone)，印度尼西亚民间作药用。

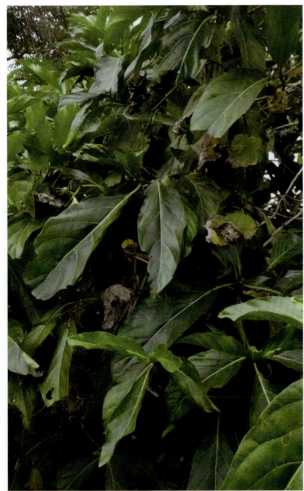
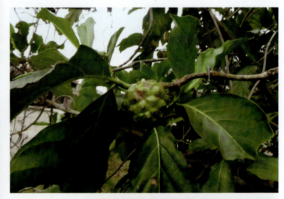
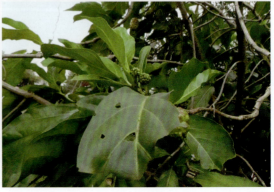

Morinda officinalis

茜草科 巴戟天属

巴戟天

【特征】藤本,肉质根不定位肠状缢缩,根肉略紫红色,嫩枝被长短不一粗毛,后脱落变粗糙,老枝无毛,具棱,棕色或蓝黑色。叶纸质,长圆形、卵状长圆形或倒卵状长圆形,先端短尖,基部钝圆或楔形,有时疏被缘毛,上面初疏被紧贴长硬毛,后无毛,中脉被刺状或弯毛,下面无毛或中脉疏被硬毛,侧脉4~7对;叶柄密被硬毛,托叶顶部截平。3~7个头状花序组成伞形复花序,顶生;花序梗被柔毛,基部常卵形或线形总苞片,头状花序有4~10花;花2~4基数,花无梗;花萼倒圆锥状,顶部具2~3波状齿,外侧一齿三角状披针形;花冠白色,近钟状,裂片2~4,卵形或长圆形,疏被柔毛,内面被髯毛;雄蕊2~4;花柱伸出,柱头2裂。聚花果具1至多个核果,近球形;核果具2~4分核;分核三棱形。种子1。

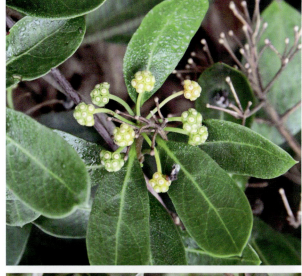

【药用信息】肉质根入药,主治阳痿遗精、宫冷不孕、月经不调、少腹冷痛、风湿痹痛、筋骨痿软。

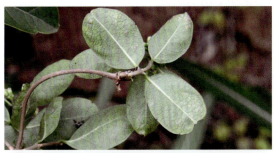

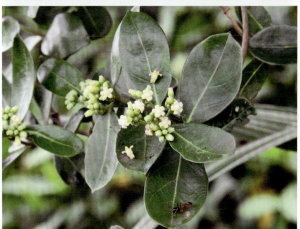

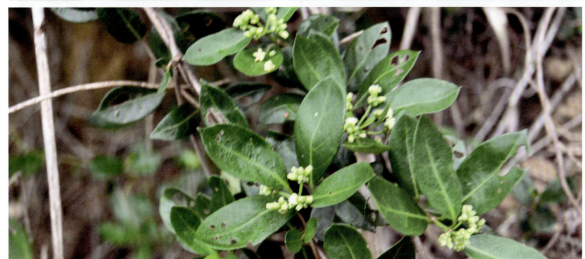

玉叶金花

Mussaenda pubescens

茜草科 玉叶金花属

【特征】攀缘灌木,小枝被柔毛。叶对生或轮生,卵状长圆形或卵状披针形,先端渐尖,基部楔形,上面近无毛或疏被柔毛,下面密被柔毛,侧脉5~7对;叶柄被柔毛,托叶三角形,2深裂,裂片线状。聚伞花序顶生,密花;花梗极短或无梗;花萼被柔毛,萼筒陀螺形,萼裂片线形,花叶宽椭圆形,柄两面被柔毛;花冠黄色,冠筒被贴伏柔毛,喉部密被毛;花柱内藏。浆果近球形,疏被柔毛,干后黑色。

【药用信息】茎叶入药,清凉消暑、清热疏风。

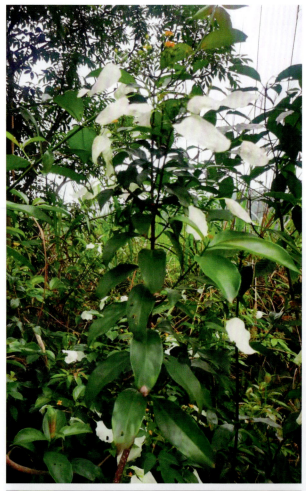
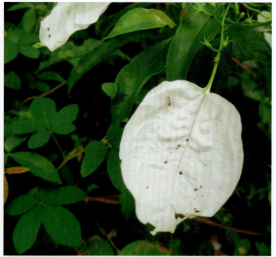
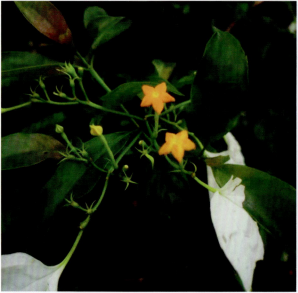
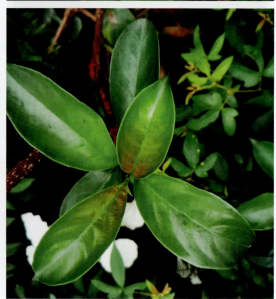

大叶白纸扇

Mussaenda shikokiana

茜草科 玉叶金花属

【特征】攀缘灌木,嫩枝密被短柔毛,小枝疏被贴伏柔毛,后无毛。叶对生,薄纸质,卵圆形或椭圆状卵形,先端渐尖,基部短尖,两面被疏柔毛,侧脉 8～10 对;叶柄略被柔毛,托叶早落。多歧聚伞花序顶生,有多朵,具略贴伏柔毛;苞片早落,小苞片披针形,有柔毛,脱落;萼筒长圆形,有贴伏长硬毛,萼裂片 5,全为花瓣状花叶,花叶卵状椭圆形,有纵脉 5 条,边缘及脉上被柔毛;花冠筒密被贴伏柔毛,内面上部密被黄色棒状毛,裂片 5,卵形,外面有柔毛,内面有黄色小疣突;花柱内藏。浆果近球形。

【药用信息】清热解毒,解暑利湿。

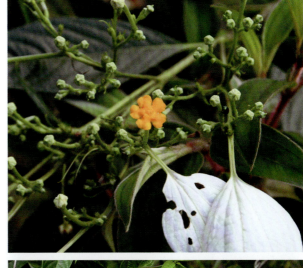
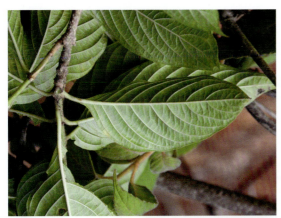
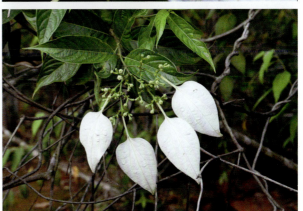
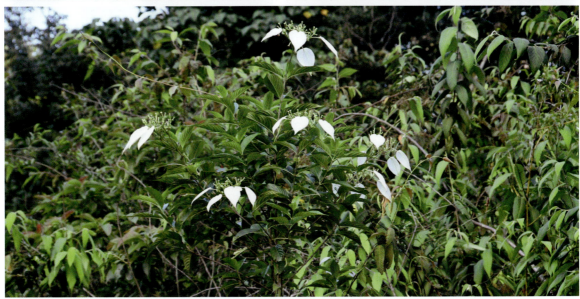

密脉木

Myrioneuron faberi

茜草科 密脉木属

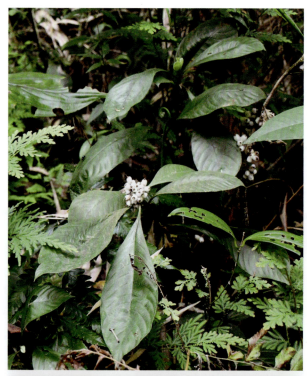

【特征】高大草本或灌木状，老茎粗壮，有松软、灰白色的树皮，嫩部干时黑色，被柔毛。叶常聚于小枝上部，纸质，倒卵形或长圆状倒卵形，顶端骤尖或短尖，基部楔形或钝，边全缘或微波状，干时灰绿色，下面较苍白，上面无毛，下面脉上被极短的柔毛；中脉下面凸起，侧脉每边 9～13 条，侧脉间常有 1 或 2 条较短的次要侧脉，均纤细，下面凸起；叶柄被柔毛；托叶披针状长圆形，很少近卵形，无毛或被柔毛，有很密的直出脉状条纹。花序顶生，密集成球状；苞片叶状，卵形或披针形，渐尖，边缘全缘或有少数粗齿，有条纹状脉纹，被柔毛；萼管球状至倒圆锥状，裂片钻形，锐尖；花冠黄色，管状，外面近无毛，内面被长柔毛，裂片近三角形，反折；雄蕊 5，长柱花的着生冠管近基部，内藏，短柱花的生喉部，稍伸出；花柱深 2 裂，长柱花的稍伸出，短柱花的内藏。果近球形，成熟时由黄绿色变白色，无毛，宿存萼片 5，狭披针形。

【药用信息】密脉木碱 A 和 B 及其部分衍生物对丙肝病毒有着显著的抑制作用。

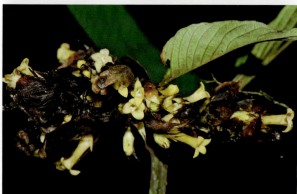

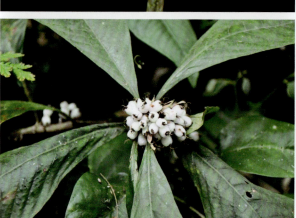

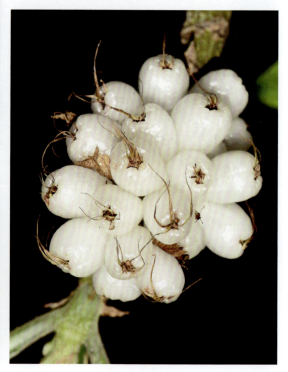

乌檀

Nauclea officinalis

茜草科 乌檀属

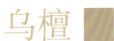

【特征】乔木,小枝纤细,光滑;顶芽倒卵形。叶纸质,椭圆形,稀倒卵形,顶端渐尖,略钝头,基部楔形,干时上面深褐色,下面浅褐色;侧脉5~7对,纤细,近叶缘处连结,两面微隆凸;托叶早落,倒卵形,顶端圆。头状花序单个顶生;总花梗中部以下的苞片早落。果序中的小果融合,成熟时黄褐色,表面粗糙。种子椭圆形,一面平坦,一面拱凸,种皮黑色有光泽,有小窝孔。

【药用信息】茎入药,消热解毒,消肿止痛。

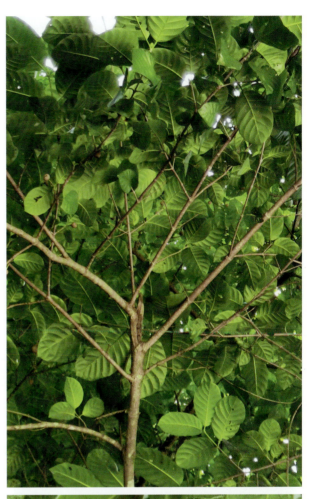

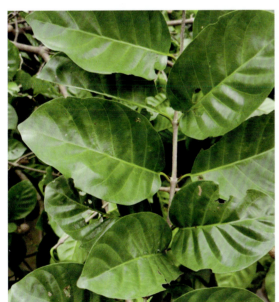

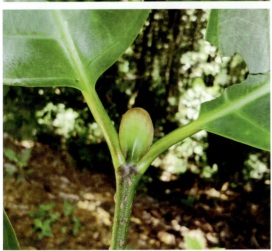

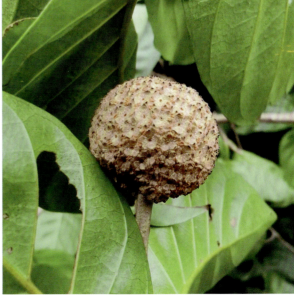

鸡屎藤

Paederia foetida

茜草科 鸡屎藤属

【特征】藤状灌木,无毛或被柔毛。膜质叶对生,卵形或披针形,顶端短尖或削尖,基部浑圆,有时心形,叶上面无毛,下面脉被微毛;侧脉每边4～5条,在上面柔弱,在下面突起;托叶卵状披针形,顶部2裂。圆锥花序腋生或顶生,扩展;小苞片微小,卵形或锥形,有小睫毛;花有小梗,生于柔弱的三歧常作蝎尾状的聚伞花序上;花萼钟形,萼檐裂片钝齿形;花冠紫蓝色,通常被茸毛,裂片短。果阔椭圆形,压扁,光亮,顶部冠以圆锥形的花盘和微小宿存的萼檐裂片;小坚果浅黑色,具1阔翅。

【药用信息】全草及根和果实入药,祛风除湿,消食化积,解毒消肿,活血止痛。

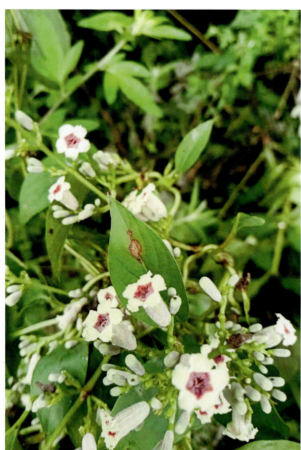

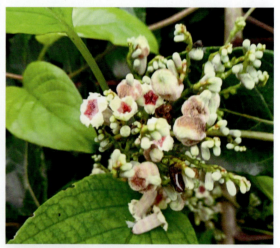

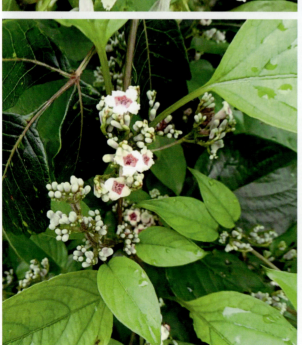

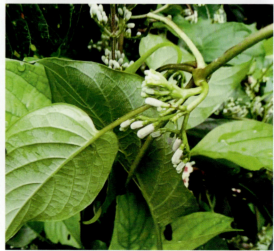

线叶鸡屎藤

Paederia linearis

茜草科 鸡屎藤属

【特征】多年生草本植物。单叶对生。花小,白色,芳香。种子小,黑色、有光泽。

【药用信息】同鸡屎藤属植物。

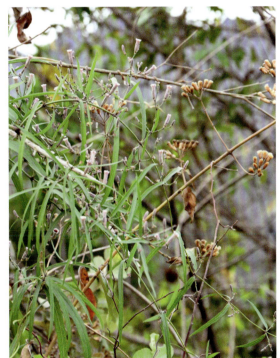
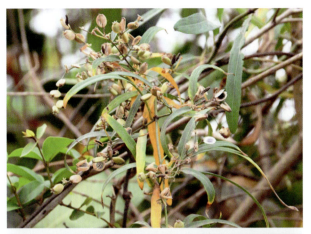
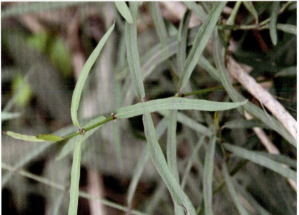
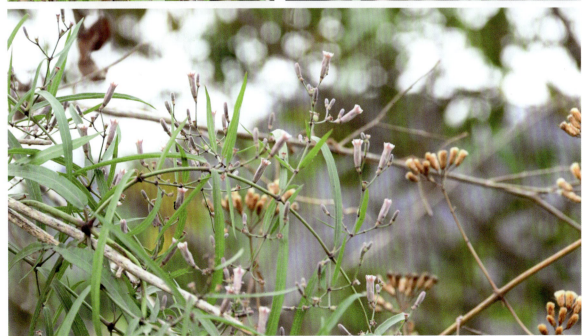

白毛鸡屎藤 *Paederia pertomentosa*
茜草科 鸡屎藤属

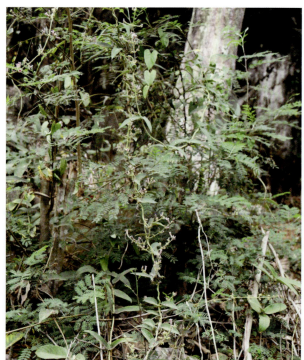

【特征】亚灌木或草质藤本,茎、枝和叶下面密被短茸毛;茎圆柱形,被毛,暗禾草色。叶纸质,卵状椭圆形或长圆状椭圆形,顶端渐尖,基部浑圆,不呈心形,有时稍下延,上面近榄绿色,有小疏柔毛,在中脉上稍密,下面密被稍短白色茸毛;侧脉两边8条;叶柄被小柔毛。花序腋生和顶生,密被稍短柔毛,着生于中轴上的花密集成团伞式,近轮生,有短梗;花5数,花冠裂片张开呈蔷薇状;萼管密被茸毛,萼檐裂片短三角形,短尖,内面无毛;冠管外面密被小柔毛,裂片卵形。果:成熟的果球形,禾草色,有光泽;小坚果半球形,边缘无翅,干后黑色。

【药用信息】根入药,用于肺痨;叶入药,消积食,祛风湿;全株入药,用于痈疮肿毒,毒蛇咬伤。

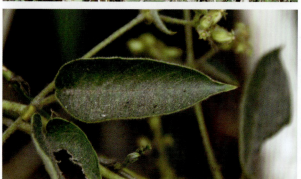

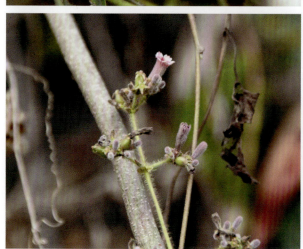

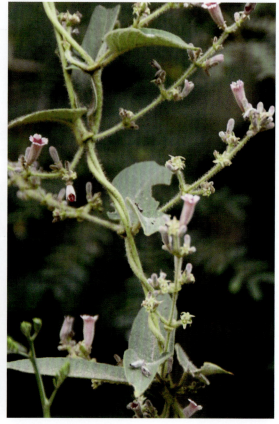

白花蛇舌草

Scleromitrion diffusum

茜草科 蛇舌草属

【特征】一年生,披散纤细无毛草本。叶无柄,线形,先端短尖,边缘干后常背卷,上面中脉凹下,侧脉不明显;托叶基部合生,先端芒尖。花单生或双生叶腋,花梗略粗壮,罕无梗或偶有花梗;萼筒球形;花冠白色,筒状,长3.5~4mm,冠筒喉部无毛;雄蕊生于冠筒喉部,花药伸出。蒴果扁球形,无毛;成熟时顶部室背开裂。

【药用信息】全草入药,清热解毒、利湿。

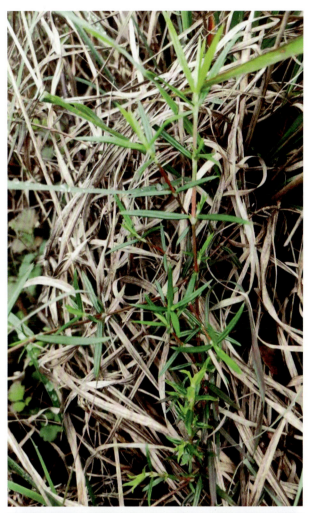

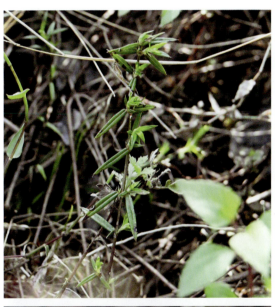

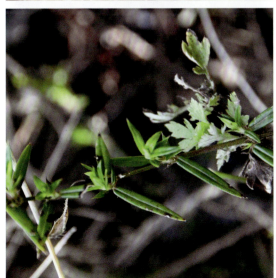

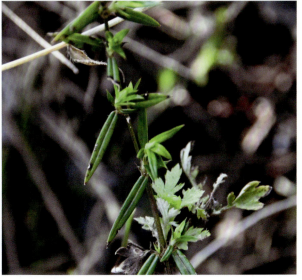

松叶耳草

Scleromitrion pinifolium

茜草科 蛇舌草属

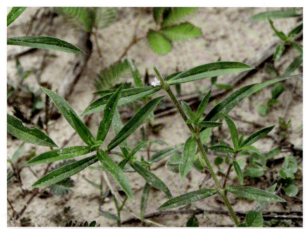

【特征】一年生纤弱多枝草本。叶常丛生,无柄,线形,边缘背卷,两面粗糙,稀被毛;托叶极短,有刺毛。团伞花序有3~10花,顶生和腋生,无花序梗;花无梗;花萼倒圆锥形,被硬毛;花冠白色,筒状,花冠裂片长圆形;雄蕊着生冠筒喉部,花药伸出。蒴果卵形,中部以上被疏硬毛,成熟时顶部开裂,萼裂片宿存。种子每室数粒,具棱,干后浅褐色。

【药用信息】全草入药,消肿止痛,消积,止血。

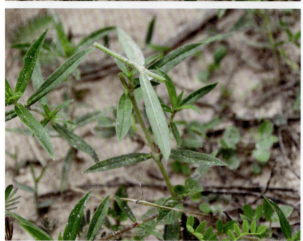
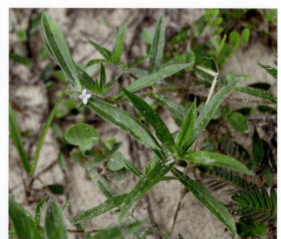
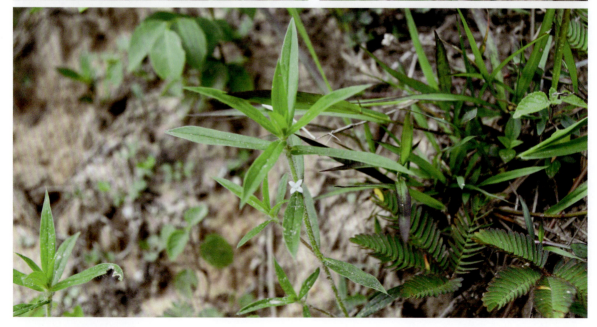

丰花草

Spermacoce pusilla

茜草科 钮扣草属

【特征】草本,茎单生,稀分枝。叶近无柄,革质,线状长圆形,先端渐尖,基部渐窄,两面粗糙,干后边缘背卷,侧脉不明显;托叶近无毛,顶部有数条浅红色长刺毛。花多朵簇生成球状生于托叶鞘内;花无梗;小苞片线形,长于花萼;萼裂片4,线状披针形;花冠白色,近漏斗形,冠筒无毛,裂片4,线状披针形。蒴果长圆形或近倒卵形,近顶部被毛。种子窄长圆形。

【药用信息】全草入药,主治跌打损伤,骨折,痈疽肿毒,毒蛇咬伤。

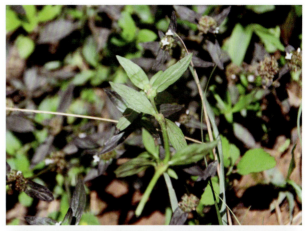
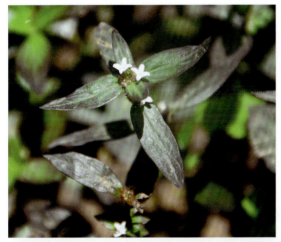
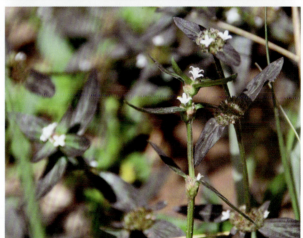
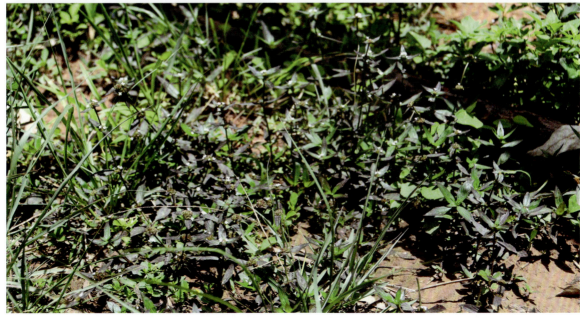

白花苦灯笼

Tarenna mollissima

茜草科 乌口树属

【特征】灌木或小乔木,全株密被灰色或褐色柔毛或短茸毛,但老枝毛渐脱落。叶纸质,披针形、长圆状披针形或卵状椭圆形,顶端渐尖或长渐尖,基部楔尖、短尖或钝圆,干后变黑褐色;侧脉8～12对;托叶卵状三角形,顶端尖。伞房状的聚伞花序顶生,多花;苞片和小苞片线形;萼管近钟形,裂片5,三角形;花冠白色,喉部密被长柔毛,裂片4或5,长圆形,与冠管近等长或稍长,开放时外反;雄蕊4或5枚,花药线形;花柱中部被长柔毛,柱头伸出,胚珠每室多颗。果近球形,被柔毛,黑色。种子7～30。

【药用信息】根和叶入药,清热解毒、消肿止痛。

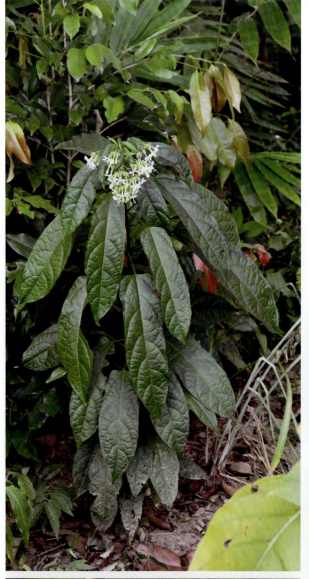
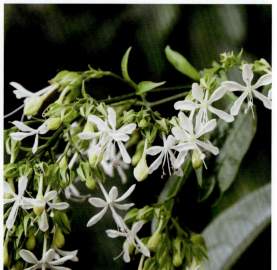
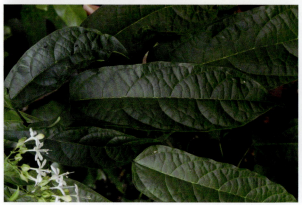
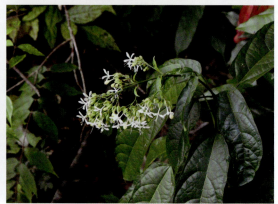

毛钩藤

Uncaria hirsuta

茜草科 钩藤属

【特征】藤本,嫩枝纤细,圆柱形或略具4棱角,被硬毛。叶革质,卵形或椭圆形,顶端渐尖,基部钝,上面稍粗糙,被稀疏硬毛,下面被稀疏或稠密糙伏毛;侧脉7~10对,下面具糙伏毛,脉腋窝陷有粘腋毛;叶柄有毛;托叶阔卵形,深2裂至少达2/3,外面被疏散长毛,内面无毛,基部有粘液毛,裂片卵形,有时具长渐尖的顶部。头状花序,单生叶腋,总花梗具一节,苞片或成单聚伞状排列,总花梗腋生;小苞片线形至匙形;花近无梗,花萼管外面密被短柔毛,萼裂片线状长圆形,密被毛;花冠淡黄或淡红色,花冠管外面有短柔毛,花冠裂片长圆形,外面有密毛;花柱伸出冠喉外;柱头长圆状棒形。小蒴果纺锤形,有短柔毛。

【药用信息】带钩茎枝入药,清热平肝,熄风定惊。

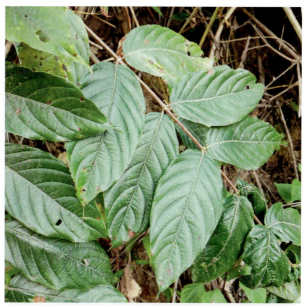

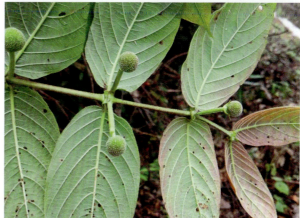

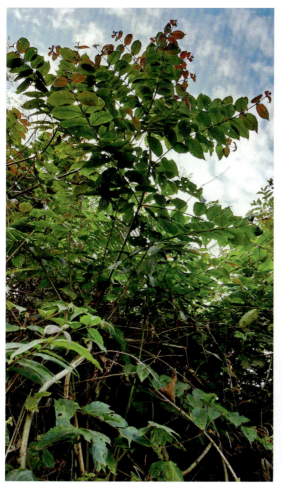

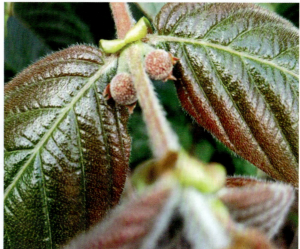

倒挂金钩

Uncaria lancifolia

茜草科 钩藤属

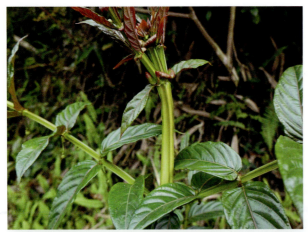

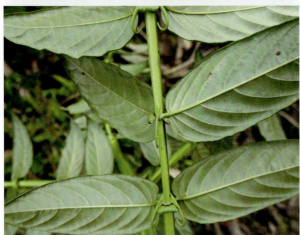

【特征】大藤本;嫩枝方柱形或具4棱角,无毛。叶薄纸质,长椭圆状披针形或卵状披针形,下面灰褐色,顶端短尖至渐尖,基部钝至近心形,两面无毛,干时上面淡紫红色;侧脉5~8对,脉腋窝陷有黏液毛;叶柄无毛,托叶卵形,深2裂达全长1/3至1/2,外面无毛,内面基部具黏液毛,裂片窄卵形。头状花序单生于叶腋,总花梗腋生。小苞片线状至线状匙形。花近无梗;花萼管长椭圆形,外面密被硬毛,花萼裂片长匙形,顶端圆,近无毛;花冠绿白色,花冠管外面无毛,花冠裂片长圆形,外面近无毛;花柱伸出冠喉外,柱头倒卵圆形至长棒形。小蒴果被短柔毛,宿存萼裂片匙形,星状辐射。

【药用信息】带钩的藤入药,清热平肝,活血通经。

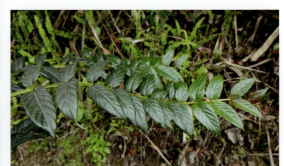

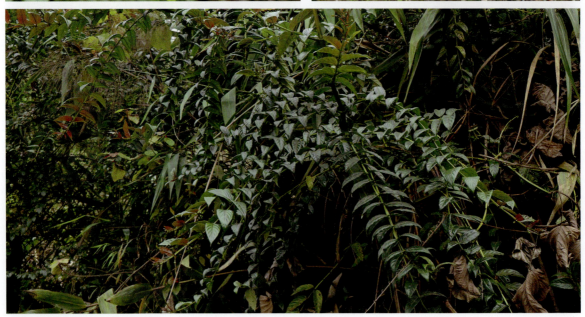

Uncaria macrophylla

茜草科 钩藤属

大叶钩藤

【特征】大藤本，幼枝疏被硬毛。叶对生，近革质，卵形或宽椭圆形，先端短尖或渐尖，基部圆或近心形，上面脉上有黄褐色毛，下面被黄褐色硬毛，侧脉6～9对；叶柄无毛或疏被柔毛，托叶卵形，2深裂，外面被柔毛，内面无毛或疏被柔毛；头状花序单生于叶腋，总花序梗具一节，或成聚伞状排列，腋生；萼筒漏斗状，被淡黄褐色绢状柔毛，萼裂片线状长圆形，被柔毛；花冠筒外面被柔毛，裂片长圆形，被柔毛。蒴果有柔毛，萼裂片宿存。种子两端有白色膜质的翅，仅一端的翅2深裂。

【药用信息】根入药，清火解毒，消肿止痛，祛风，通气血。

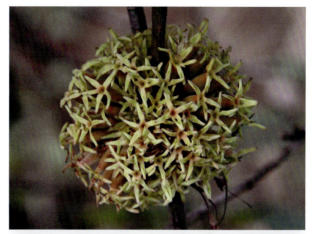

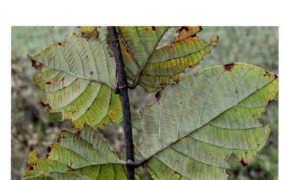

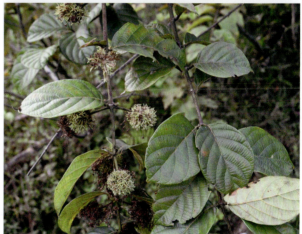

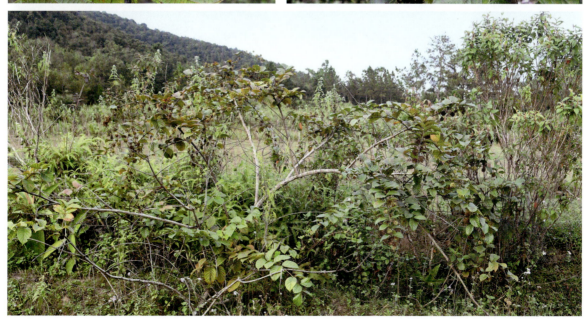

山油柑

Acronychia pedunculata

芸香科 山油柑属

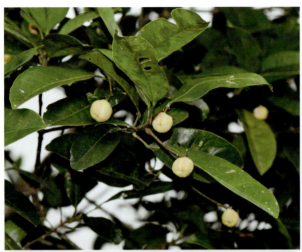

【特征】乔木,树皮灰白至灰黄色,平滑,内皮淡黄白色,剥离时具柑橘叶香气,小枝常中空。单小叶,椭圆形、倒卵形或倒卵状椭圆形,全缘;叶柄基部稍粗。花两性,黄白色;花瓣窄长椭圆形,两侧边缘内卷,内面被毛。果序下垂,果淡黄色,半透明,近球形而稍具棱角,顶端短喙尖,具4条浅沟纹,富含水分,味甜。种子倒卵形。

【药用信息】根叶果入药,化气、活血、去瘀、消肿、止痛。

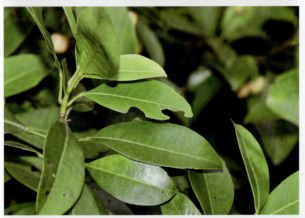
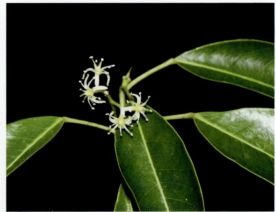
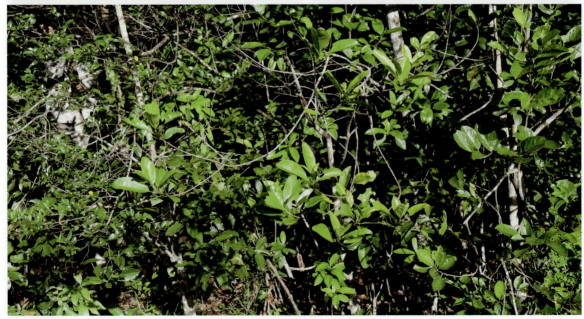

Citrus maxima

柚

芸香科 柑橘属

【特征】乔木。嫩枝、叶背、花梗、花萼及子房均被柔毛,嫩叶通常暗紫红色,嫩枝扁且有棱。叶质颇厚,色浓绿,阔卵形或椭圆形,连翼叶顶端钝或圆,有时短尖,基部圆。总状花序,有时兼有腋生单花;花蕾淡紫红色,稀乳白色;花萼不规则5～3浅裂;雄蕊25～35枚,有时部分雄蕊不育;花柱粗长,柱头略较子房大。果圆球形,扁圆形,梨形或阔圆锥状,淡黄或黄绿色,杂交种有朱红色的,果皮甚厚或薄,海绵质,油胞大,凸起,果心实但松软,瓢囊10～15或多至19瓣,汁胞白色、粉红或鲜红色,少有带乳黄色。种子多达200余粒,亦有无子的,形状不规则,通常近似长方形,上部质薄且常截平,下部饱满,多兼有发育不全的,有明显纵肋棱,子叶乳白色,单胚。

【药用信息】果肉含维生素C较高,有消食、解酒功效。

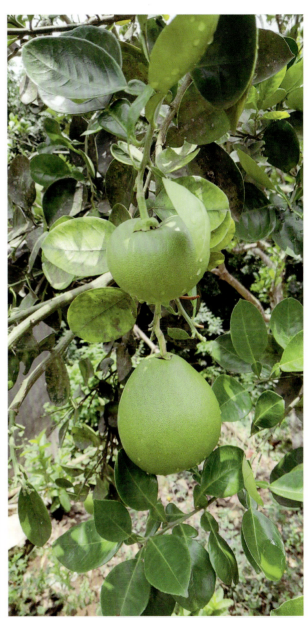

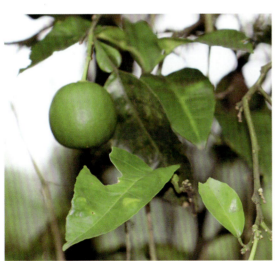

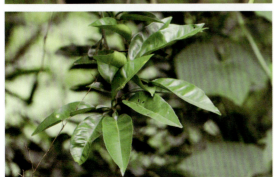

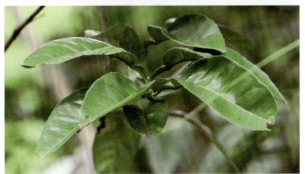

光滑黄皮

Clausena lenis

芸香科 黄皮属

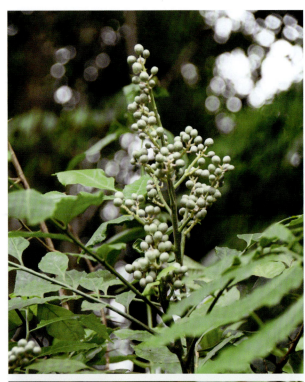

【特征】小乔木。小枝的髓部发达，海绵质，嫩枝及叶轴密被纤细卷曲短毛及干后稍凸起的油点，毛随枝叶的成长逐渐脱落。叶有小叶9～15片，小叶斜卵形、斜卵状披针形，或近于斜的平行四边形，位于叶轴基部的最小，位于中部或有时中部稍上的最大，两侧甚不对称，叶缘有明显的圆或钝裂齿，嫩叶两面被稀疏短柔毛，成长叶的毛全部脱落，薄纸质，侧脉纤细，支脉不明显，油点干后通常暗褐色至褐黑色。花序顶生，花蕾卵形，萼裂片及花瓣均5片，很少兼有4片，萼裂片卵形；花瓣白色，基部淡红或暗黄色；雄蕊10枚，很少兼有8枚，花药长椭圆形，花柱比子房长达2倍，柱头略增大。果圆球形，稀阔卵形，成熟时蓝黑色。种子1～3。

【药用信息】含有多酚类、黄酮苷等具有保健功能的成分，具有开胃、消食、解油腻、松弛肌肉紧张、缓解咳嗽、化痰平喘、预防感冒的功能。

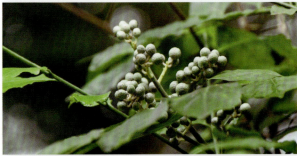

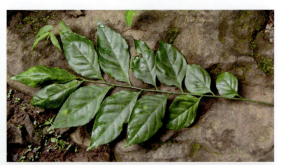

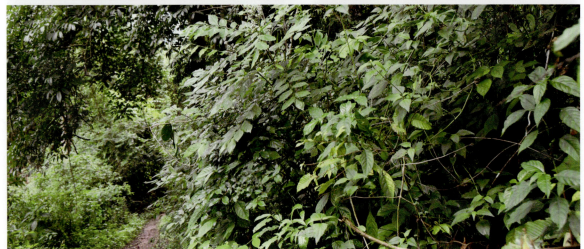

Clausena yunnanensis 云南黄皮

芸香科 黄皮属

【特征】小乔木,树皮灰色;幼枝、叶轴均被钩毛,散生褐黄色半透明腺点。奇数羽状复叶,小叶纸质,5~11,长圆形或长卵状椭圆形,先端短尾尖,基部楔形,叶缘浅波状,两面无毛,下面脉上有时被柔毛,侧脉7~12对。顶生花序;萼片5,卵形;花瓣5;雄蕊10,花丝中部以下宽,曲膝状,腹面及药隔顶端均具油腺点;花柱与子房近等长。果橙黄色,椭圆形。

【药用信息】树皮入药,温肾益阳、散寒止痛、活血化瘀。

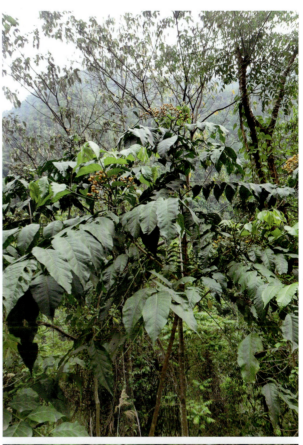

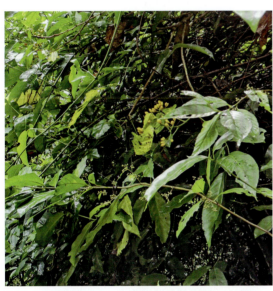

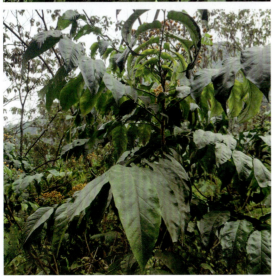

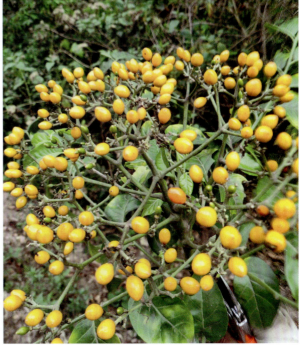

牛筋果 *Harrisonia perforata*
芸香科 牛筋果属

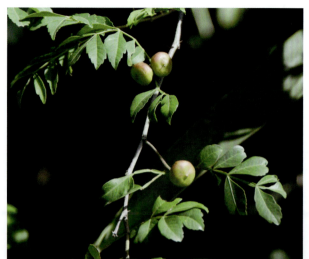

【特征】近直立或稍攀缘的灌木,枝条上叶柄的基部有一对锐利的钩刺。复叶有小叶 5～13,叶轴在小叶间有狭翅;小叶纸质,菱状卵形,先端钝急尖,基部渐狭而成短柄,叶面沿中脉被短柔毛,背面无毛或中脉上有少许短柔毛,边缘有钝齿,有时全缘。花数至10余朵组成顶生总状花序,被毛;萼片卵状三角形,被短柔毛,花瓣白色,披针形;雄蕊稍长于花瓣,花丝基部的鳞片被白色柔毛;花盘杯状;子房 4～5 室,4～5 浅裂。果肉质,球形或不规则球形,无毛,成熟时淡紫红色。

【药用信息】根入药,清热解毒,可防治疟疾。

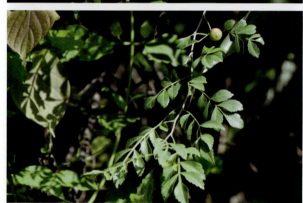
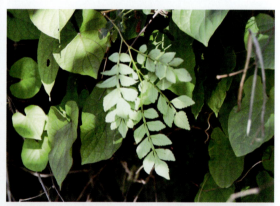
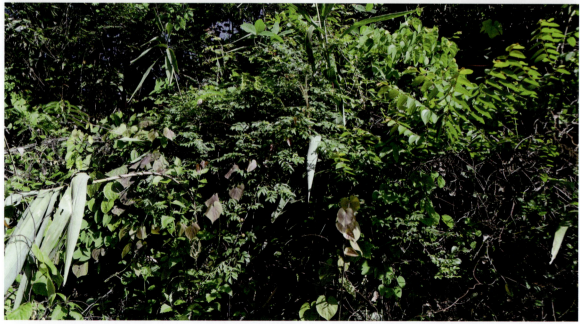

蜜茱萸

Melicope patulinervia

芸香科 蜜茱萸属

【特征】小乔木或灌木。单小叶或三出叶，对生，纸质，长圆形，先端钝尖，基部楔形或近圆，全缘或近全缘，侧脉10～15对，油腺点细小。聚伞花序长约3cm，花簇生于叶腋间或枝节间；花瓣长卵形，稍肉质；雄蕊8，稍不等长，短于花瓣；花柱极短。果瓣1～2，稀4，果瓣裂至基部，果皮具网纹，果瓣宿存。种子椭圆形，蓝黑色，有光泽。

【药用信息】根及叶入药，可清热解毒、消肿止痛。

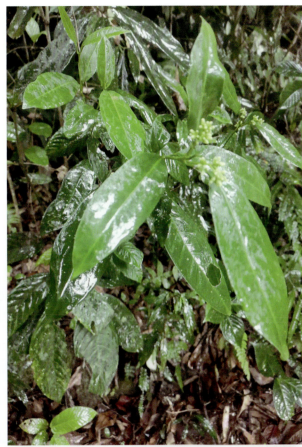

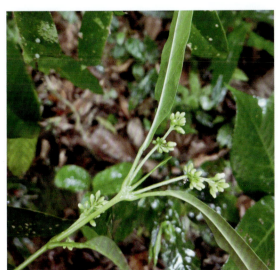

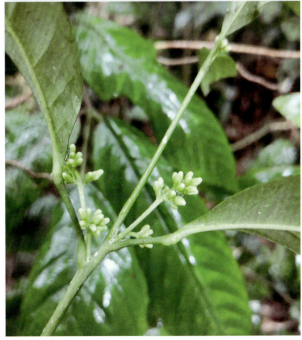

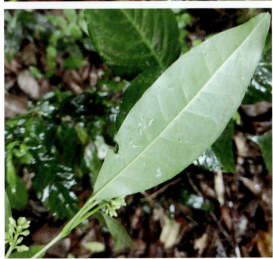

三桠苦

Melicope pteleifolia

芸香科 蜜茱萸属

【特征】乔木，枝叶光滑。三出复叶，偶 2 小叶或单小叶。小叶纸质，长椭圆形或倒卵状椭圆形，先端纯尖，基部楔形，全缘，油点多；小叶柄甚短。伞房状圆锥花序腋生，稀兼有顶生，多花；萼片及花瓣均 4；花瓣淡黄或白色，具透明油腺点；雄花退化，雌蕊垫状，密被白毛；雌花的不育雄蕊有花药、无花粉；花柱与子房等长。果瓣淡黄或褐色，散生透明油腺点，每果瓣 1 种子。

【药用信息】根及叶入药，清热解毒，消肿止痛。

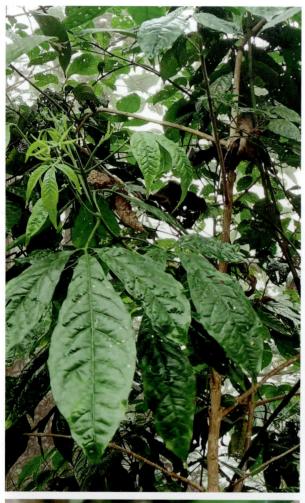
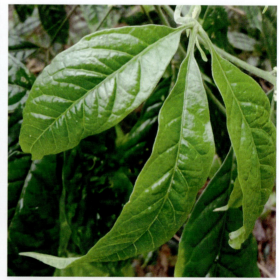
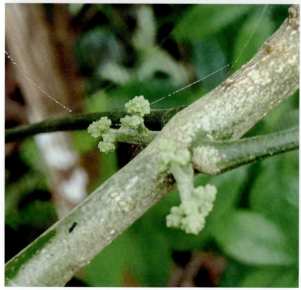
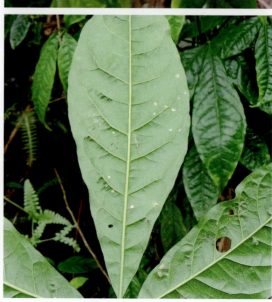

三叶蜜茱萸

Melicope triphylla

芸香科 蜜茱萸属

【特征】灌木,小枝及叶柄浑圆。三出复叶,小叶纸质,全缘或边缘浅波浪状,长圆形或披针形,顶部短渐尖,基部宽楔形,散生半透明油点,干后油点变棕至暗褐色,中脉在叶面凹陷,侧脉每边 16 ~ 24 条。聚伞圆锥花序腋生,花序轴无毛;雄蕊 8 枚,长短相间,子房无毛,柱头头状。

【药用信息】根叶果入药,作清热解毒剂。同蜜茱萸属植物。

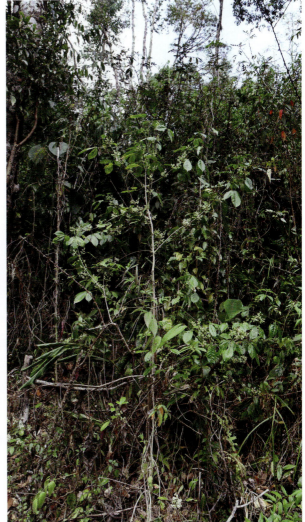

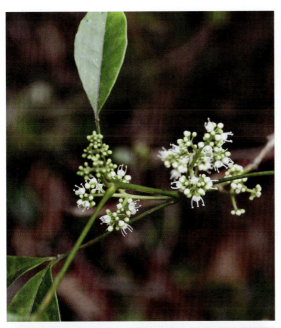

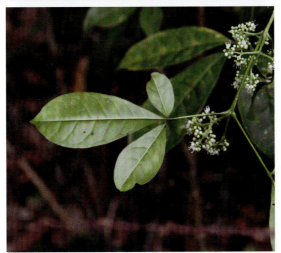

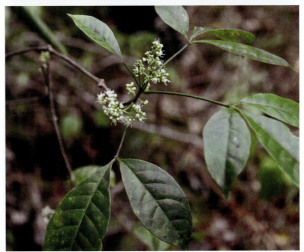

单叶蜜茱萸

Melicope viticina

芸香科 蜜茱萸属

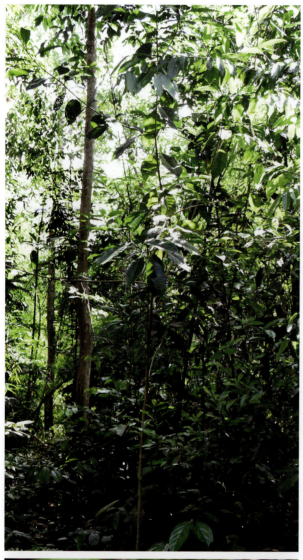

【特征】灌木或乔木，雌雄异株或有时同株。单叶或三出复叶，背面疏生微柔毛或无毛；小叶叶片椭圆形或椭圆倒卵形，很少倒卵形或倒披针形，顶生小叶，中脉上无毛或疏生柔毛。花序腋生。萼片基部合生，无毛或外面疏生微柔毛，果期宿存。花瓣宿存或很少。雄蕊4，子房无毛或很少疏生短柔毛。蓇葖果近球形到椭球状，无毛。种子卵球形到椭圆形。

【药用信息】同蜜茱萸属植物。

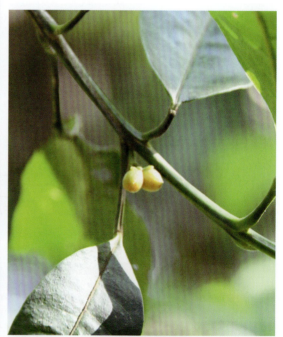

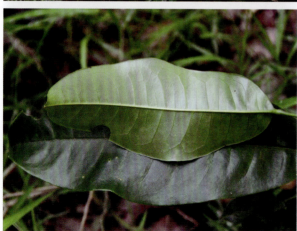

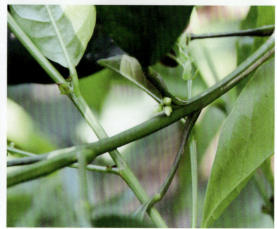

小芸木

Micromelum integerrimum Roem

芸香科 小芸木属

【特征】小乔木,树皮灰色,平滑。复叶具 7~15 小叶,斜卵状椭圆形、斜披针形或斜卵形,边缘浅波状,基部圆或楔形,上面常无毛,下面初被疏柔毛,后脱落。花萼浅杯状;花瓣淡黄白色,背面被毛,盛开时反折;雄蕊 10,长短相间,长的与花瓣近等长;花盘凸起,花柱与子房近等长或稍长,子房柄果时伸长。浆果椭圆形或倒卵形,熟时橙黄或朱红色。种子 1~2。

【药用信息】全株入药,行气祛痰、祛风除湿、散瘀消肿。

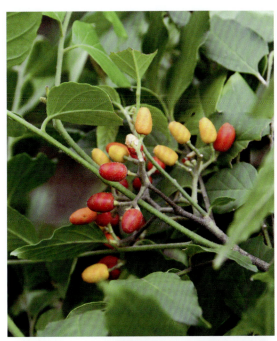

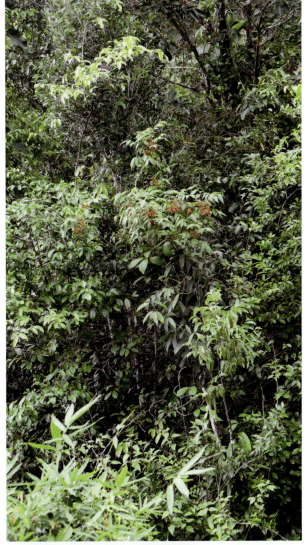

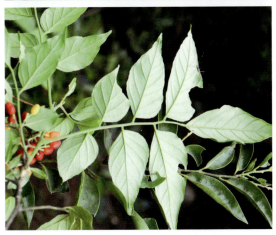

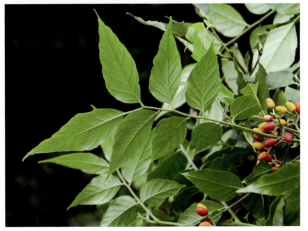

豆叶九里香

Murraya euchrestifolia

芸香科 九里香属

【特征】小乔木。奇数羽状复叶,小叶5～9,近革质,宽卵形或卵状披针形,长5～8cm,先端短尖或渐尖,全缘,侧脉及支脉明显。伞房状聚伞花序;花梗短;萼裂片4～5,淡黄绿色,卵形;花瓣4～5,倒卵状椭圆形,散生油腺点;雄蕊8,稀10,花丝向下渐宽。果球形,鲜红至暗红色。种子1～2,无毛。

【药用信息】从该植物中分离出多个香豆素和咔唑生物碱。

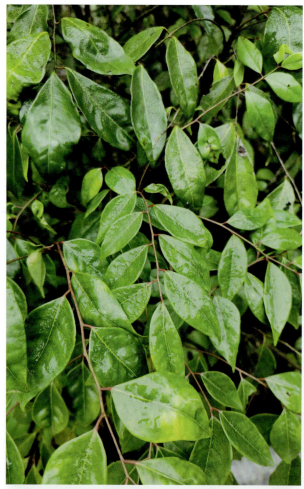
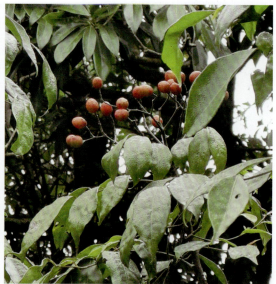
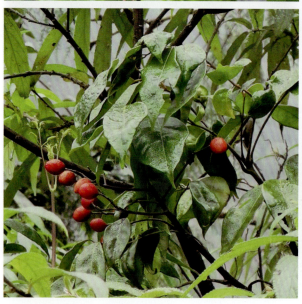
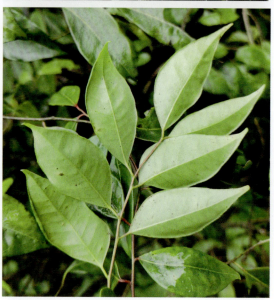

九里香

Murraya exotica

芸香科 九里香属

【特征】小乔木,枝白灰或淡黄灰色,但当年生枝绿色。复叶,有小叶3~7片,小叶倒卵形或倒卵状椭圆形,两侧常不对称,顶端圆或钝,有时微凹,基部短尖,一侧略偏斜,边全缘,平展;小叶柄甚短。花序通常顶生,或兼腋生,花多朵聚成伞状,为短缩的圆锥状聚伞花序;花白色,芳香;萼片卵形;花瓣5片,长椭圆形,盛花时反折;雄蕊10枚,长短不等,比花瓣略短,花丝白色,花药背部有细油点2颗;花柱稍较子房纤细,与子房之间无明显界限,均为淡绿色,柱头黄色,粗大。果橙黄至朱红色,阔卵形或椭圆形,顶部短尖,略歪斜,有时圆球形,果肉有粘胶质液。种子有短的棉质毛。

【药用信息】枝叶入药,行气活血,散瘀止痛,解毒消肿。

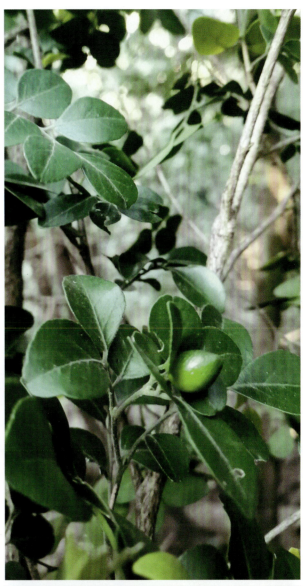

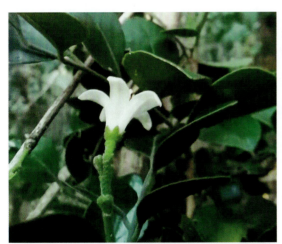

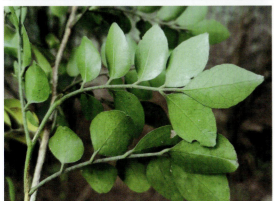

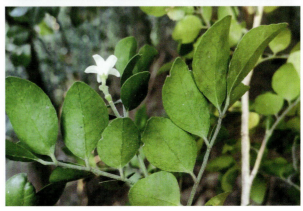

调料九里香

Murraya koenigii

芸香科 九里香属

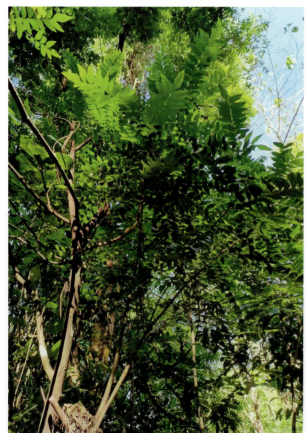

【特征】小乔木或灌木状。奇数羽状复叶,小叶17~31,斜卵形、斜卵状披针形或宽卵形,先端短尖或渐尖,基部楔形或圆,叶轴及小叶两面中脉均被柔毛,稀中脉下部疏被毛,全缘或具细钝齿。伞房状聚伞花序顶生及腋生,多花,花序轴及花梗被柔毛;萼裂片5,卵形,长不及1mm;花瓣5,倒披针形或长圆形,白色,具油腺点;雄蕊10。果长椭圆形,稀球形,蓝黑色。种子无毛。

【药用信息】叶和根、树皮入药,降温、降毒、驱虫和止痛。

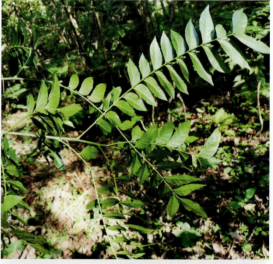

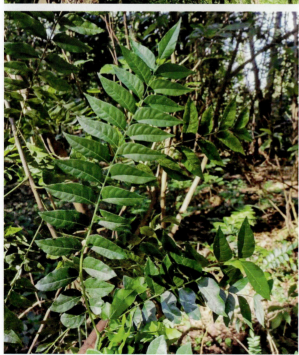

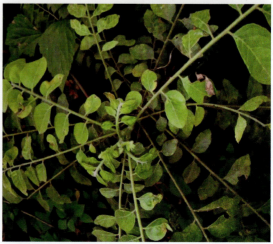

Tetradium ruticarpum

芸香科 吴茱萸属

吴茱萸

【特征】小乔木。当年枝暗紫红色,无毛或几无毛。复叶,小叶干后暗红褐色,常略显皱折;叶有小叶5～9片,小叶纸质,全缘,卵状椭圆形或披针形,位于叶轴下部的通常卵形,位于叶轴较上部的两侧略不对称;嫩叶叶面略被疏毛,沿中脉被甚短细毛,叶背灰绿色,沿中脉被疏柔毛或无毛,侧脉每边6～12条,干后在叶面微凸起,散生油点。花序顶生,花较密集,5基数,腹面常被短柔毛;雄花的雄蕊5枚,比花瓣稍长,花丝中部以下被长柔毛,退化雌蕊圆锥状,顶部4浅裂。果密集成簇,鲜红或紫红色,内果皮比外果皮稍厚,棕色,每分果瓣有1种子。种子蓝黑色,有光泽。

【药用信息】嫩果入药,散寒止痛、降逆止呕。

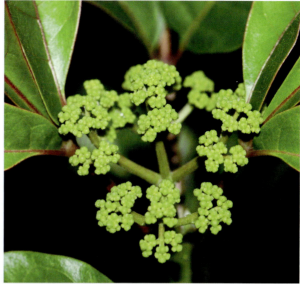

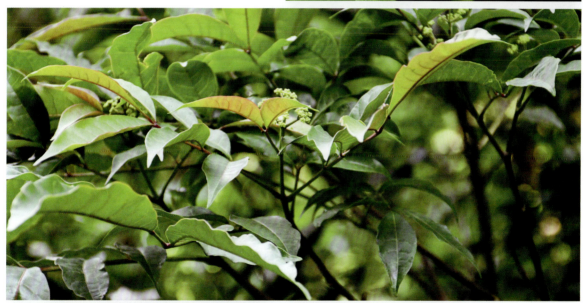

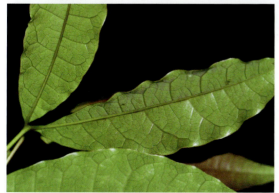

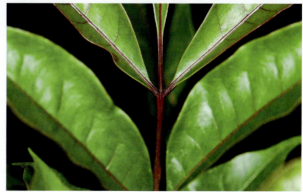

牛斜吴萸

Tetradium trichotomum

芸香科 吴茱萸属

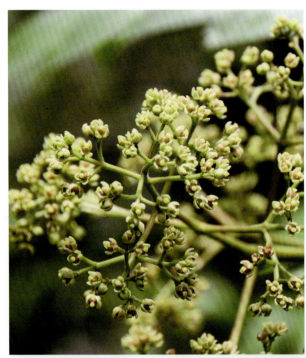

【特征】灌木,嫩枝常暗紫红色,密被淡黄色及紫褐色柔毛。复叶有小叶 5 ~ 13 片,小叶薄纸质,长椭圆状披针形,生于叶轴基部的多为卵形,顶部短尖,稀短渐尖,通常钝头,基部楔尖,中脉稍凸起,全缘,叶轴、小叶柄及叶面均被疏柔毛,叶背脉上的毛较长且密,散生透明油点,对光透视时清晰可见。花序顶生,近于平顶的伞房状聚伞花序,花甚多;萼片 4 片,通常合生成浅杯状,裂片阔三角形,端尖,被毛;花瓣 4 片,淡黄白色;雄花的退化雌蕊顶部线状 4 深裂,裂瓣被白色长柔毛,花药长椭圆形,花丝伸出花瓣外,被稀疏长白毛;雌花的退化雄蕊鳞片状。果梗密被柔毛;果淡紫红色,径 5 ~ 6mm,每分果瓣有 1 种子。种子近圆形,种脐的一面稍平坦且略具纵凸肋,褐黑色。

【药用信息】根及果入药,散寒止痛,降逆止呕,助阳止泻。

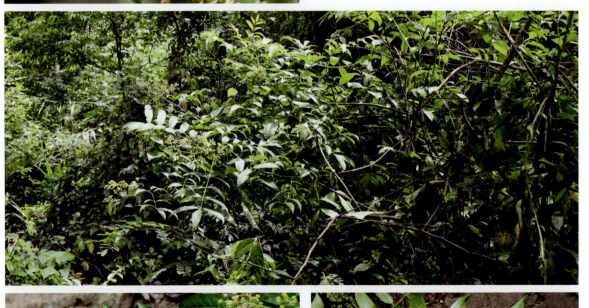

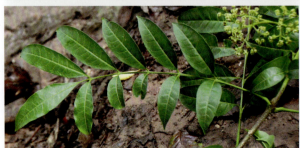

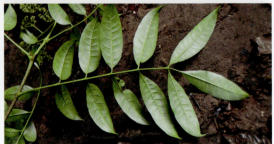

飞龙掌血

Toddalia asiatica

芸香科 飞龙掌血属

【特征】木质藤本。老茎具木栓层,茎枝及叶轴具钩刺;幼枝近顶部被锈褐色细毛或密被灰白色毛。三出复叶,互生,密生透明油腺点,小叶无柄,卵形、倒卵形、椭圆形或倒卵状椭圆形,先端骤尖或短尖,基部宽楔形,中部以上具钝圆齿,侧脉多而纤细。雄花序为伞房状圆锥花序,雌花序为聚伞圆锥花序;花单性;萼片及花瓣均4～5,萼片基部合生;花瓣镊合状排列;雄花具4～5雄蕊;雌蕊具4～5心皮,子房4～5室,每室2胚珠,花柱短,柱头头状。核果橙红或朱红色,近球形,含胶液,具4～8分核。种子肾形,种皮褐黑色,脆骨质,胚乳肉质,胚弯曲。

【药用信息】全株入药,治感冒风寒、胃痛、肋间神经痛、咯血等。

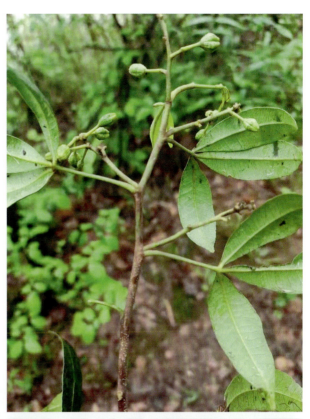

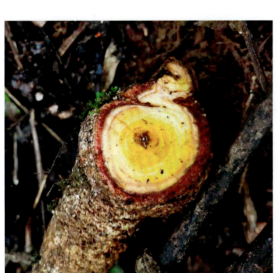

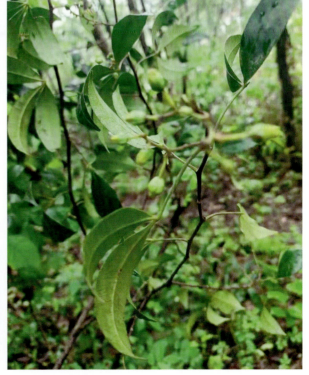

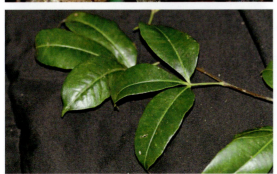

柠檬清风藤

Sabia limoniacea

清风藤科 清风藤属

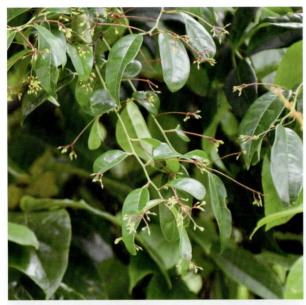

【特征】常绿攀缘木质藤本。嫩枝绿色,老枝褐色,具白蜡层。单叶革质,椭圆形、长圆状椭圆形或卵状椭圆形,先端短渐尖或急尖,基部阔楔形或圆形,两面均无毛;侧脉每边6~7条,网脉稀疏,在叶面不明显,在叶背明显凸起。聚伞花序有花2~4朵,再排成狭长的圆锥花序;花淡绿色、黄绿色或淡红色;萼片5,卵形或长圆状卵形,先端尖或钝,背面无毛,有缘毛;花瓣5片,倒卵形或椭圆状卵形,顶端圆,有5~7条脉纹;雄蕊5枚,花丝扁平,花药内向开裂;花盘杯状,有5浅裂;子房无毛。分果爿近圆形或近肾形,红色;核中肋不明显,两边各有4~5行蜂窝状凹穴,两侧面平凹,腹部稍尖。

【药用信息】茎叶入药,治风湿痹病、产后瘀血。

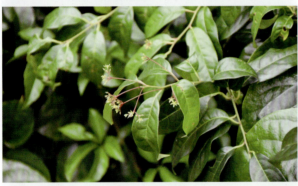

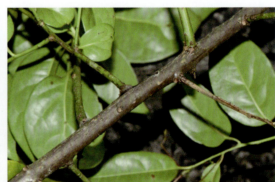

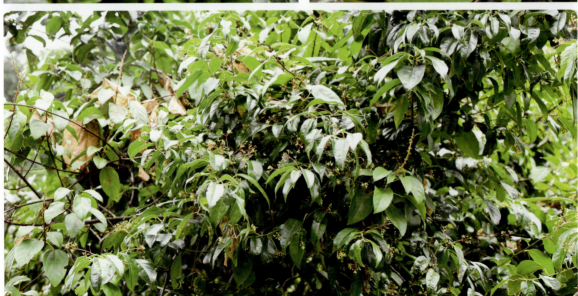

Itoa orientalis

杨柳科 栀子皮属

栀子皮

【特征】落叶乔木。树皮灰色或浅灰色,光滑;幼枝淡灰色,皮孔明显,当年生枝有疏毛,老枝无毛。叶大型,薄革质,椭圆形或卵状长圆形或长圆状倒卵形,先端锐尖或渐尖,基部钝或近圆形,边缘有钝齿,上面深绿色,脉上有疏毛,下面淡绿色,密生短柔毛,中脉在上面稍凹,在下面突起,羽脉 10～26 对;叶柄上面扁平,下面圆形,有柔毛。花单性,雌雄异株,稀杂性;花瓣缺;萼片 4 片,三角状卵形,外面有毡状毛;雄花比雌花小,圆锥花序,顶生,有柔毛;子房上位,圆球形,花柱短,6～8 裂,稀 4 裂,有短毛。蒴果大,椭圆形,密被橙黄色茸毛,后变无毛。种子多数,周围有膜质翅。

【药用信息】根入药,祛湿化瘀。

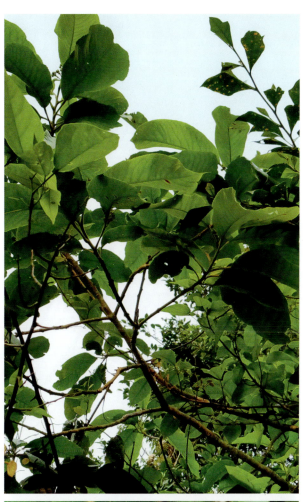

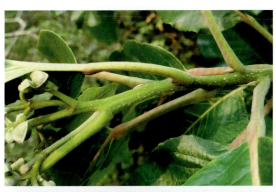

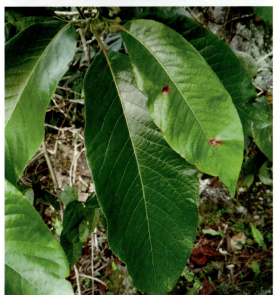

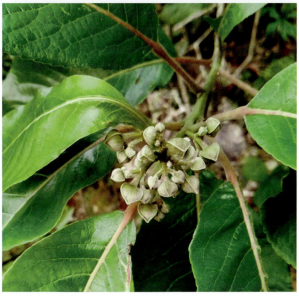

硬核 *Scleropyrum wallichianum*
檀香科 硬核属

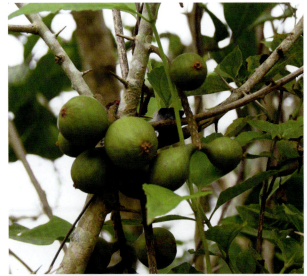

【特征】常绿乔木，枝圆柱状，光滑，有时具细裂，具枝刺。叶长圆形或椭圆形，嫩时亮红色，干后稍起敏，先端圆钝或急尖，基部近圆，中脉在上面凹陷，在下面隆起，侧脉3～4对，下面两对特别长，三级脉彼此相连呈网状；叶柄基部有明显或肿大的节。花成对着生或少数簇生，被黄色茸毛；苞片窄披针形，外被长柔毛，早落；花淡黄或红黄色，花被裂片5，卵圆形，先端近锐尖，外被短柔毛，近基部被毛较密；在雄蕊后面有一撮疏毛；雄蕊5，花丝短；花盘中部凹陷；柱头3～4浅裂，中部凹入。核果无毛，成熟时橙黄或橙红色，有光泽，顶端的宿存花被呈乳突状。

【药用信息】叶入药，治疗胃痛、腹痛、红眼病。

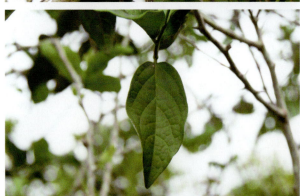
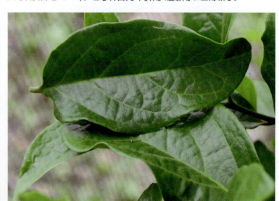
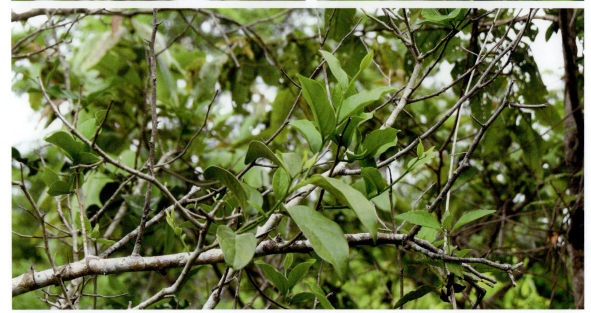

倒地铃

Cardiospermum halicacabum

无患子科 倒地铃属

【特征】草质攀缘藤本,茎枝绿色,有5或6棱,棱上被皱曲柔毛。二回三出复叶;小叶近无柄,薄纸质,顶生的斜披针形或近菱形,先端渐尖,侧生的稍小,卵形或长椭圆形,疏生锯齿或羽状分裂,下面中脉和侧脉被疏柔毛。圆锥花序少花,总花梗卷须螺旋状;萼片4,被缘毛,外面2片圆卵形,内面2片长椭圆形;花瓣乳白色,倒卵形。蒴果梨形、陀螺状倒三角形或有时近长球形,褐色,被柔毛。种子黑色,有光泽,种脐心形,鲜时绿色,干时白色。

【药用信息】全株入药,清热利水、凉血解毒、消肿。

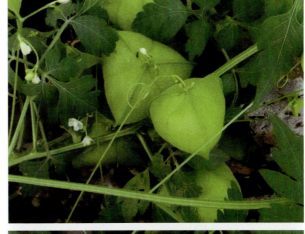
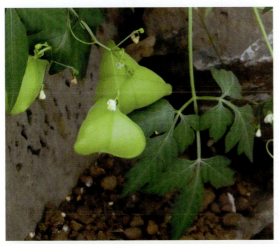
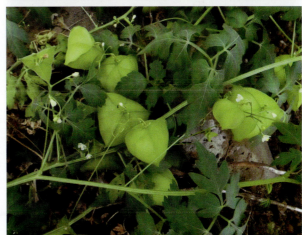
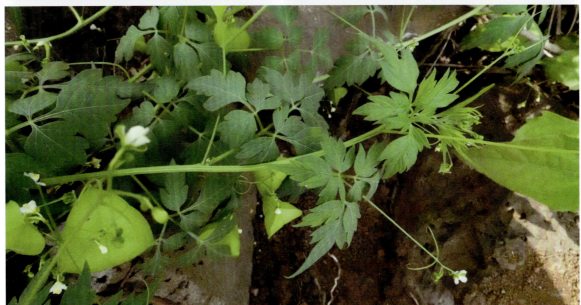

赤才

Lepisanthes rubiginosa

无患子科 鳞花木属

【特征】常绿灌木或小乔木。小叶2～8对，革质，近基1对卵形，向上渐大，椭圆状卵形或长椭圆形，先端钝或圆，稀短尖，全缘，上面中脉和侧脉有毛，下面密被茸毛，侧脉约10对；小叶柄粗。复总状花序，一回分枝，分枝上部密花，下部疏花；苞片钻形；花芳香；萼片近圆形；花瓣倒卵形；花丝被长柔毛。发育果爿红色。

【药用信息】根入药，作强壮剂。

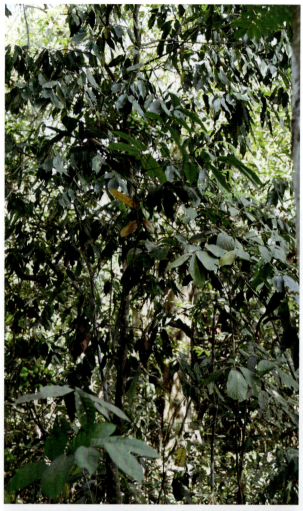
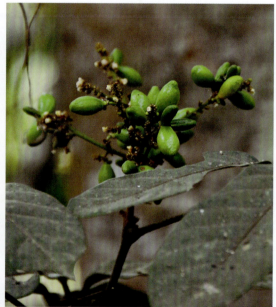
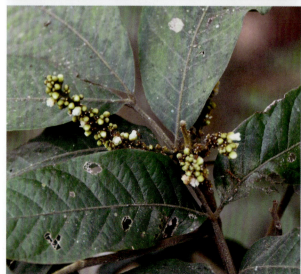
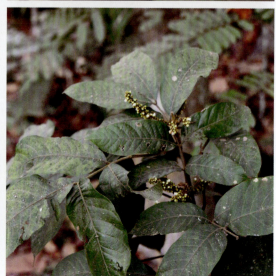

蛋黄果

Pouteria campechiana

山榄科 桃榄属

【特征】小乔木。嫩枝被褐色短茸毛。叶坚纸质,窄椭圆形,先端渐尖,基部楔形,两面无毛,中脉在上面微凸,下面凸起,侧脉 13～16 对,斜上升至叶缘弧曲上升。花 1～2 朵生于叶腋,花梗圆柱形,被褐色细茸毛;花萼裂片通常 5,稀 6～7,卵形或宽卵形,外面被黄白色细茸毛,内面无毛;花冠较萼长,外面被黄白色细茸毛,内面无毛,冠筒圆筒形,花冠裂片 4～6,窄卵形;能育雄蕊通常 5,花丝钻形,被白色极细茸毛;子房圆形,被黄褐色茸毛,5 室,花柱无毛,柱头头状。果倒卵圆形,绿色转蛋黄色,无毛,外果皮极薄,中果皮肉质,肥厚,蛋黄色。种子 2～4,椭圆形,压扁,黄褐色,具光泽,疤痕侧生,长圆形,几与种子等长。

【药用信息】内含人体所需 17 种氨基酸,化痰,提神醒脑,降压降脂。

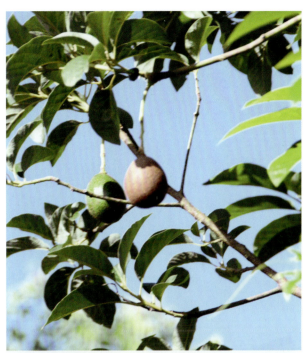

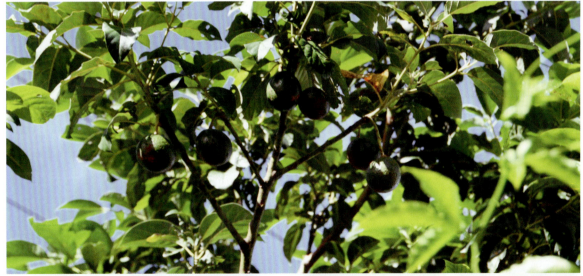

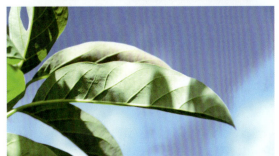

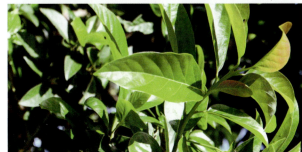

三白草

Saururus chinensis

三白草科 三白草属

【特征】湿生草本。根茎白色,粗壮。托叶鞘与叶柄近等长,稍抱茎;叶纸质,密被腺点,宽卵形或卵状披针形,先端短尖或渐尖,基部心形或斜心形,两面无毛,上部叶较小,茎顶端2~3叶花期常白色,呈花瓣状;基脉5~7,网脉明显;叶柄无毛。总状花序腋生或顶生,花序白色,花序梗无毛,花序轴密被柔毛;苞片近匙形,下部线形,被柔毛,贴生于花梗,上部圆,无毛或疏被缘毛。果近球形,多疣。

【药用信息】全株入药,内服治尿路感染、尿路结石、脚气水肿及营养性水肿;外敷治痈疮疖肿、皮肤湿疹等。

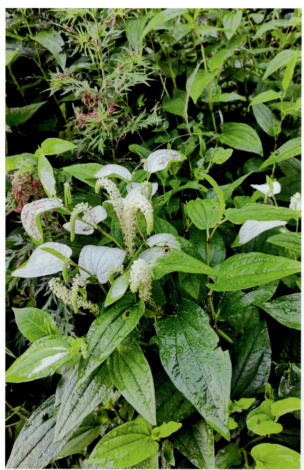

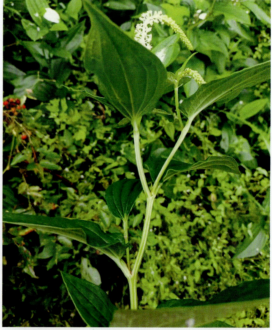

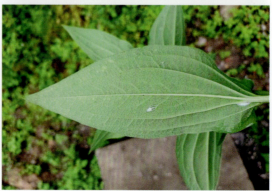

短柱八角

Illicium brevistylum

五味子科 八角属

【特征】灌木或乔木。顶芽卵圆形、侧芽侧扁,芽鳞厚,有细缘毛;树皮有香气。叶3~5片簇生或互生,薄革质,狭长圆状椭圆形或倒披针形,先端急尖或短尾状渐尖,基部渐狭,下延成狭翅;中脉在叶上面凹陷,在下面凸起,侧脉在两面均不明显。花腋生或近顶生;花被片9~11片,淡红色,外面的纸质,内面的肉质,最大的花被片近圆形,雄蕊1或2轮,14~20枚,药隔截形,药室突起;心皮12~13枚,花柱圆锥状钻形。蓇葖果有蓇葖11~13枚。

【药用信息】树皮入药,治风湿骨痛,跌打损伤。

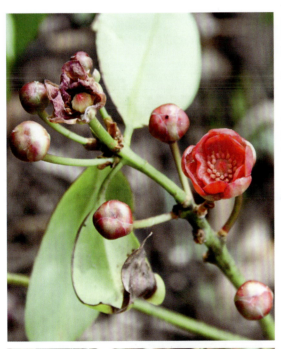

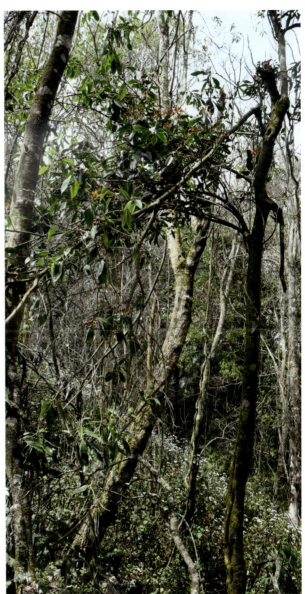

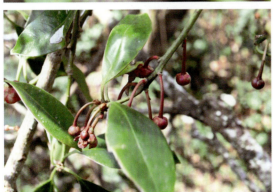

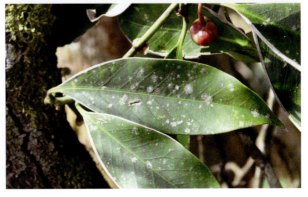

滇五味子

Schisandra henryi subsp. *yunnanensis*

五味子科 五味子属

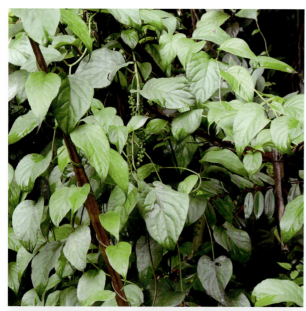

【特征】落叶木质藤本。小枝的棱翅狭而粗厚。叶宽卵形、长圆状卵形,或近圆形,先端短渐尖或短急尖,基部阔楔形或近圆形,上部边缘具胼胝齿尖的浅锯齿或全缘,叶背无白粉,两面近同色。雄花花被片黄色,8～10片,近圆形,雄蕊群倒卵圆形;花托圆柱形,顶端具近圆形的盾状附属物;雄蕊30～40枚,花药内侧向开裂,药隔倒卵形或椭圆形,具凹入的腺点,最外面的雄蕊几无花丝;雌花花被片与雄花的相似;雌蕊群长圆状卵圆形,具雌蕊约50枚,子房狭椭圆形。小浆果红色,球形。种子褐黄色,扁球形,或扁长圆形,种皮明显皱纹近似瘤状凸起。

【药用信息】果含有五味子素及维生素C、树脂、鞣质及少量糖类,有敛肺止咳、滋补涩精、止泻止汗之效。

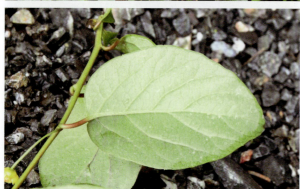
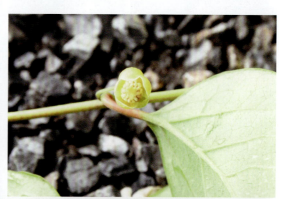
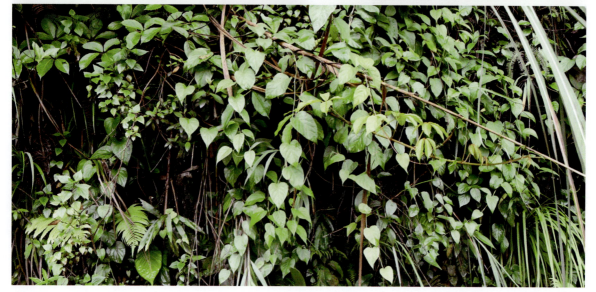

Buddleja asiatica

玄参科 醉鱼草属

白背枫

【特征】小乔木或灌木状。叶对生,膜质或纸质,披针形或长披针形,先端渐尖或长渐尖,基部楔形下延,全缘或具细齿,侧脉每边 10～14 条。多个聚伞花序组成总状花序,或 3 至数个聚生枝顶及上部叶腋组成圆锥状花序;花小,白色;小苞片短于花萼;花冠筒圆筒状,直伸;雄蕊着生花冠筒喉部,花粉粒具 2 沟孔;子房无毛,柱头头状。蒴果椭圆形。种子灰褐色,椭圆形,种子两端具短翅。

【药用信息】根叶入药,驱风化湿、行气活络。

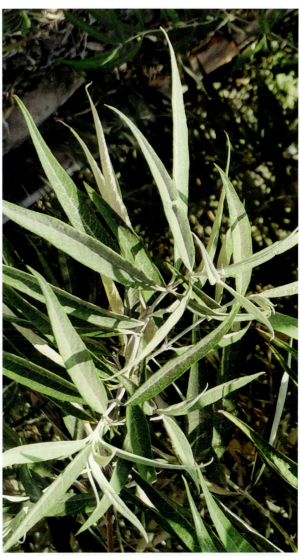

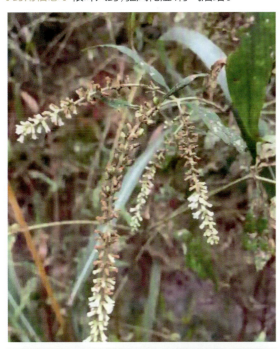

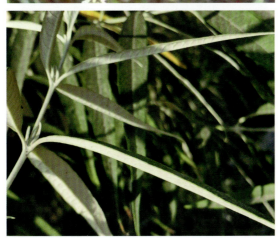

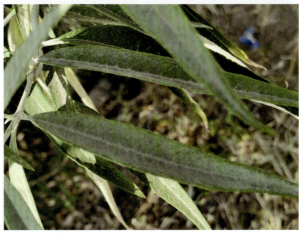

柔毛鸦胆子 *Brucea mollis*
苦木科 鸦胆子属

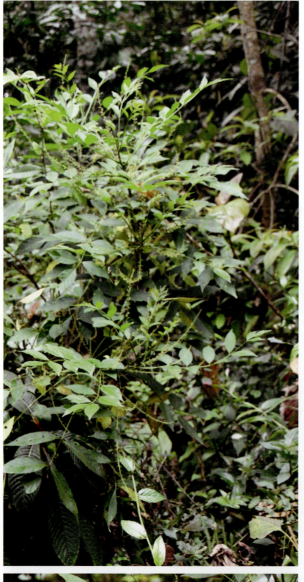

【特征】灌木或小乔木，嫩枝黄绿色，被微柔毛，枝红紫色，密布白色皮孔。复叶轴及叶柄密被黄色柔毛；小叶5～15对，椭圆状披针形、卵状披针形或宽披针形，先端长渐尖或渐尖，基部宽楔形或略圆，全缘，幼时密被黄色长柔毛，老时被微柔毛或无毛，侧脉8～10对。花组成柔弱而细长的圆锥花序，花序轴密被黄色柔毛，后疏被柔毛或无毛；花萼外面被短柔毛；花瓣匙形，被短柔毛，比雄蕊长；雄花花盘扁球形，雌花花盘浅盘形；子房密被柔毛。核果卵圆形，无毛，干后红褐色，有浅网纹。

【药用信息】果实入药，治痢疾、痔疮出血。

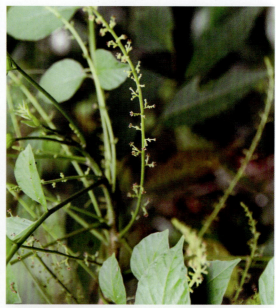

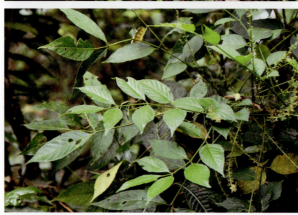

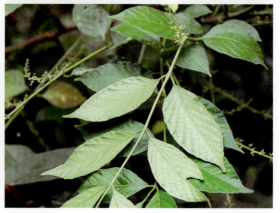

马来参

Eurycoma longifolia

苦木科 马来参属

【特征】常绿灌木或小乔木。根淡黄色,不分叉,树皮暗灰色或褐色,茎顶部有明显叶脱的痕迹。树枝几乎没有分叉,树叶长在顶部呈伞状。叶互生,奇数羽状复叶。圆锥花序顶生或腋生,花色淡紫色,花序轴下垂有毛;雌雄异株。核果椭圆形,成熟时由黄变红褐色。

【药用信息】全株入药,治糖尿病、高血压、痛风、前列腺肿胀及性功能障碍。宽缨酮是马来参的提取物,具有强肾、治疗痛风、抗癌、促进生长等功能。

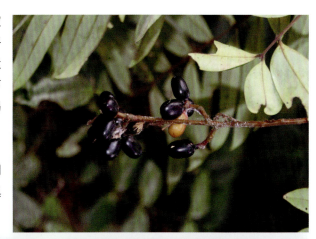

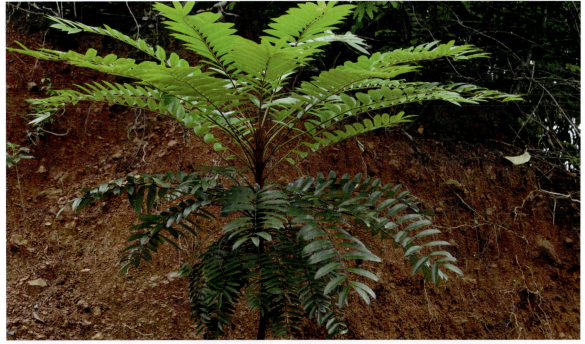

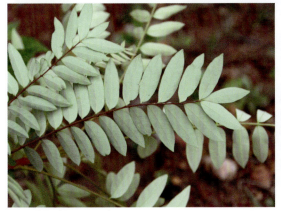

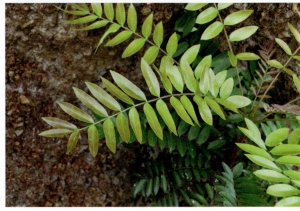

木本曼陀罗

Brugmansia arborea

茄科 木曼陀罗属

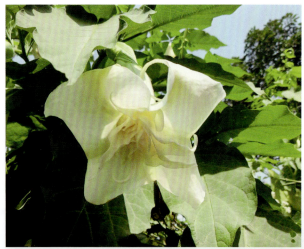

【特征】常绿灌木或小乔木,茎粗壮,上部分枝,全株近无毛。单叶互生,叶片卵状披针形、卵形或椭圆形,顶端渐尖或急尖,基部楔形,不对称,全缘、微波状或有不规则的缺齿,两面有柔毛。花单生于叶腋,俯垂,芳香;花冠白色,脉纹绿色,长漏斗状,筒中部以下较细而向上渐扩大成喇叭状。浆果状蒴果,无刺。

【药用信息】叶、花和种子含有生物碱,有镇痉、镇痛、止咳及抑制分泌作用。

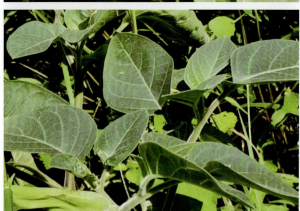
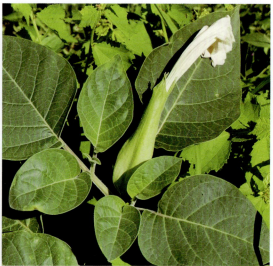
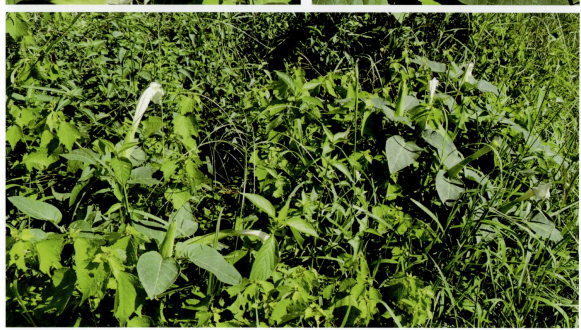

Brugmansia suaveolens Presl
茄科 木曼陀罗属

大花木曼陀罗

【特征】常绿灌木。通常多分枝。叶丛生枝端，卵形。花顶生，美丽而芳香，喇叭状，下垂或近水平；花冠白色，或黄色、粉红色。

【药用信息】同木曼陀罗属植物。

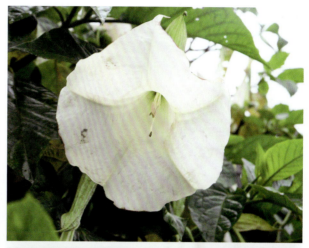

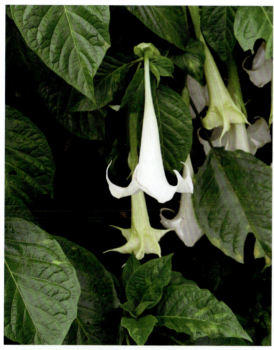

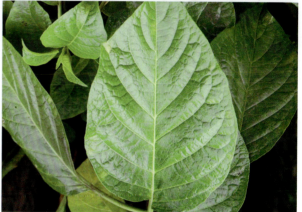

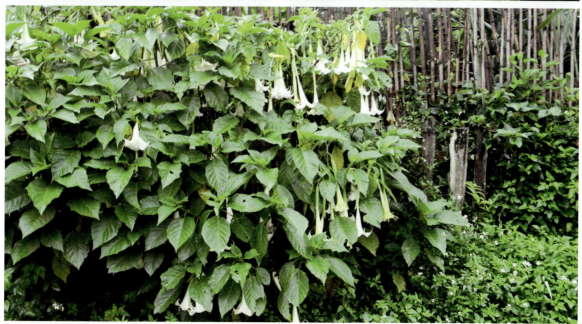

假酸浆

Nicandra physalodes

茄科 假酸浆属

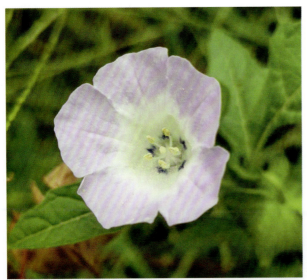

【特征】一年生直立草本。茎无毛。叶互生,卵形或椭圆形,先端尖或短渐尖,基部楔形,具粗齿或浅裂。花单生叶腋,俯垂;花萼钟状,5深裂近基部,裂片宽卵形,先端尖,基部心脏状箭形,具2尖耳片,果时增大成5棱状,宿存;花冠钟状,淡蓝色,冠檐5浅裂,裂片宽短;雄蕊5,内藏,花丝基部宽,花药椭圆形,药室平行,纵裂;子房3~5,胚珠多数,柱头近头状,3~5浅裂。浆果球形,黄或褐色,为宿萼包被。种子肾状盘形,具多数小凹穴;胚弯曲,近周边生,子叶半圆棒形。

【药用信息】全草入药,镇静、祛痰、清热解毒。

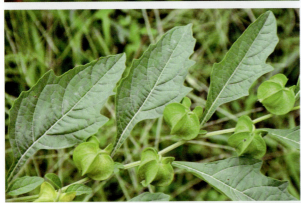
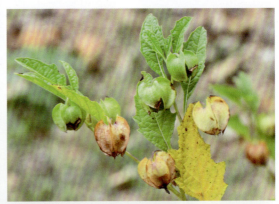
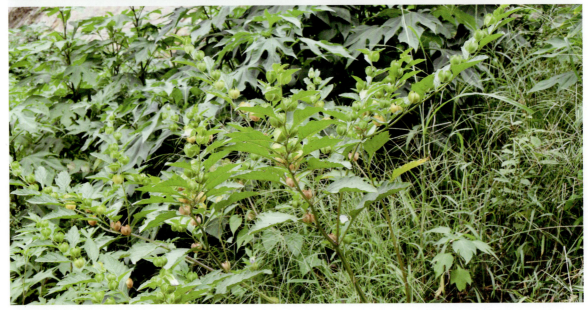

苦蘵

Physalis angulata

茄科 洋酸浆属

【特征】一年生草本。茎疏被短柔毛或近无毛。叶卵形或卵状椭圆形,长3~6cm,宽2~4cm,先端渐尖或尖,基部宽楔形或楔形,全缘或具不等大牙齿,两面近无毛。花梗纤细,被短柔毛;花萼被短柔毛,裂片披针形,具缘毛;花冠淡黄色,喉部具紫色斑纹;花药蓝紫或黄色。宿萼卵球状,薄纸质;浆果。种子盘状。

【药用信息】根入药,利水通淋,治水肿腹胀、黄疸、热淋。

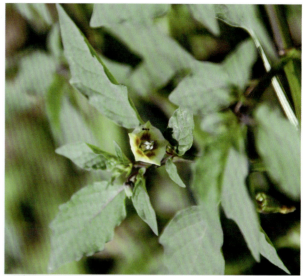

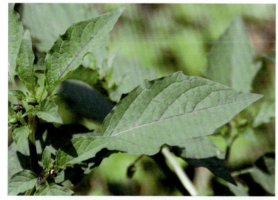

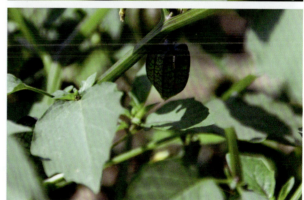

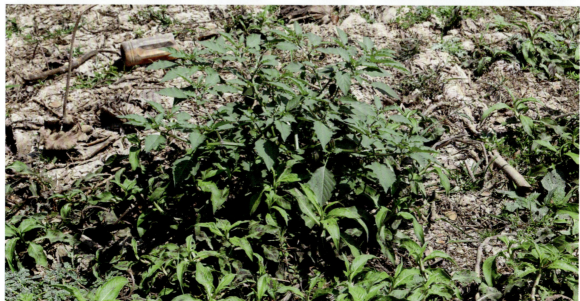

假烟叶树

Solanum erianthum

茄科 茄属

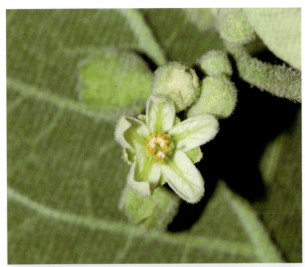

【特征】小乔木或灌木。小枝密被白色具柄头状簇茸毛。叶卵状长圆形,先端短渐尖,基部宽楔形或楔形,下面毛被较厚,全缘或稍波状,侧脉5～9对。圆锥花序近顶生;花白色;花萼钟形,5中裂,萼齿卵形,中脉明显;冠檐5深裂,裂片长圆形,中肋明显;花药顶孔稍向内。浆果球形,宿萼初被星状毛,后渐脱落,黄褐色。种子扁平。

【药用信息】根皮入药,消炎解毒、祛风散表。

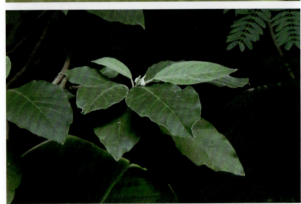
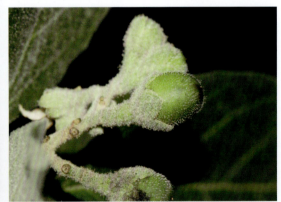
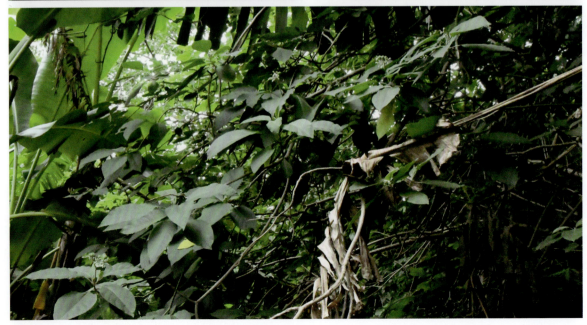

水茄

Solanum torvum

茄科 茄属

【特征】灌木。小枝疏具基部扁的皮刺,尖端稍弯。叶单生或双生,卵形或椭圆形,先端尖,基部心形或楔形,两侧不等,半裂或波状,裂片常 5~7,下面中脉少刺或无刺,侧脉 3~5 对,有刺或无刺;叶柄具 1~2 刺或无刺。伞房花序腋外生,2~3 歧,毛被厚,总花梗具 1 细直刺或无,花梗被腺毛及星状毛;花白色;萼杯状,外面被星状毛及腺毛,端 5 裂;花冠辐形,筒部隐于萼内,冠檐端 5 裂,裂片卵状披针形,先端渐尖,外面被星状毛;子房卵形,光滑,柱头截形。浆果球形,黄色,无毛。种子盘状。

【药用信息】果实可明目,叶可治疮毒。

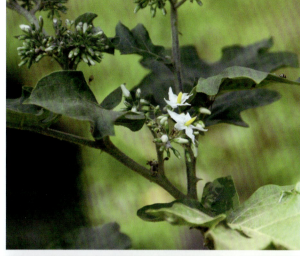
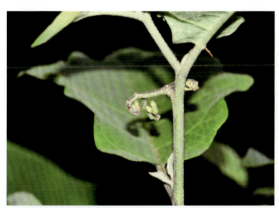
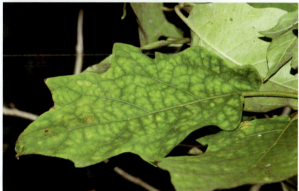
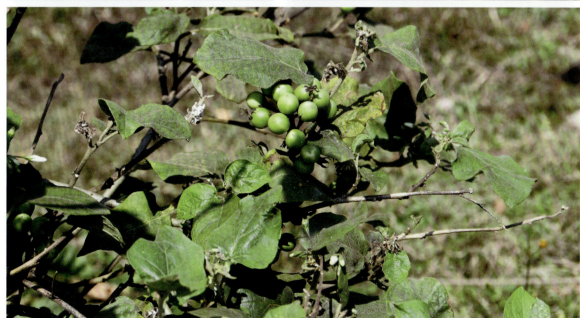

刺天茄

Solanum violaceum

茄科 茄属

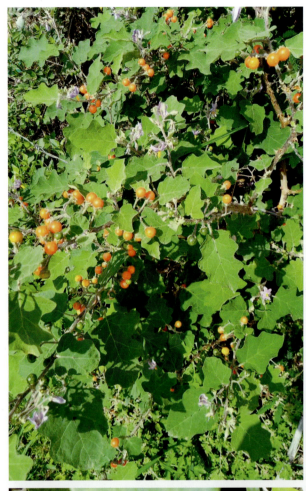

【特征】多枝灌木。小枝褐色，被淡黄色钩刺。叶卵形，先端钝，基部心形或平截，5~7深裂或波状浅圆裂，两面中脉及侧脉常具细刺，侧脉3~4对，具1~2刺或无。蝎尾状总状花序腋外生，分枝，花梗具细刺；花蓝紫，稀白色，花萼杯状，裂片卵形，被细刺，内面先端被星状毛；花冠辐状，蓝紫或白色，裂片卵形；柱头平截。浆果球形，橙红色，宿萼反卷。种子近盘状，淡黄色。

【药用信息】果入药，治咳嗽及伤风、难产及牙痛、发烧、寄生虫及疝痛；外擦可治皮肤病，叶汁和新鲜姜汁可以止吐，叶及果和籽磨碎可治癣疥。

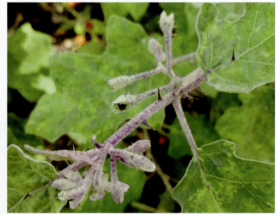

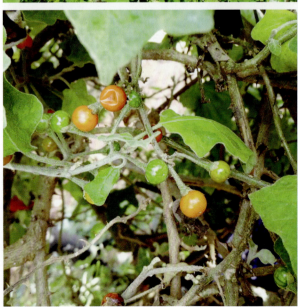

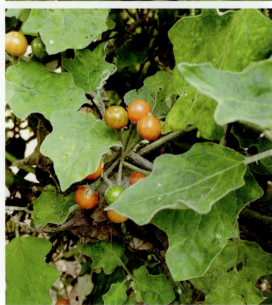

Stemona tuberosa

百部科 百部属

大百部

【特征】攀缘藤本,块根常纺锤形,茎少分枝,攀缘状。叶对生或轮生,稀兼有互生,卵状披针形或卵形,基部心形,边缘稍波状。花单生或2~3朵组成总状花序,生于叶腋,稀贴生叶柄;花被片黄绿色带紫色脉纹,先端渐尖,内轮比外轮稍宽;雄蕊紫红色,短于花被或近等长,花丝粗,花药顶端具短钻状附属物;子房卵形。蒴果光滑,具多数种子。

【药用信息】根入药,外用于杀虫、止痒、灭虱;内服润肺、止咳、祛痰。

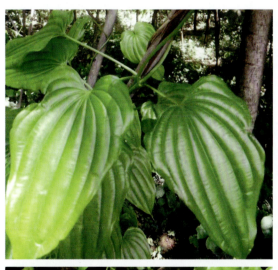
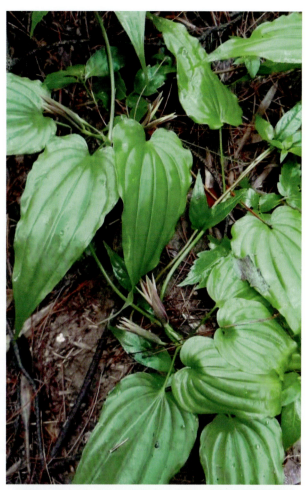
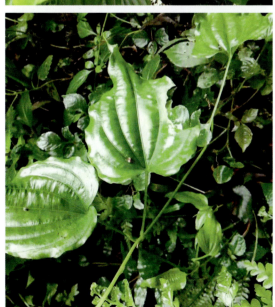
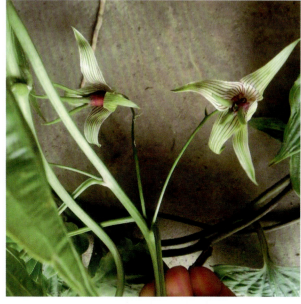

大花野茉莉

Styrax grandiflorus

安息香科 百部属

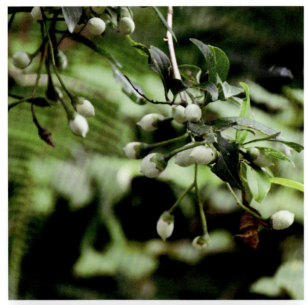

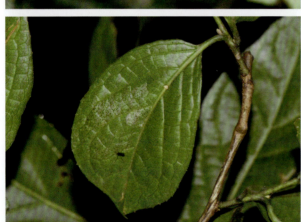

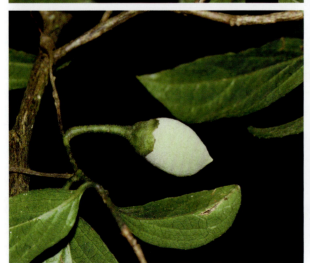

【特征】灌木或小乔木，树皮灰色；嫩枝近圆柱形，被黄褐色星状柔毛，老枝被毛渐脱落，紫褐色或暗褐色。叶椭圆形、长椭圆形或卵状长圆形，先端尖，基部楔形或宽楔形，近全缘或上部疏生锯齿，两面疏被星状柔毛，下面脉腋被白色长柔毛，老叶仅叶脉被毛。总状花序顶生，有花3～9朵，有时1～2花生于下部叶腋；花序梗和小苞片密被黄褐色星状柔毛；花白色；花梗密被灰黄色星状茸毛和黄褐色稀疏星状柔毛；小苞片线形；花萼膜质，杯状，顶端截形或具不明显5齿，密被灰黄色星状茸毛和黄褐色星状柔毛，近顶端被毛较稀疏；花冠裂片卵状长圆形或椭圆形，两面均密被星状细柔毛，花蕾时作覆瓦状排列；花丝扁平，下部联合成管。果实卵形，顶端具短尖头，密被灰黄色星状茸毛，干时具皱纹，3瓣开裂。种子1～2，卵形，褐色，有深皱纹。

【药用信息】花入药，可清火，主治喉痛、牙痛；虫瘿、叶、果入药，祛风除湿。

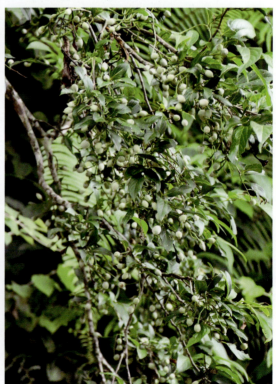

土人参

Talinum paniculatum

土人参科 土人参属

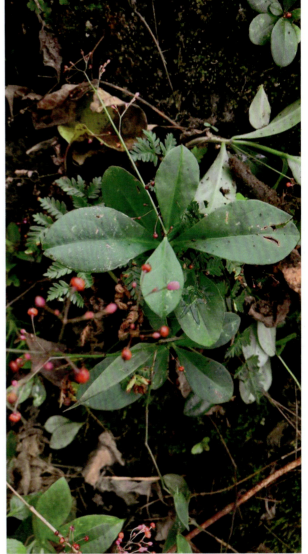

【特征】一年生或多年生草本。茎肉质,基部近木质。叶互生或近对生,倒卵形或倒卵状长椭圆形,先端尖,有时微凹具短尖头,基部窄楔形,全缘,稍肉质。圆锥花序顶生或腋生,常二叉状分枝,萼片卵形,紫红色,早落;花瓣粉红或淡紫红色,倒卵形或椭圆形;雄蕊15～20,较花瓣短。蒴果近球形,3瓣裂,坚纸质。种子多数,扁球形,黑褐或黑色,有光泽。

【药用信息】根为滋补强壮药,补中益气,润肺生津;叶消肿解毒,治疗疮疖肿。

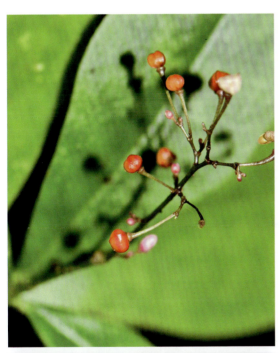

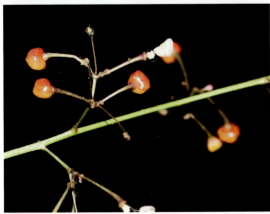

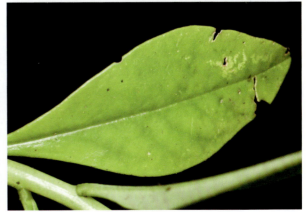

土沉香

Aquilaria sinensis

瑞香科 沉香属

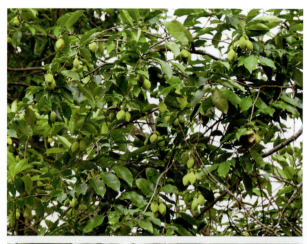

【特征】乔木。小枝具皱纹,幼时被疏柔毛。叶近革质,椭圆形、长圆形或倒卵形,先端骤尖,基部宽楔形,上面光亮,两面无毛,侧脉 15～20 对;叶柄被毛。花数朵组成伞形花序;花梗密被灰黄色柔毛;花萼钟状,裂片 5,卵形,花瓣状,淡黄绿色,芳香,两面均密被短柔毛;花瓣 10,鳞片状,生于萼筒喉部,密被毛;雄蕊 10;子房密被白色柔毛,花柱几不明显。蒴果卵状球形,绿色,密被黄色柔毛,2 瓣裂,每瓣具 1 种子。种子褐色,卵球形,疏被毛,基部附属体先端具短尖头。

【药用信息】树脂为治胃病特效药。

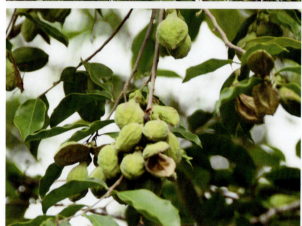
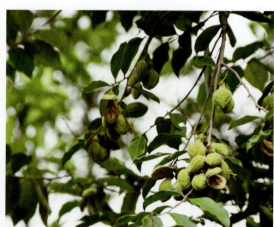
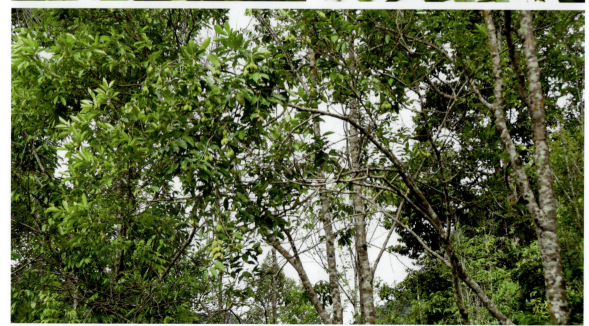

糯米团

Gonostegia hirta

荨麻科 糯米团属

【特征】多年生草本,茎蔓生、铺地或渐升,上部四棱形。叶对生,宽披针形或窄披针形、窄卵形、稀卵形或椭圆形,先端渐尖,基部浅心形或圆,上面疏被伏毛或近无毛,下面脉上疏被毛或近无毛,基脉3~5。花雌雄异株;聚伞花序腋生,雄花5基数,花被片倒披针形,雌花花被菱状窄卵形,顶端具2小齿,果期卵形,具10纵肋。瘦果卵球形,白或黑色,有光泽。

【药用信息】全草入药,治消化不良、食积胃痛等症,外用治血管神经性水肿、疔疮疖肿、乳腺炎、外伤出血等症。

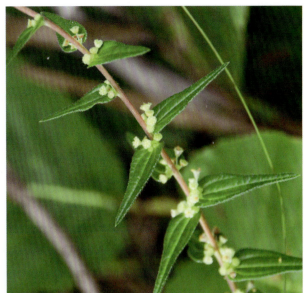
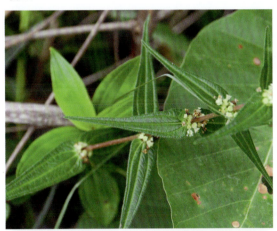
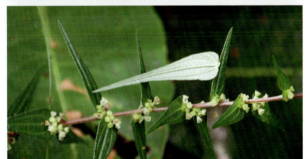
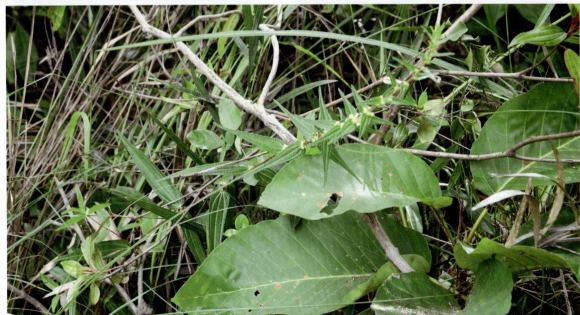

假连翘

Duranta erecta

马鞭草科 假连翘属

【特征】灌木,枝被皮刺。叶卵状椭圆形或卵状披针形,先端短尖或钝,基部楔形,全缘或中部以上具锯齿,被柔毛;叶柄被柔毛。总状圆锥花序;花萼管状,被毛,5裂,具5棱;花冠蓝紫色,稍不整齐,5裂,裂片平展,内外被微毛。核果球形,无毛,熟时红黄色,有增大宿存花萼包围。

【药用信息】全草入药,治消化不良、食积胃痛等症,外用治血管神经性水肿、疔疮疖肿、乳腺炎、外伤出血等症。

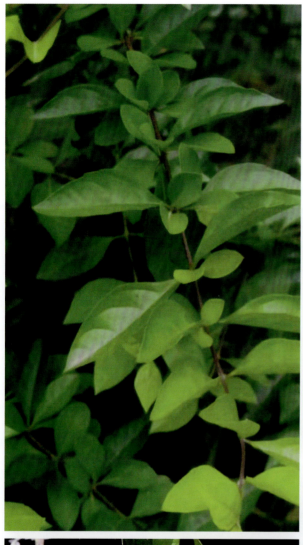
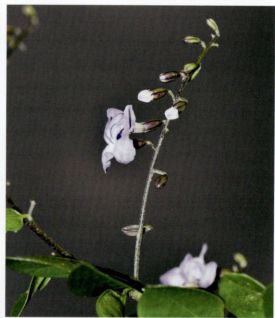
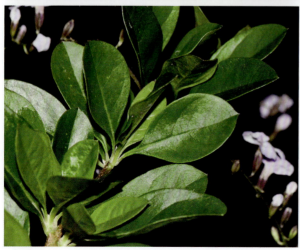
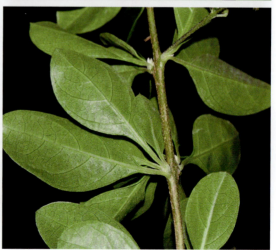

Lantana camara

马鞭草科 马缨丹属

马缨丹

【特征】灌木或蔓性灌木,茎枝常被倒钩状皮刺。叶卵形或卵状长圆形,先端尖或渐尖,基部心形或楔形,具钝齿,上面具触纹及短柔毛,下面被硬毛,侧脉约5对。花序梗粗,长于叶柄;苞片披针形;花萼管状,具短齿;花冠黄或橙黄色,不久后深红色。果球形,紫黑色。

【药用信息】根、叶、花入药,清热解毒、散结止痛、祛风止痒。

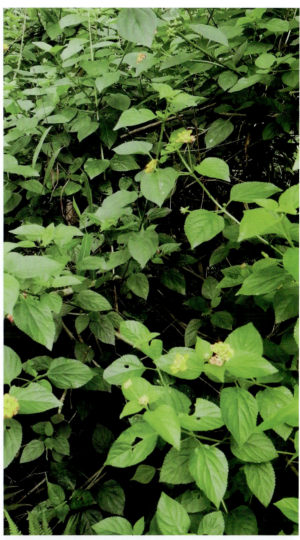

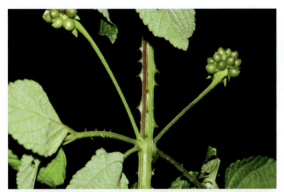

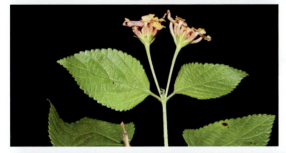

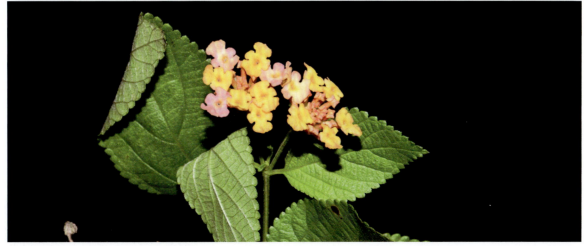

白花假马鞭

Stachytarpheta cayennensis

马鞭草科 假马鞭属

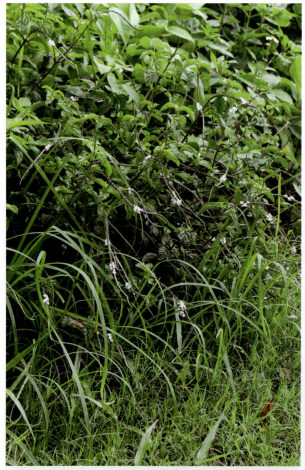

【特征】一年生或多年生草本。茎基部稍微木质化,二岐状分枝,幼枝多少密被短柔毛。叶对生,膜质或纸质,椭圆形至卵形或狭卵形,背面被微柔毛或短糙伏毛,腹面或多或少具短糙伏毛,边缘锯齿状或圆锯齿状,锯齿向前,顶端急尖或渐尖。穗状花序纤细,通常遍布短柔毛,序轴稍柔弱,凹穴几乎与轴等宽,苞片狭披针形;花萼密被短柔毛,萼齿几近等长;花冠淡蓝色或白色。

【药用信息】全草入药,清热解毒、利水通淋。

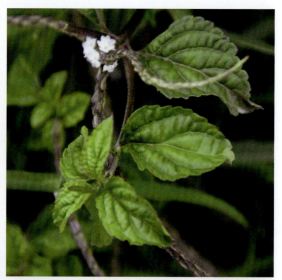

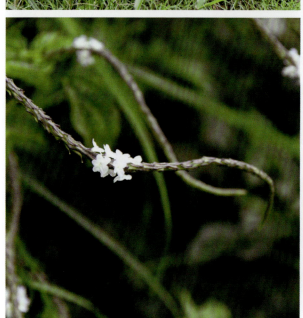

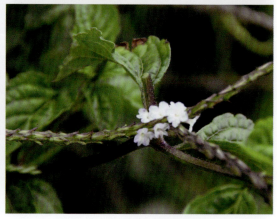

Sambucus javanica

忍冬科 接骨木属

接骨草

【特征】高大草本或亚灌木。茎髓部白色。羽状复叶，托叶叶状或成蓝色腺体；小叶 2～3 对，互生或对生，窄卵形，嫩时上面被疏长柔毛，先端长渐尖，基部两侧不等，具细锯齿，近基部或中部以下边缘常有 1 或数枚腺齿；顶生小叶卵形或倒卵形，基部楔形，有时与第 1 对小叶相连，小叶无托叶，基部 1 对小叶有时有短柄。杯形不孕性花宿存，可孕性花小；萼筒杯状，萼齿三角形；花冠白色，基部联合；花药黄或紫色；子房 3 室。果熟时红色，近圆形，核 2～3，卵圆形，有小疣状突起。

【药用信息】根或全草入药，去风湿、通经活血、解毒消炎。

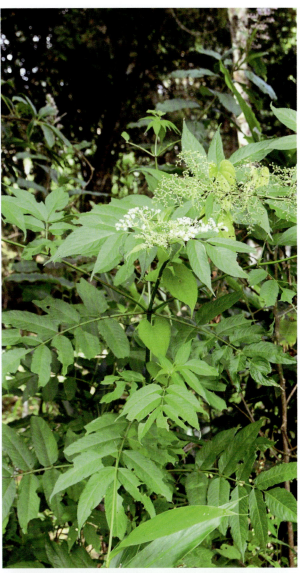

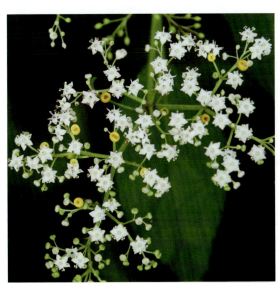

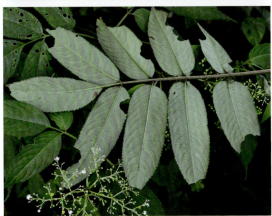

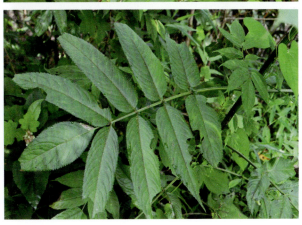

乌蔹莓

Causonis japonica

葡萄科 乌蔹莓属

【特征】草质藤本,卷须2~3叉分枝。五出掌状复叶,小叶椭圆形至椭圆披针形,先端渐尖,基部楔形或宽圆,具疏锯齿,中央小叶显著狭长。复二歧聚伞花序腋生,花萼碟形,花瓣4,三角状卵圆形,花盘发达。果近球形。种子2~4,倒三角状卵圆形。

【药用信息】全草入药,凉血解毒、利尿消肿。

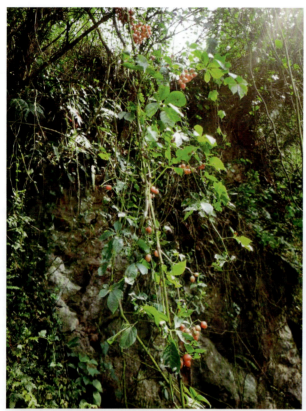
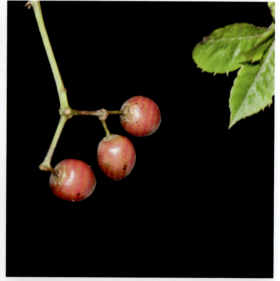
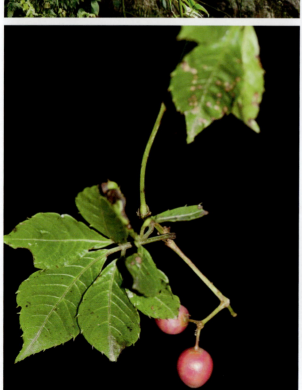
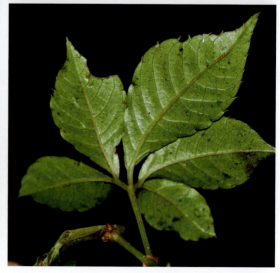

翅茎白粉藤

Cissus hexangularis

葡萄科 白粉藤属

【特征】木质藤本。小枝近圆柱形，具6翅棱，翅棱间有纵棱纹，常皱褶，节部干时收缩，无毛。卷须不分枝；叶卵状三角形，先端骤尾尖，基部截形或近截形，每边有5~8个细牙齿或齿不明显，两面无毛，基出脉3。复二歧聚伞花序顶生或与叶对生；花梗被乳头状腺毛；花萼碟形，全缘；花瓣4，三角状长圆形，花盘显著，4浅裂。果近球形。种子1，倒卵圆形，平滑，腹面两侧洼穴在种子基部极短。

【药用信息】藤入药，祛风活络，散瘀活血。

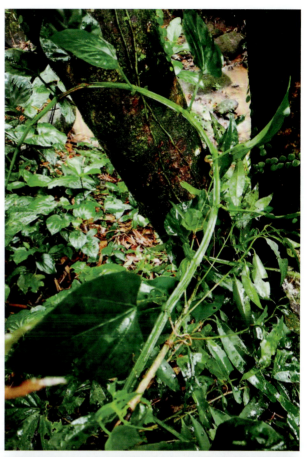

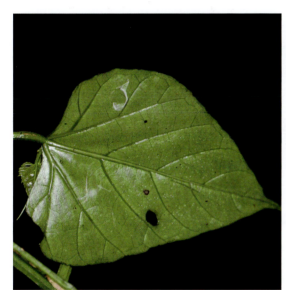

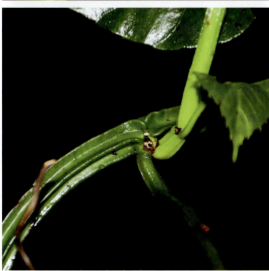

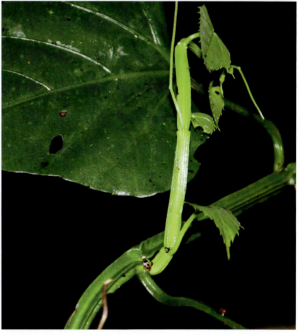

Leea rubra

Leea rubra
葡萄科 火筒树属

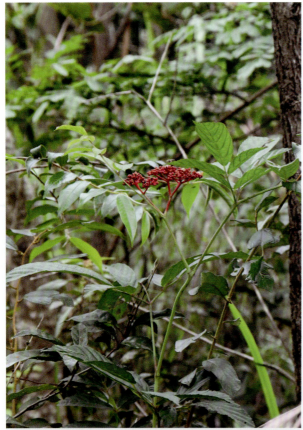

【特征】常绿半木质灌木。羽状复叶,互生,小叶5~7片,近无柄,长圆状披针形至椭圆形,边缘锯齿,深绿色;轴是红色的。花序为紧密聚伞花序,雌雄同体。钟状红色的花萼具三角形裂片,5裂片基部合生,反折,外面红色,里面粉红色;花序梗、轴和花梗被锈红色的被毛覆盖。浆果近球形,花萼宿存,成熟时呈绿色,然后呈红色,最后呈黑紫色。种子4~6,球形。

【药用信息】根、茎、髓、果实或全株入药,清热解毒。

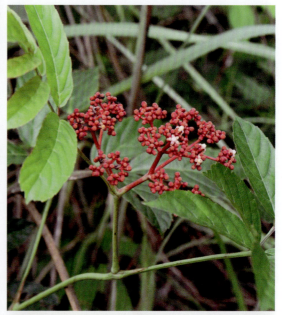

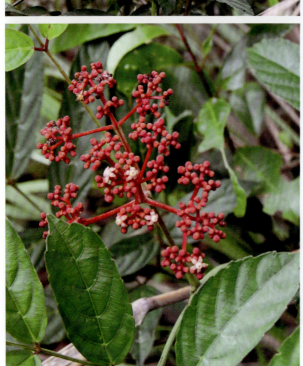

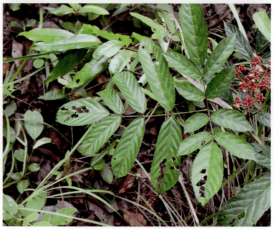

Xyris pauciflora

葱草

黄眼草科 黄眼草属

【特征】直立簇生或散生草本。叶窄线形,较柔软,两面及边缘疏生乳突。花葶近圆柱形;花序卵形或球形;苞片宽倒卵形或近圆形,常内凹,革质,先端有小刺尖和三角形灰白色(干时)乳突区;侧生2萼片,舟状,膜质,背部有龙骨状突起的窄脊棱,具粗浅齿,无毛,中萼片风帽状;花时花冠伸出苞片外,花瓣黄色,檐部倒卵形,基部具爪;雄蕊贴生花瓣,花药宽卵形,花丝极短;子房倒卵形,花柱3裂,顶部鸡冠状。蒴果卵圆形或椭圆形,有时倒卵形。种子椭圆形,有纵棱。

【药用信息】

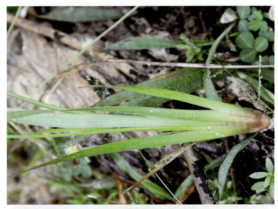

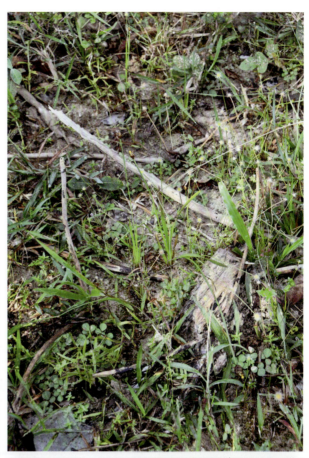

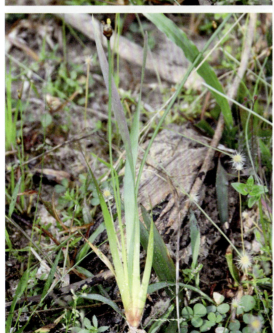

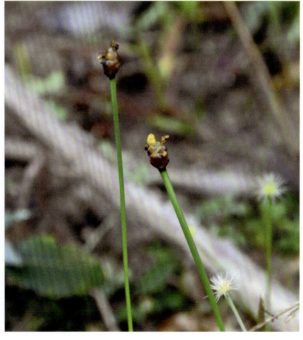

长柄山姜 *Alpinia kwangsiensis*
姜科 山姜属

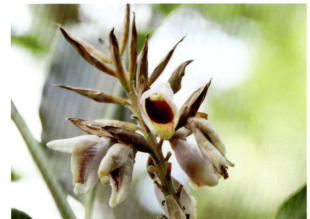

【特征】多年生直立草本。叶长圆状披针形,先端具旋卷小尖头,基部渐窄或心形,稍不等侧,上面无毛,下面密被柔毛;叶舌先端2裂,被长硬毛。总状花序直立,密被黄色粗毛,花稠密;小苞片长圆形,褐色,蕾时包花,宿存;花萼筒状,淡紫色,被黄色长粗毛;花冠白色,裂片长圆形,具缘毛;唇瓣卵形,白色,内染红;子房密被黄色长粗毛。蒴果球形,被疏长毛。

【药用信息】根状茎及果实入药,治脘腹冷痛,呃逆,寒湿吐泻。

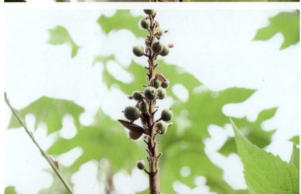
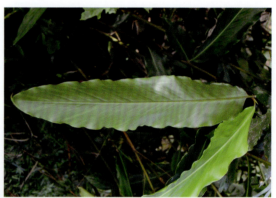
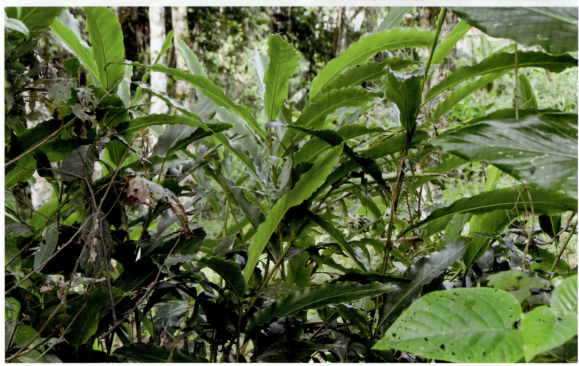

Alpinia nigra

姜科 山姜属

黑果山姜

【特征】多年生直立草本。叶披针形或椭圆状披针形，先端渐尖，基部楔形，无毛；无柄或近无柄，叶舌无毛。圆锥花序顶生，分枝开展，花序轴与分枝被柔毛；花在分枝上作近伞形排列；苞片卵形，小苞片漏斗形，包花蕾，宿存，被柔毛；花萼筒状，被短柔毛；裂片长圆形，被短柔毛；唇瓣倒卵形，先端2裂，具瓣柄；花丝线形，花药卷曲。蒴果球形，被疏柔毛，干后黑色，顶端有残花，不规则开裂。

【药用信息】根茎入药，行气解毒。

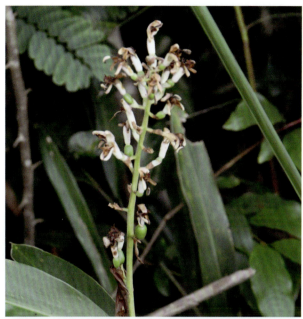

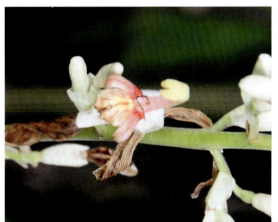

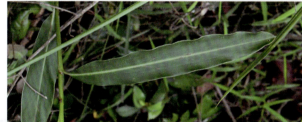

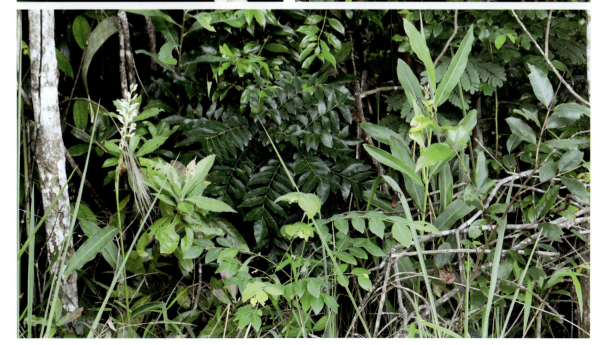

卵果山姜 *Alpinia ovoideicarpa*

姜科 山姜属

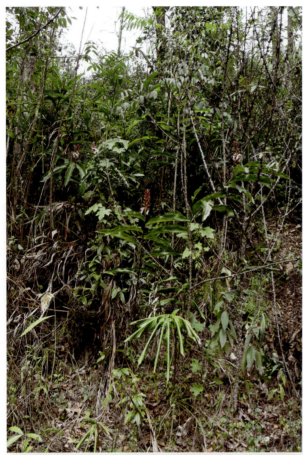

【特征】叶片长圆状椭圆形,无毛,基部斜心形。总状花序直立,轴金色,具糙皮;小苞片带褐色,狭椭圆形。花梗金色,具硬毛。花萼淡红,管状,白色短柔毛,先端3齿。花冠白色被微柔毛;裂片白色具缘毛,中心一近圆形,先端短尖,侧面狭椭圆形。侧形的雄蕊钻形;唇瓣黄色具红色条纹,白色在边缘,卵形,先端反折;花丝红色。蒴果红色,卵球形。

【药用信息】同山姜属植物。

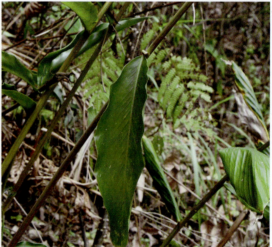

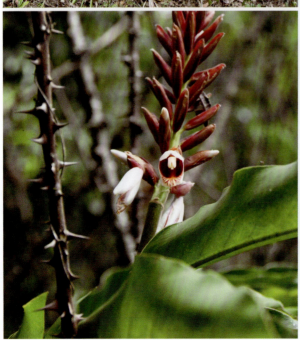

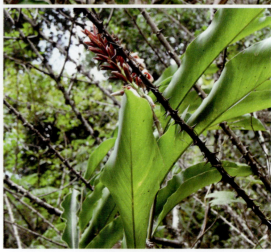

砂仁

Amomum villosum

姜科 豆蔻属

【特征】根茎匍匐地面。叶长披针形，上部叶较小，先端尾尖，基部近圆，两面无毛；无柄或近无柄，叶舌半圆形，叶鞘有略凹陷的方格状网纹。穗状花序椭圆形，苞片披针形；小苞片管状；花萼管白色，基部被稀疏柔毛；裂片倒卵状长圆形，白色，唇瓣圆匙形，白色，先端2裂，反卷，具黄色小尖头，中脉凸起，黄色而带紫红，基部具2个紫色痂状斑，具瓣柄；药隔附属体3裂，顶端裂片半圆形，两侧耳状；子房被白色柔毛。蒴果椭圆形，成熟时紫红色，干后褐色，被不裂或分裂的柔刺。种子多角形，有浓香。

【药用信息】果实入药，主治脾胃气滞，宿食不消，腹痛痞胀，噫膈呕吐，寒泻冷痢。

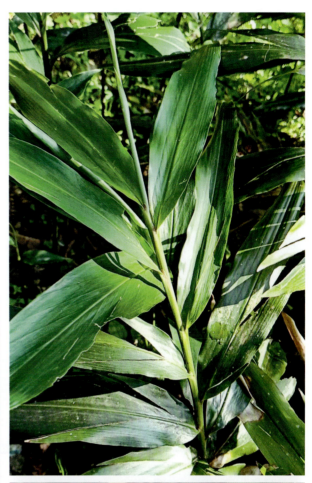

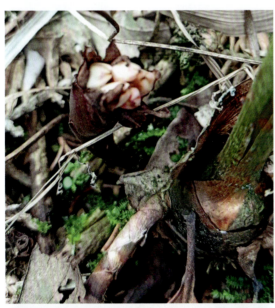

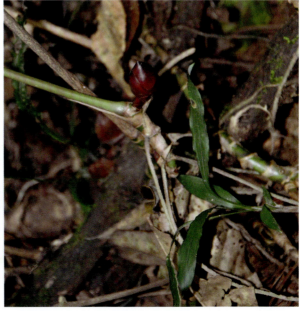

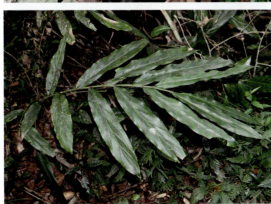

姜荷花 *Curcuma alismatifolia*

姜科 姜黄属

【特征】多年生球根草本。叶基生,长椭圆形,革质,亮绿色,顶端渐尖,中脉为紫红色。穗状花序从卷筒状的心叶中抽出,上部苞叶桃红色,阔卵形,下部为蜂窝状绿色苞片,内含白色小花。

【药用信息】温中散寒、活血化瘀、止痛、养胃,有调节女性月经的作用。

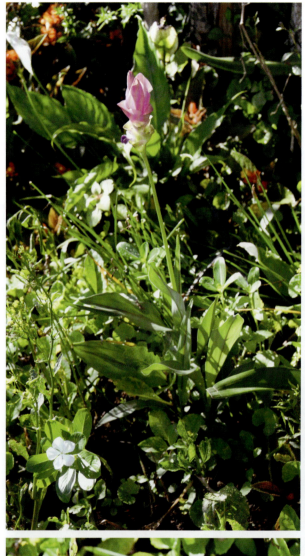
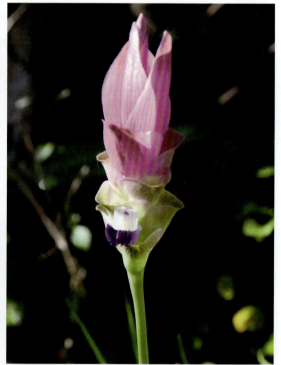
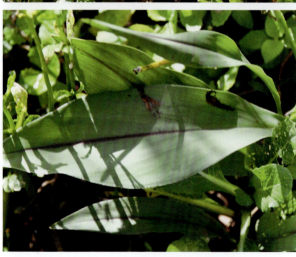
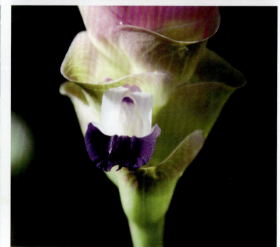

郁金 *Curcuma aromatica*

姜科 姜黄属

【特征】根端纺锤状；根茎肉质，椭圆形或长椭圆形，内部黄色，芳香。叶基生，长圆形，先端具细尾尖，基部渐窄，上面无毛，下面被柔毛；叶柄与叶片近等长。花葶单独由根茎抽出，与叶同时发出或先叶而出；穗状花序圆柱形，有花的苞片淡绿色，卵形，上部无花的苞片较窄，长花萼被疏柔毛，顶端3裂；花冠管漏斗形，喉部被毛，裂片长圆形，白色带粉红，后方的1片较大，先端具小尖头，被毛；侧生退化雄蕊淡黄色，倒卵状长圆形；唇瓣黄色，倒卵形，先端2微裂；子房被长柔毛。

【药用信息】块茎入药，行气破瘀，通经止痛。

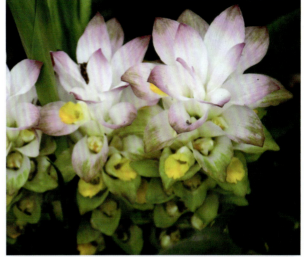
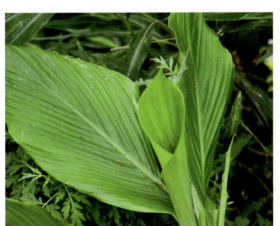
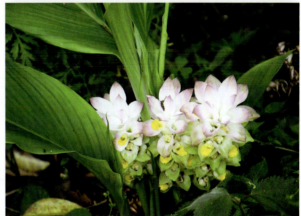
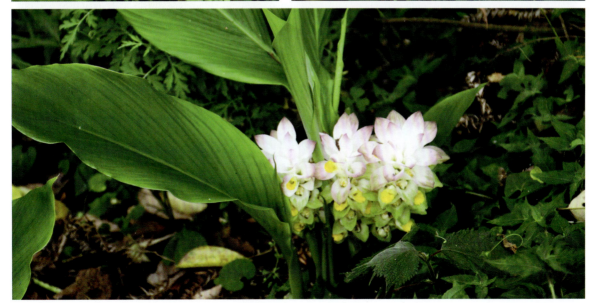

参考文献

李珂珂，弓晓杰，2019. 钩枝藤的化学成分及药理作用研究进展 [J]. 天然产物研究与开发，31(增刊 1):380-282.

刘录，马晓霞，杨竹雅，等，2022. 傣药奶子藤根的生物碱类成分研究 [J]. 中药材，42(1):83-86

刘玫君，李金洲，陈子隽，等，2022. 细圆藤醇提物急性毒性研究及抗炎镇痛有效部位筛选 [J]. 湖北农业科学，61(3):96.

漆淑华，郭建伟，吴大刚，等，2004. 叶轮木的化学成分研究 [J]. 天然产物研究与开发，16(3):210-212.

BCHERA T, MOUNIKA M, RATNAKAR M, et al,2021. Antibacterial activity of Butomopsis latifolia: a plant of sanddune[J]. Medico bioweahh of India(4): 62-9.

ELO MANGA S S, TIH A E, GHOGOMU R T, et al,2017. Chemical constituents of the leaves of Campylospermumelongatum[J].Zeitschrift fir Naturforschung,72(1-2):71-75.

DASH P P, SARKAR S, MISHRA A,2019. Haldina cordifolia: A potential plant in drug discovery research[J]. Journal of Pharmacognosy and Phytochemistry, 8(6): 311-3 14.

GUANG X W, WEI L L, XIAO CH W A N, et al, 2003. Monochoria vaginalis var. angustifolia, a new variety of the Pontederiaceae from Thailand[J]. Journal of Systematies and Evolution, 41(6): 569.

LE PENDU J, GÉRARD G, LAMBERT F, et al, 1986. A new anti-H lectin from the seeds of Galactia tenuiflora[J].Glycoconjugate Journal(3):203-216.

MPALA L, CHIKOWE G, COCK I E,2019. Xanthophyllum fragrans CT White leaf cxtracts inhibit the growth of Pscudomonas acruginosa[J]. Pharmacognosy Communications , 9(3):106-111.

MURUGAN M, RAJENDRAN K, VELMURUGAN T, et al,2020.Antagonistic and antioxidant potencies of Centrosemapubescens benth extracts against nosocomial infection pathogens[J]. Biocatalysis and Agricultural Biotechnology(29):101776.

PANDAY S, ROY D K, ODYUO N, ET AL, 2012. Notes on a little known genus Ancistrocladus Wallich ex Wight &Arnott [Ancistrocladaceae] from Northeast India[J]. Pleione(6): 336.

RAVI, G, KANDAGATLA R, YADAV, P B S,2020. Pogostemon quadrifolius (lamiaceae): a new record for telangana state, india[J]. Journal of Economic and Taxonomic Botany, 44(1a4), 67-69.

TAN S P, TAN E N Y, LIM Q Y, et al, 2020. Phyllanthus acidus (L,) Skeels: A review of its traditional uses. phytochemistry, and pharmacological properties[J]. Joumal of ethnopharmacology(253): 112610.

WANG R, DENG S, HUANG X, 2015.Hedyotis nanlingensis (Rubiaceae), a new species from South China[J]. Phytotaxa,206(1):37-42.

YANG F, CHEN C, YE J Y, et al, 2022.Breynia hiemalis (Phyllanthaceac, Phyllantheac), a new species from Yunnan,south-west China[J]. PhytoKeys(206): 75.

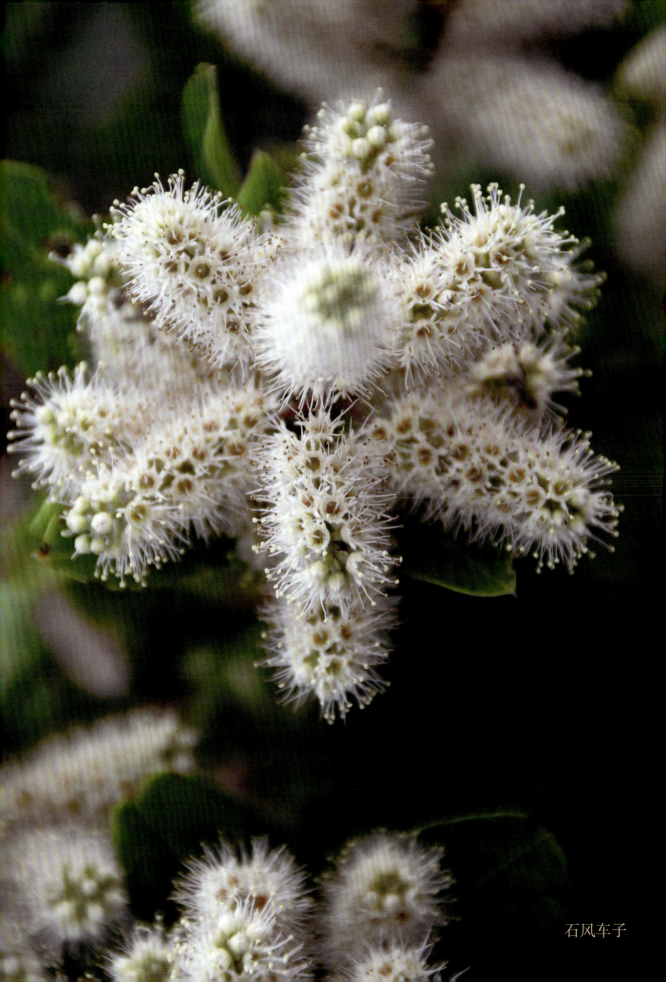
石风车子

拉丁学名索引

A

246	*Abelmoschus manihot* var. *pungens*	刚毛黄蜀葵
72	*Acilepis spirei*	折苞尖鸠菊
73	*Acmella calva*	美形金钮扣
34	*Acorus calamus*	菖蒲
348	*Acronychia pedunculata*	山油柑
309	*Adenosma indianum*	球花毛麝香
74	*Adenostemma lavenia*	下田菊
75	*Ageratina adenophora*	紫茎泽兰
76	*Ageratum houstonianum*	熊耳草
396	*Alpinia kwangsiensis*	长柄山姜
397	*Alpinia nigra*	黑果山姜
398	*Alpinia ovoideicarpa*	卵果山姜
44	*Alstonia scholaris*	糖胶树
399	*Amomum villosum*	砂仁
38	*Ancistrocladus heyneanus*	印度钩枝藤
24	*Andrographis paniculata*	穿心莲
287	*Anoectochilus formosanus*	台湾银线兰
288	*Anthogonium gracile*	筒瓣兰
296	*Antidesma sootepense*	泰北五月茶
257	*Aphanamixis polystachya*	大叶山楝
386	*Aquilaria sinensis*	土沉香
318	*Ardisia forbesii*	弗氏紫金牛
128	*Arivela viscosa*	黄花草
39	*Artabotrys hexapetalus*	鹰爪花
77	*Artemisia lactiflora*	白苞蒿
289	*Arundina graminifolia*	竹叶兰
45	*Asclepias curassavica*	马利筋
25	*Asystasia gangetica* subsp. *micrantha*	小花十万错
258	*Azadirachta indica*	印楝

B

107	*Balanophora harlandii*	红冬蛇菰
216	*Belamcanda chinensis*	射干
177	*Biancaea sappan*	苏木
78	*Bidens pilosa* var. *radiata*	白花鬼针草
79	*Blumea aromatica*	馥芳艾纳香
80	*Blumea balsamifera*	艾纳香
81	*Blumea megacephala*	东风草
276	*Boerhavia diffusa*	黄细心
178	*Bouffordia dichotoma*	二歧山蚂蝗
46	*Bousigonia angustifolia*	闷奶果
47	*Bousigonia mekongensis*	奶子藤
298	*Breynia hiemalis*	冬花黑面神
297	*Breynia fruticosa*	黑面神
374	*Brucea mollis*	柔毛鸦胆子
376	*Brugmansia arborea*	木本曼陀罗
377	*Brugmansia suaveolens*	大花木曼陀罗
373	*Buddleja asiatica*	白背枫
111	*Burmannia coelestis*	三品一枝花
29	*Butomopsis latifolia*	拟花蔺
112	*Buxus latistyla*	阔柱黄杨

C

220	*Callicarpa macrophylla*	大叶紫珠
219	*Callicarpa bodinieri*	紫珠
221	*Callicarpa pedunculata*	杜虹花
270	*Callistemon rigidus*	红千层
113	*Calophyllum antillanum*	锈毛红厚壳
49	*Calotropis procera*	圆果牛角瓜
48	*Calotropis gigantea*	牛角瓜
279	*Camptotheca acuminata*	喜树
280	*Campylospermum striatum*	赛金莲木
118	*Capparis bodinieri*	野香橼花
119	*Capparis yunnanensis*	苦子马槟榔
367	*Cardiospermum halicacabum*	倒地铃
122	*Carica papaya*	番木瓜
82	*Carpesium abrotanoides*	天名精
64	*Caryota monostachya*	单穗鱼尾葵
239	*Cassytha filiformis*	无根藤
326	*Catunaregam spinosa*	山石榴
392	*Causonis japonica*	乌蔹莓
141	*CDiplocyclos palmatus*	毒瓜
124	*Celastrus gemmatus*	大芽南蛇藤
125	*Celastrus monospermus*	独子藤
30	*Celosia argentea*	青葙
42	*Centella asiatica*	积雪草
294	*Centranthera grandiflora*	大花胡麻草
179	*Centrosema pubescens*	距瓣豆
126	*Chloranthus erectus*	鱼子兰

35	*Choerospondias axillaris*	南酸枣		**D**
180	*Christia obcordata*	铺地蝙蝠草	86	*Dahlia pinnata* 大丽花
83	*Chromolaena odorata*	飞机草	4	*Davallia divaricata* 大叶骨碎补
3	*Cibotium barometz*	金毛狗	290	*Dendrobium leonis* 狮子石斛兰
259	*Cipadessa baccifera*	浆果楝	291	*Dendrobium polyanthum* 报春石斛
84	*Cissampelopsis volubilis*	藤菊	292	*Dendrobium spatella* 剑叶石斛
393	*Cissus hexangularis*	翅茎白粉藤	183	*Desmodium oblongum* 长圆叶山蚂蝗
349	*Citrus maxima*	柚	71	*Dianella javanica* 爪哇山菅
151	*Claoxylon indicum*	白桐树	70	*Dianella ensifolia* 山菅兰
350	*Clausena lenis*	光滑黄皮	213	*Dichroa yunnanensis* 云南常山
351	*Clausena yunnanensis*	云南黄皮	145	*Dioscorea hispida* 白薯莨
299	*Cleistanthus apodus*	垂枝闭花木	8	*Diphasiastrum complanatum* 扁枝石松
129	*Cleome rutidosperma*	皱子鸟足菜	147	*Dipterocarpus obtusifolius* 钝叶龙脑香
223	*Clerodendrum kwangtungense*	广东大青	65	*Disporopsis longifolia* 长叶竹根七
224	*Clerodendrum paniculatum*	圆锥大青	130	*Disporum cantoniense* 万寿竹
225	*Clerodendrum serratum* var. *amplexifolium*	三台花	66	*Dracaena angustifolia* 长花龙血树
222	*Clerodendrum cyrtophyllum*	大青	67	*Dracaena cambodiana* 柬埔寨龙血树
140	*Coccinia grandis*	红瓜	68	*Dracaena cochinchinensis* 剑叶龙血树
114	*Codonopsis pilosula*	党参	69	*Dracaena fragrans* 香龙血树
327	*Coffea liberica*	大粒咖啡	51	*Dregea sinensis* 苦绳
131	*Combretum indicum*	使君子	52	*Dregea volubilis* 南山藤
132	*Combretum wallichii*	石风车子	148	*Drosera spatulata* 匙叶茅膏菜
226	*Congea tomentosa*	绒苞藤	15	*Drynaria roosii* 槲蕨
149	*Craibiodendron stellatum*	金叶子	5	*Dryopteris diffracta* 弯柄假复叶耳蕨
181	*Craspedolobium unijugum*	巴豆藤	6	*Dryopteris paleolata* 鱼鳞蕨
85	*Crassocephalum rubens*	蓝花野茼蒿	323	*Duchesnea indica* 蛇莓
120	*Crateva unilocularis*	树头菜	87	*Duhaldea cappa* 羊耳菊
214	*Cratoxylum cochinchinense*	黄牛木	388	*Duranta erecta* 假连翘
31	*Crinum* × *amabile*	红花文殊兰	247	*Durio zibethinus* 榴梿
32	*Crinum asiaticum* var. *sinicum*	文殊兰		**E**
217	*Crocosmia* × *crocosmiiflora*	雄黄兰	91	*Eclipta prostrata* 苦荬菜
182	*Crotalaria tetragona*	四棱猪屎豆	88	*Eclipta prostrata* 鳢肠
152	*Croton bonplandianus*	波氏巴豆	89	*Elephantopus scaber* 地胆草
153	*Croton crassifolius*	鸡骨香	157	*Endospermum chinense* 黄桐
154	*Croton hirtus*	硬毛巴豆	184	*Eriosema chinense* 鸡头薯
155	*Croton kongensis*	越南巴豆	271	*Eucalyptus robusta* 桉
156	*Croton laevigatus*	光叶巴豆	158	*Euphorbia prolifera* 土瓜狼毒
139	*Crypteronia paniculata*	隐翼木	160	*Euphorbia thymifolia* 千根草
50	*Cryptolepis buchananii*	古钩藤	159	*Euphorbia royleana* 霸王鞭
400	*Curcuma alismatifolia*	姜荷花	375	*Eurycoma longifolia* 马来参
401	*Curcuma aromatica*	郁金		**F**
136	*Cuscuta chinensis*	菟丝子	264	*Ficus hirta* 粗叶榕
134	*Cyanotis arachnoidea*	蛛丝毛蓝耳草	265	*Ficus hispida* 对叶榕

248	*Firmiana kwangsiensis*	广西火桐	212	*Illigera rhodantha* 红花青藤
185	*Flemingia latifolia*	宽叶千斤拔	108	*Impatiens chlorosepala* 绿萼凤仙花
186	*Flemingia macrophylla*	大叶千斤拔	229	*Isodon eriocalyx* 毛萼香茶菜
135	*Floscopa yunnanensis*	云南聚花草	230	*Isodon serra* 溪黄草
283	*Fraxinus chinensis*	白蜡树	365	*Itoa orientalis* 栀子皮
	G		331	*Ixora nigricans* 变黑龙船花
187	*Galactia tenuiflora*	乳豆		**J**
90	*Galinsoga parviflora*	牛膝菊	284	*Jasminum elongatum* 扭肚藤
328	*Gardenia jasminoides*	栀子	285	*Jasminum lanceolaria* 清香藤
209	*Gelsemium elegans*	钩吻	161	*Jatropha gossypiifolia* 棉叶珊瑚花
210	*Gentiana loureiroi*	华南龙胆	218	*Juncus effusus* 灯芯草
133	*Getonia floribunda*	萼翅藤	27	*Justicia ventricosa* 黑叶小驳骨
324	*Geum aleppicum*	路边青		**K**
188	*Gleditsia sinensis*	皂荚	260	*Khaya senegalensis* 非洲楝
300	*Glochidion puberum*	算盘子		**L**
227	*Gmelina arborea*	云南石梓	92	*Laggera alata* 六棱菊
23	*Gnetum montanum*	买麻藤	389	*Lantana camara* 马缨丹
387	*Gonostegia hirta*	糯米团	394	*Leea rubra* Leea rubra
189	*Guilandina minax*	喙荚云实	231	*Leonurus japonicus* 益母草
	H		368	*Lepisanthes rubiginosa* 赤才
329	*Haldina cordifolia*	心叶木	191	*Leptodesmia microphylla* 小叶细蚂蝗
352	*Harrisonia perforata*	牛筋果	240	*Lindera aggregata* var. *playfairii* 小叶乌药
330	*Hedyotis nanlingensis*	南岭耳草	241	*Lindera communis* 香叶树
249	*Helicteres angustifolia*	山芝麻	293	*Liparis nervosa* 见血青
250	*Helicteres elongata*	长序山芝麻	242	*Litsea lancifolia* 剑叶木姜子
251	*Helicteres hirsuta*	雁婆麻	243	*Litsea pungens* 木姜子
110	*Heliotropium indicum*	大尾摇	115	*Lobelia nummularia* 铜锤玉带草
211	*Helwingia japonica*	青荚叶	121	*Lonicera hypoglauca* 菰腺忍冬
310	*Hemiphragma heterophyllum*	鞭打绣球	286	*Ludwigia epilobioides* 假柳叶菜
137	*Hewittia malabarica*	猪藤	10	*Lycopodiastrum casuarinoides* 藤石松
245	*Hiptage benghalensis*	风筝果	9	*Lycopodium japonicum* 石松
53	*Hoya golamcoana*	格兰可球兰	12	*Lygodium japonicum* 海金沙
54	*Hoya quinquenervia*	五脉球兰		**M**
190	*Huangtcia renifolia*	肾叶山蚂蝗	266	*Maclura tricuspidata* 柘
116	*Humulus lupulus*	啤酒花	192	*Macroptilium atropurpureum* 紫花大翼豆
117	*Humulus scandens*	葎草	193	*Macroptilium lathyroides* 大翼豆
55	*Hunteria zeylanica*	仔榄树	162	*Mallotus barbatus* 毛桐
33	*Hymenocallis littoralis*	水鬼蕉	163	*Mallotus microcarpus* 小果野桐
215	*Hypericum japonicum*	地耳草	164	*Mallotus philippensis* 粗糠柴
26	*Hypoestes purpurea*	枪刀药	165	*Mallotus tenuifolius* 野桐
228	*Hyptis rhomboidea*	吊球草	244	*Manglietia grandis* 大果木莲
	I		166	*Manihot esculenta* 木薯
371	*Illicium brevistylum*	短柱八角	56	*Marsdenia sinensis* 牛奶菜

109	*Mayodendron igneum* 火烧花		339	*Paederia linearis* 线叶鸡屎藤
261	*Melia azedarach* 楝		340	*Paederia pertomentosa* 白毛鸡屎藤
355	*Melicope triphylla* 三叶蜜茱萸		338	*Paederia foetida* 鸡屎藤
356	*Melicope viticina* 单叶蜜茱萸		11	*Palhinhaea cernua* 垂穗石松
353	*Melicope patulinervia* 蜜茱萸		295	*Papaver somniferum* 罂粟
354	*Melicope pteleifolia* 三桠苦		306	*Peperomia blanda* 石蝉草
232	*Mesosphaerum suaveolens* 山香		262	*Pericampylus glaucus* 细圆藤
16	*Mickelopteris cordata* 泽泻蕨		57	*Periploca forrestii* 黑龙骨
357	*Micromelum integerrimum* 小芸木		28	*Peristrophe bivalvis* 观音草
93	*Mikania micrantha* 微甘菊		315	*Persicaria chinensis* 火炭母
277	*Mirabilis jalapa* 紫茉莉		195	*Phylacium majus* 苞护豆
142	*Momordica charantia* 苦瓜		301	*Phyllanthus acidus* 西印度醋栗
317	*Monochoria vaginalis* var. *angustifolia* 窄叶鸭舌草		303	*Phyllanthus tenellus* 纤梗叶下珠
332	*Morinda citrifolia* 海滨木巴戟		304	*Phyllanthus ussuriensis* 蜜甘草
167	*Morinda leiantha* 顶花木巴戟		302	*Phyllanthus emblica* 余甘子
333	*Morinda officinalis* 巴戟天		196	*Phyllodium pulchellum* 排钱树
269	*Moringa oleifera* 辣木		379	*Physalis angulata* 苦蘵
358	*Murraya euchrestifolia* 豆叶九里香		305	*Phytolacca acinosa* 商陆
359	*Murraya exotica* 九里香		307	*Piper longum* 荜拔
360	*Murraya koenigii* 调料九里香		308	*Piper wallichii* 石南藤
335	*Mussaenda shikokiana* 大叶白纸扇		37	*Pistacia weinmanniifolia* 清香木
334	*Mussaenda pubescens* 玉叶金花		61	*Pistia stratiotes* 大薸
336	*Myrioneuron faberi* 密脉木		234	*Platostoma coloratum* 网萼木
	N		22	*Platycladus orientalis* 侧柏
337	*Nauclea officinalis* 乌檀		316	*Pleuropterus multiflorus* 何首乌
274	*Nelumbo nucifera* 莲		312	*Plumbago zeylanica* 白花丹
168	*Neoshirakia japonica* 白木乌桕		58	*Plumeria rubra* 鸡蛋花
275	*Nepenthes khasiana* 印度猪笼草		235	*Pogostemon quadrifolius* 四叶水蜡烛
13	*Nephrolepis cordifolia* 肾蕨		40	*Polyalthia corticosa* Polyalthia corticosa
194	*Neustanthus phaseoloides* 草葛		313	*Polygala fallax* 黄花倒水莲
378	*Nicandra physalodes* 假酸浆		62	*Pothos chinensis* 石柑子
278	*Nymphaea pubescens* 柔毛齿叶睡莲		63	*Pothos repens* 百足藤
263	*Nymphoides indica* 金银莲花		369	*Pouteria campechiana* 蛋黄果
	O		319	*Primula effusa* 散花报春
281	*Ochna integerrima* 金莲木		94	*Pseudognaphalium affine* 鼠曲草
233	*Ocimum basilicum* 罗勒		272	*Psidium guajava* 番石榴
7	*Odontosoria chinensis* 乌蕨		17	*Pteris ensiformis* 剑叶凤尾蕨
43	*Oenanthe javanica* 水芹		18	*Pteris vittata* 蜈蚣凤尾蕨
282	*Olax imbricata* 铁青树		197	*Pterocarpus indicus* 紫檀
138	*Operculina turpethum* 盒果藤		199	*Pueraria montana* var. *thomsonii* 粉葛
14	*Osmunda japonica* 紫萁		198	*Pueraria montana* var. *lobata* 葛
169	*Ostodes paniculata* 叶轮木			**R**
	P		150	*Rhododendron hancockii* 滇南杜鹃

36	*Rhus chinensis* 盐肤木	273	*Syzygium jambos* 蒲桃
170	*Ricinus communis* 蓖麻		**T**
325	*Rubus pluribracteatus* 大乌蔹	60	*Tabernaemontana corymbosa* 伞房狗牙花
	S	146	*Tacca chantrieri* 箭根薯
364	*Sabia limoniacea* 柠檬清风藤	102	*Tagetes erecta* 万寿菊
391	*Sambucus javanica* 接骨草	385	*Talinum paniculatum* 土人参
127	*Sarcandra glabra* 草珊瑚	204	*Tamarindus indica* 酸豆
370	*Saururus chinensis* 三白草	103	*Taraxacum mongolicum* 蒲公英
95	*Saussurea japonica* 风毛菊	344	*Tarenna mollissima* 白花苦灯笼
372	*Schisandra henryi* subsp. *yunnanensis* 滇五味子	268	*Taxotrophis ilicifolia* 刺桑
342	*Scleromitrion pinifolium* 松叶耳草	361	*Tetradium ruticarpum* 吴茱萸
341	*Scleromitrion diffusum* 白花蛇舌草	362	*Tetradium trichotomum* 牛斜吴萸
366	*Scleropyrum wallichianum* 硬核	104	*Tithonia diversifolia* 肿柄菊
311	*Scoparia dulcis* 野甘草	363	*Toddalia asiatica* 飞龙掌血
236	*Scutellaria discolor* 云南石梓	172	*Triadica cochinchinensis* 山乌桕
19	*Selaginella commutata* 长芒卷柏	144	*Trichosanthes rubriflos* 红花栝楼
200	*Senna alata* 翅荚决明	173	*Trigonostemon flavidus* 异叶三宝木
201	*Senna tora* 决明	174	*Trigonostemon reidioides* *Trigonostemon reidioides*
252	*Sida alnifolia* var. *obovata* 倒卵叶黄花稔		**U**
253	*Sida cordifolia* 心叶黄花稔	346	*Uncaria lancifolia* 倒挂金钩
254	*Sida szechuensis* 拔毒散	345	*Uncaria hirsuta* 毛钩藤
96	*Sigesbeckia orientalis* 豨莶	347	*Uncaria macrophylla* 大叶钩藤
202	*Smithia sensitiva* 坡油甘	205	*Uraria lacei* 滇南狸尾豆
380	*Solanum erianthum* 假烟叶树	206	*Uraria lagopodioides* 狸尾豆
381	*Solanum torvum* 水茄	207	*Uraria picta* 美花狸尾豆
382	*Solanum violaceum* 刺天茄	255	*Urena lobata* 地桃花
143	*Solena heterophylla* 茅瓜	256	*Urena repanda* 波叶梵天花
97	*Sonchus oleraceus* 苦苣菜	41	*Uvaria macrophylla* 紫玉盘
203	*Spatholobus harmandii* 光叶密花豆		**V**
343	*Spermacoce pusilla* 丰花草	321	*Ventilago calyculata* 毛果翼核果
98	*Sphagneticola calendulacea* 蟛蜞菊	176	*Vernicia montana* 木油桐
237	*Sphenodesme involucrata* 爪楔翅藤	175	*Vernicia fordii* 油桐
390	*Stachytarpheta cayennensis* 白花假马鞭	106	*Vernonia parishii* 滇缅斑鸠菊
123	*Stellaria aquatica* 鹅肠菜	105	*Vernonia cumingiana* 毒根斑鸠菊
383	*Stemona tuberosa* 大百部	238	*Vitex negundo* var. *cannabifolia* 杜荆
320	*Stixis suaveolens* 斑果藤		**W**
267	*Streblus asper* 鹊肾树	2	*Woodwardia japonica* 狗脊
59	*Streptocaulon juventas* 马莲鞍		**X**
99	*Strobocalyx esculenta* 斑鸠菊	314	*Xanthophyllum flavescens* 泰国黄叶树
100	*Strobocalyx solanifolia* 茄叶斑鸠菊	395	*Xyris pauciflora* 葱草
171	*Strophioblachia fimbricalyx* 宿萼木		**Z**
384	*Styrax grandiflorus* 大花野茉莉	322	*Ziziphus oenopolia* 小果枣
101	*Synedrella nodiflora* 金腰箭	208	*Zornia gibbosa* 丁癸草